中医药文化与实用技术（下册）

Культура традиционной китайской медицины
и практические методы лечения (Том 2)

中医药实用技术

Практическое применение традиционной китайской медицины

主　编　黄永生　苏　鑫　张韶峰

副主编　林　非　张余威　徐晓红　项　鑫　李国峰

编　委　（按姓氏笔画排序）

王　彤　王　悦　王世伟　王维正　邓　伟

邢向荣　吕红肖　关宁宁　闫　琪　许　可

李增艳　杨福双　张　轶　张瑞娟　赵梅赏

崔作舟　葛骁欧　韩超群　潘嘉祥

Главные редакторы:

Хуан Юншэн, Су Синь, Чжан Шаофэн

Заместители главного редактора:

Линь Фэй, Чжан Юйвэй, Сюй Сяохун, Сян Синь, Ли Гофэн

Редколлегия: (порядок по чертам фамилий)

Ван Тун, Ван Юэ, Ван Шивэй, Ван Вэйчжэн, Дэн Вэй,

Син Сянжун, Люй Хунсяо, Гуань Нин, Янь Ци, Сюй Кэ,

Ли Цзэнъянь, Ян Фушуан, Чжан И, Чжан Жуйцзюань, Чжао Мэйшан,

Цуй Цзочжоу, Гэ Сяоу, Хань Чаоцюнь, Пань Цзясян

中国中医药出版社
·北　京·

Издательство традиционной китайской медицины (Пекин)

图书在版编目（CIP）数据

中医药文化与实用技术.下册,中医药实用技术:汉、俄/黄永生,
苏鑫,张韶峰主编.—北京:中国中医药出版社,2021.7
ISBN 978-7-5132-6422-8

Ⅰ.①中… Ⅱ.①黄… ②苏… ③张… Ⅲ.①中国医药学—文
化—汉、俄 Ⅳ.① R2-05

中国版本图书馆 CIP 数据核字（2020）第 177176 号

中国中医药出版社出版

北京经济技术开发区科创十三街 31 号院二区 8 号楼
邮政编码 100176
传真 010-64405721
山东临沂新华印刷物流集团有限责任公司印刷
各地新华书店经销

开本 787×1092 1/16 印张 23.75 字数 549 千字
2021 年 7 月第 1 版 2021 年 7 月第 1 次印刷
书号 ISBN 978-7-5132-6422-8

定价 168.00 元
网址 www.cptcm.com

服 务 热 线 010-64405720
购 书 热 线 010-89535836
维 权 打 假 010-64405753

微信服务号 zgzyycbs
微商城网址 https://kdt.im/LIdUGr
官 方 微 博 http://e.weibo.com/cptcm
淘宝天猫网址 http://zgzyycbs.tmall.com

如有印装质量问题请与本社出版部联系（010-64405510）

前　言
Предисловие

中医药文化是中国优秀传统文化之一，也是中华文明走向世界的名片。在中国"一带一路"倡议的背景下，加快中医药文化的对外交流与合作至关重要。长春中医药大学作为东北亚中医药传播发展基地所在院校，承担着中医药文化传播与中医诊疗技术培训等重要职能，近年来与俄罗斯对外交流日益频繁。为了更好地传播中医药文化，加强中医药实用技术的培训，亟需中医药文化与实用技术的中俄双语对照教材。为此，由长春中医药大学牵头，联合国内多家高等中医药院校，在中国中医药出版社的大力支持下，编写了本套中俄双语对照教材——《中医药文化与实用技术》（上、下册）。

Традиционная китайская медицина поистине считается одним из самых выдающихся элементов китайской культуры, а также является визитной карточкой китайской цивилизации во всем мире. В контексте китайской стратегии «Один пояс-один путь» представляется важным ускорить международный обмен и сотрудничество в области традиционной китайской медицины. Базой для развития и популяризации китайской медицины в Северо-Восточной Азии стал Чанчуньский университет традиционной китайской медицины. Этот университет взял на себя важные функции распространения китайской культуры и обучения методам диагностики и лечения, а в последние годы в этом направлении особенно расширяется обмен опытом с Россией. Для более эффективного распространения культуры традиционной китайской медицины и улучшения подготовки по традиционным практикам крайне необходимы русско-китайские учебные материалы по традиционной китайской медицине и практические пособия по лечебным техникам. С этой целью под руководством Чанчуньского университета традиционной китайской медицины и целого ряда высших учебных заведений, объединенных под эгидой ООН (Организации Объединенных Наций), а также при поддержке Китайского Издательства Традиционной китайской медицины был подготовлен русско-китайский учебник——《Культура традиционной китайской медицины и практические методы лечения》 (Первый, Второй Том).

本套教材具有以下特点：

Данный сборник учебных материалов имеет следующие особенности:

1.中医理论系统全面，知识构建合理

1.Система учений традиционной китайской медицины многогранна и организована в рационально выстроенную структуру.

中医药文化的传承和学习，需要中国传统文化做铺垫，同时需要了解中医学基本的理论体系。本教材从中医基础理论知识到临床应用，正本清源，遵循中医经典理论，构建完整的中医理、法、方、药学习体系。

При изучении и передаче богатейших знаний традиционной китайской медицины, дошедших до нас через многие поколения, следует иметь в виду, что в основе китайской медицины лежит традиционная китайская культура, кроме того, необходимо понимать теоретическую систему китайских медицинских учений. Данный учебник, взяв за основу совокупность классических теорий, законов, методов лечения и применения лекарственных препаратов, фокусируется на практическом применении теоретических знаний традиционной медицины.

2.中医理论贯穿始终，诊疗技术实用

2.Неизменно опираясь на теорию традиционной китайской медицины, данный учебник предлагает эффективные на практике методы лечения и диагностики.

对外交流的教材，实用性至关重要。本教材在编写过程中，充分考虑学习者的中国文化底蕴，以实用性为核心，语言简洁意赅，在充分体现中医药理念的基础上，为学习者提供简单、方便、有效的学习途径。

Для обмена опытом и знаниями в этой области очень важно обеспечить практичность учебных материалов по теории традиционной медицины. Данный сборник составлен с учетом осведомленности учащихся о традиционной культуре Китая, в нем изложены основные понятия простым языком, чтобы сделать учебный процесс более комфортным и эффективным.

3.中医思想指导实践，预防、治疗并重

3.Концепция традиционной китайской медицины основана на практичности, и профилактика так же важна, как и лечение.

中医讲求"上工治未病"。本教材突出中医养生与中医治疗的学术思想，结合因时、因地、因人制宜的思想，通过饮食、运动、情志等多方面调整人体阴阳，从而达到防病治病的目的。

В китайской медицине огромное значение придается превентивному лечению. Данный учебник содержит уникальные идеи о поддержании здоровья и лечении согласно методикам китайской медицины, принимая во внимание такие факторы влияния, как время, место и индивидуальные особенности человека; посредством корректировки режима питания, физических упражнений, эмоционального состояния и других аспектов восстанавливается баланс Инь и Ян человеческого тела, а также достигается цель профилактики и лечения заболеваний.

4.中俄交流文化互通，形式内容创新

4.Являясь новаторским по форме и содержанию, данный учебник прокладывает новые пути в направлении тесного взаимодействия и культурного обмена между Россией и Китаем.

中俄交流教材充分考虑到中医药文化特点与俄罗斯风土人情的融合。本教材经多次调研，针对俄罗斯国内常见病、多发病，以及健康保健等方面的需求，将俄罗斯常用的中医治疗方法、中草药等编入教材；方药介绍以中成药为主，方便使用；药膳食疗以俄方喜食食材为主体；养生方式充分考虑俄罗斯地域寒冷等特征，结合地域特点进行教材编写。本套教材在完整介绍中医理论体系的同时，创新编写体例和内容，从中医药文化入手，以中医实用技术为核心，彰显中医药文化风采。

В содержании сборника учтены особенности культуры традиционной китайской медицины в применении к природным условиям и культурным обычаям России. Данные учебные материалы были составлены на основе целого ряда исследований, в ходе которых были выявлены самые распространенные хронические заболевания, а также наиболее частые запросы в области здравоохранения России, популярные методы лечения китайской медицины в России и самые распространенные китайские лекарства; среди лекарств приведены только запатентованные китайские препараты для безопасного использования; рекомендации по режиму питания составлены на основе вкусовых предпочтений большинства россиян; методики оздоровления также составлены исходя из территориальных и климатических особенностей России. Хотя данный сборник и опирается на теоретическую систему традиционной медицины, в процессе его составления были привнесены новые правила и идеи применения методик, и, делая ключевой акцент на применении на практике теории китайской медицины, удалось подчеркнуть разнообразие и уникальность культуры традиционной китайской медицины.

本套教材由国家名老中医南征教授和黄永生教授分别指导上、下册的编写工作。为加强顶层设计和实用性，编委会成员多次召开编写研讨会，并与俄方专家进行交流。经过多方努力，在中国中医药出版社的大力支持下，在长春中医药大学、天津中医药大学、辽宁中医药大学、石家庄医学高等专科学校、河北中医学院等多所中医药院校专家的共同努力下，本套对外交流教材的编写工作得以顺利完成。在此，对各编写单位和专家表示衷心的感谢！希望本套教材的出版，能够在中医药文化对外交流方面起到积极的推动作用。

Над составлением и редакцией данных учебных материалов работали знаменитые профессора китайской медицины - Нань Чжэн и Хуан Юншэн. В целях повышения эффективности и практичности издания, члены редколлегии провели ряд подготовительных семинаров и обменялись мнениями с российскими экспертами. Приложив немало усилий, при мощной поддержке Китайского Издательства Традиционной китайской медицины, благодаря усердному труду специалистов из Чанчуньского университета традиционной китайской медицины, Тяньцзиньского университета традиционной китайской медицины, Ляонинского университета традиционной китайской медицины, Высшей Медицинской школы в Шицзячжуане, Китайской медицинской академии Хэбэя и многих других учреждений традиционной китайской медицины, удалось успешно завершить подготовку этого учебника. Выражаем искреннюю благодарность всем редакторам и специалистам, принимавшим участие в подготовке учебника! Мы надеемся, что публикация этого сборника учебных материалов сыграет положительную роль в международном культурном обмене, а также обмене опытом в области традиционной китайской медицины.

本套教材编写团队虽竭尽心智，精益求精，但由于编写时间有限，仍有一定的提升空间，敬请中俄双方的专家多提宝贵意见。

Несмотря на то, что издатели учебника приложили максимальные усилия к составлению данных материалов, но из-за ограниченности во времени в содержании могут присутствовать некоторые пробелы; просим специалистов китайской и российской стороны дать нам обратную связь и поделиться своими предложениями по дополнению данного сборника.

黄永生　苏鑫　张韶峰

Хуан Юншэн, Су Синь, Чжан Шаофэн

2020年9月

Сентябрь, 2020 г.

编写说明
От редакции

　　自古以来，中医药就是古丝绸之路沿线国家交流合作的重要内容。近年来，随着健康观念和医学模式的转变，中医药在防治常见病、多发病、慢性病及重大疾病中的疗效和作用日益得到国际社会的认可和接受。在"一带一路"中医药文化走向世界的大背景下，中医药作为民心相通的"健康使者"，已在"一带一路"沿线人民心中生根开花。为加强与"一带一路"沿线国家在中医药领域的交流与合作，开创中医药全方位对外开放的新格局，由长春中医药大学牵头，组织多家中医药高等院校专家共同编写了中俄交流对外教材《中医药文化与实用技术》，《中医药实用技术》是其中的下册。本教材的编写是依据中医药人才培养规律和国际教学的实际，以全面提高中医药国际人才的培养质量、弘扬中医药文化、提升临床诊疗质量为目标，旨在正本清源，突出中医药临床治疗实效特点。本教材供俄罗斯中医人才培养和中医爱好者使用。

　　С древних времен китайская медицина была важнейшим элементом культурного обмена и международного сотрудничества стран, расположенных вдоль Шелкового пути. В последние годы, в связи с изменением концепции здорового образа жизни и методов лечения, значение и популярность традиционной китайской медицины в борьбе с распространенными хроническими и тяжелыми заболеваниями растет с каждым днем. В рамках стратегии «Пояса и пути» культура китайской медицины распространяется по всему миру, традиционная китайская медицина выступает как «посланник здоровья» и пользуется огромной популярностью в странах вдоль Шелкового пути. В целях укрепления сотрудничества со странами вдоль «Одного пояса - одного пути» в области традиционной китайской медицины, и создания новых исследовательских структур, обеспечивающих всестороннюю открытость традиционной китайской медицины, под руководством Чанчуньского университета, специалисты высших учебных заведений совместными усилиями подготовили учебные материалы для китайско-российского взаимодействия по вопросам китайской медицины: «Культура традиционной китайской медицины и практические методы лечения», «Практические методы лечения традиционной китайской медицины》являются вторым томом издания. Учебные материалы были подготовлены в соответствии со стандартами обучения медицинских работников и опытом международных практик, чтобы вывести качество обучения на международный уровень, популяризировать культуру традиционной китайской медицины, повысить качество клинической диагностики и лечения, а также подчеркнуть особенности и эффективность методик китайской медицины. Данный сборник предназначен для подготовки специалистов, а также для тех, кто интересуется традиционной китайской медициной в России.

中医药实用技术是中医学国际人才培养的重要课程，是中医药疗效的体现，是中医药文化自信的核心，在培养学生的中医临床思维方式和实践技能方面起着至关重要的作用。同时中医药实用技术融合了经典方剂、养生方法、耳穴耳针、药膳食疗、五音治病、健身功法等独特的治法，其特点是在中医天人相应和整体观念理论指导下，强调从饮食与运动的自身调养，到药物与针灸的治疗方法，达到调养人体气血阴阳平衡的养生保健和治病防病的目的。针对国际学生的特点，本册教材在编写中既体现中医药实用技术的系统性、完整性，又紧密结合临床，重视实用性，突出对学生实践技能的培养。

Практические методики лечения являются важнейшей составляющей курса подготовки специалистов, это основа традиционной китайской медицины, краеугольный камень китайской лечебной культуры, а овладение практическими методиками лечения и развитие практических навыков являются главными задачами учащихся. В то же время практические методы лечения традиционной китайской медицины включают в себя классические рецепты и методики оздоровления, иглоукалывание по ушным точкам, лечебные диеты, лечение музыкальными тонами, физические упражнения и другие уникальные методы лечения, которые в соответствии с устройством человеческого тела и теориями оздоровления, от диеты и физических упражнений до лекарственных препаратов и акупунктуры, способствуют восстановлению внутреннего баланса Инь и Ян, оздоровлению организма и профилактике заболеваний. Что касается обучения иностранных студентов, то специально для них данный сборник учебных материалов был составлен так, чтобы не только отразить системность и полноту практических методов традиционной китайской медицины, но и показать практическую эффективность методик, а также сделать акцент на развитии практических навыков студентов.

本册教材正文部分的内容共分六章。第一章一方治病，主要介绍中医内科、妇科、儿科、五官科等30种常见疾病的中医药治疗方法；第二章双耳保健，根据中医耳穴疗法，主要介绍耳穴的定位及主要治疗疾病；第三章三餐养生，主要介绍药膳同源的药物与食物性味及作用，以及常用药膳食疗方；第四章四季调养，主要介绍根据一年四季的季节变化，从情志、运动、膳食等方面进行调养；第五章五音疗疾，主要介绍音乐在疾病防治和养生保健中的作用与应用；第六章功法健身，主要介绍传统保健功法的作用和具体习练步骤，为方便教学和习练，每个动作均配有图片。

Данный сборник состоит из шести глав. Глава 1 - «Симптоматическое лечение» - содержит информацию о китайской медицинской науке в целом, о гинекологии, педиатрии, учении о Пяти основных органах чувств, а также о лечении 30 самых распространенных заболеваний; в Главе 2 - «Лечение через ушные раковины» - представлена методика лечения заболеваний по акупунктурным точкам ушей, а также расположение этих точек; Глава 3 - «Трехразовое питание» - раскрывает сущность лечебной диеты, а также влияние пищевых вкусов на организм человека; Глава 4 - «Лечение по временам года» - содержит описание методик лечения в зависимости от сезонных изменений через регулирование настроения, физической активности и питания; в Главе 5 - «Лечение по методике «У-инь» (пять основных тонов) » - представлена методика оздоровления и профилактики заболеваний с помощью музыкальных тонов; в Главе 6 - «Тренировочные методики оздоровления» - описываются традиционные техники физических упражнений с пошаговыми инструкциями и вспомогательными иллюстрациями.

国家名老中医黄永生教授负责本册教材整体编写大纲的设计和学术指导，具体编写分工为：第一章由张韶峰、关宁宁、闫琪、潘嘉祥、李增艳编写；第二章由张余威、徐晓红、项鑫、许可、邓伟编写；第三章由苏鑫、杨福双、崔作舟、葛骁欧编写；第四章由林非、王彤、王悦、张轶编写；第五章由项鑫、李国峰、韩超群、王世伟、王维正编写；第六章由张韶峰、张瑞娟、吕红肖、邢向荣编写，功法配图由赵梅赏拍摄。

Научный руководитель и главный редактор учебных материалов данного учебника - Хуан Юншэн, также над изданием работали: Глава 1 - Чжан Шаофэн, Гуань Ниннин, Янь Ци, Пань-Цзясян, Ли Цзэнъянь; Глава 2 - Чжан Юйвэй, Сюй Сяохун, Сян Синь, Сюй Кэ, ДэнВэй; Глава 3 - СуСинь, Ян Фушуан, Цуй Цзочжоу, Гэ Сяоу; Глава 4 - Линь Фэй, Ван Тун, Ван Юэ, Чжан И; Глава 5 - Сян Синь, Ли Гофэн, ХаньЧаоцюнь, Ван Шивэй, Ван Вэйчжэн; Глава 6 - Чжан Шаофэн, Чжан Жуйцзюань, Люй Хунсяо, Син Сянжун; иллюстрации к упражнениям тренировочных методик подготовлены Чжао Мэйшан.

在本教材编写过程中，得到了长春中医药大学校领导和国际交流合作处领导的大力支持，同时也得到了中国中医药出版社责任编辑的精心指导、严格把关，在此一并表示感谢！

Также хотим выразить благодарность за поддержку и помощь в подготовке и организации издательского процесса руководству Чанчуньского университета традиционной китайской медицины и руководству Отдела международного обмена и сотрудничества, а также Издательству Традиционной китайской медицины!

本教材全体编委会老师反复研究、探讨国际交流合作教材的编写模式，虽竭尽所能，但仍有不足之处，敬请各位同道不吝赐教。

Все учебные материалы данного сборника были тщательно подобраны специалистами нашей редакционной коллегии и составлены по образцам международных учебников; и хотя в это издание было вложено много усилий, в нем могут быть некоторые недостатки, поэтому мы будем рады получить от Вас обратную связь.

《中医药实用技术》编委会

Редакционная коллегия сборника «Культура традиционной китайской медицины и практические методы лечения»

2021年4月

Апрель, 2021 г.

目　录
Содержание

第一章　一方治病
Глава 1 Симптоматическое лечение

第二章　双耳保健
Глава 2　Лечение через ушные раковины

第三章 三餐养生
Глава 3 Трехразовое питание

第四章　四季调养

Глава 4　Лечение по временам года

第五章　五音疗疾

Глава 5　Лечение по методике «У-инь (пять основных тонов)

第六章　功法健身

Глава 6 Тренировочные методики оздоровления

第一章　一方治病

Глава 1 Симптоматическое лечение

第一节 内科疾病
Раздел 1 Внутренние болезни

一、感冒   1 Простуда

感冒，又称上呼吸道感染，多因受凉、淋雨或接触流感患者后发生，以鼻塞不通、流鼻涕、打喷嚏、头痛、怕冷、发热、全身不适等局部或全身表现为主症，还可伴有咽干、咳嗽、恶心、呕吐、腹泻等表现。四季皆可发病，一般在冬春或秋冬季节变换时多见。普通感冒有自愈性，不经特殊治疗多在1周左右痊愈。咳嗽可持续2周左右。如为流行性感冒，全身不适较为明显，具有传染性，不及时治疗会发生其他病变。

Простуда, также известная как инфекция верхних дыхательных путей, чаще всего возникает от переохлаждения, воздействия дождя или контакта с зараженным гриппом, и проявляется в таких симптомах, как заложенность носа, насморк, чихание, головная боль, жар и озноб, общее недомогание; также простуда может сопровождаться сухим кашлем, сухостью в горле, тошнотой, диареей и другими симптомами. Заболевание встречается круглый год, но чаще всего возникает в переходный период с конца зимы - в начале весны или в конце осени - начале зимы. Обычная простуда имеет особенность излечиваться сама по себе, без особого лечения болезнь проходит примерно за 1 неделю. Кашель может оставаться на протяжении 2 недель. При эпидемической простуде (гриппе) симптомы выражены более остро, заболевание может передаваться как инфекция, при несвоевременном лечении влечет за собой осложнения.

1.风寒感冒

1.1 Простуда, вызванная ветром и холодом

【主要表现】恶寒重，发热轻，无汗，头痛，肢节酸疼，鼻塞声重，或鼻痒喷嚏，时流清涕，咽痒，咳嗽，咳痰稀薄色白，口不渴或渴喜热饮；舌苔薄白而润，脉浮或浮紧。

【Основные признаки】Сильный озноб, невысокая температура, отсутствие потоотделения, ноющая боль в теле, заложенность носа, чихание, зуд в горле, кашель с отделением жидкой белой мокроты, гидроадипсия или желание пить горячее; влажный язык с легким белым налетом, пульс плавающий или натянутый.

【常用方】荆防败毒散。药物组成：荆芥、防风、茯苓、独活、柴胡、前胡、川芎、枳壳、羌活、桔梗、薄荷、甘草。

【Часто используемое средство】Порошок Цзинфан Байду с женьшенем. Состав препарата: схизонепета многонадрезная, лазурник растопыренный, пория кокосовидная, дудник многочленистый, высушенные корни володушки, высушенные корни горичника, гирчовник влагалищный, понцирус позднего сбора, нотоптеригиум надрезанный, высушенные корни ширококолокольчика, мята, корень солодки.

2.风热感冒

1.2　Простуда с лихорадкой

【主要表现】发热明显，微恶风，鼻塞，汗出，头胀痛，咳嗽，痰黏或黄，咽干痛，或扁桃体红肿疼痛，流黄浊涕，口干欲饮；舌苔薄白或微黄，舌边尖红，脉浮数。

【Основные признаки】Жар, легкий озноб, заложенность носа, повышенное потоотделение, головная боль, кашель с отделением вязкой желтоватой мокроты, сухость и боль в горле, воспаление миндалин, густые светло-зеленые выделения из носа, сухость во рту и жажда; легкий белый или желтоватый налет на языке, красный кончик языка, пульс плавающий.

【常用方】银翘散。药物组成：金银花、连翘、薄荷、荆芥穗、淡豆豉、桔梗、牛蒡子、甘草、竹叶、芦根。如发热体温高，汗少或无汗，咳嗽气急，咯咳痰黄稠，可应用麻杏石甘汤。

【Часто используемое средство】Порошок Иньцяо. Состав препарата: цветки жимолости японской, высушенные плоды форсайтии, мята, корень схизонепеты многонадрезной, ферментированные соевые бобы, высушенные корни ширококолокольчика, семя лопуха, корень солодки, листья бамбука, корень тростника. При высокой температуре, повышенном потоотделении или отсутствии пота, сильном кашле с выделением желтой мокроты рекомендуется принимать отвар эфедры.

3.暑湿感冒

1.3　Простуда в сезон влажности и жары

【主要表现】发热，恶风，汗少，肢体酸重或疼痛，头昏重胀痛，口中黏腻，腹胀，大便稀溏；舌苔薄黄而腻，脉濡数。

【Основные признаки】Жар, озноб, сильное потоотделение, тяжесть или боль в конечностях, распирающая головная боль и головокружение, вязкая слюна, вздутие живота, жидкий стул; жирный язык с желтоватым налетом, пульс плавающий и мягкий.

【常用方】香薷散。药物组成：香薷、白扁豆、厚朴。

【 Часто используемое средство 】Порошок эльсгольции Патрэна. Состав препарата: эльсгольция Патрэна, высушенные зрелые семена долихоса, магнолия лекарственная.

4.体虚感冒

1.4 Простуда на фоне слабости в теле

【主要表现】气虚感冒可见恶寒明显，发热，无汗，头痛，肢体酸楚，咳嗽，痰白，咳痰无力；平素神疲体弱，气短懒言，反复易感；舌淡苔白，脉浮而无力。阴虚感冒可见发热，微恶风寒，少汗，头昏，心烦，口干咽燥，干咳少痰；舌红少苔，脉细数。阳虚感冒可见恶寒重，发热轻，四肢欠温，语音低微；舌质淡胖，脉沉细无力。

【 Основные признаки 】При недостаточности ци ярко выражен озноб, жар, отсутствие потоотделения, головная боль, ломота в конечностях, кашель с выделением белой мокроты, трудное отхаркивание; слабость и нервное истощение, чувствительность; бледный язык с белым слизистым налетом, пульс слабый и плавающий. При простуде с дефицитом Инь встречаются такие симптомы, как жар, тошнота и озноб, повышенное потоотделение, головокружение, чувство тревоги, сухость во рту и в горле, сухой кашель; красный язык с мокротой, пульс учащенный и мелкий. При простуде с дефицитом Ян проявляются такие симптомы, как озноб, повышенная температура, прохладные конечности, слабый голос; опухший бледный язык, пульс глубокий и слабый.

【常用方】气虚感冒用参苏饮。药物组成：人参、茯苓、甘草、紫苏叶、葛根、前胡、桔梗、半夏、陈皮、枳壳、木香、生姜、大枣。阴虚感冒用加减葳蕤汤。药物组成：人参、黄芪、茯苓、玉竹（葳蕤）、豆豉、薄荷、桔梗、甘草等。阳虚感冒用再造散。药物组成：人参、黄芪、甘草、桂枝、附子、羌活、防风、川芎、赤芍、细辛、煨生姜、大枣。若表虚自汗，易伤风邪者，可常服玉屏风散益气固表，预防及善后。

【 Часто используемое средство 】Перилловый напиток при простудной слабости. Состав препарата: женьшень, пория кокосовидная, корень солодки, перилла кустарниковая, корень пуэрарии волосистой, высушенные корни горичника, высушенные корни ширококолокольчика, пинеллия тройчатая, сушеная цедра, понцирус позднего сбора, корень соссюреи, имбирь, китайский финик. При простуде с дефицитом Инь рекомендуется отвар купены. Состав препарата: женьшень, высушенные корни астрагала, пория кокосовидная, купена лекарственная (аптечная), соевые бобы, мята, высушенные корни ширококолокольчика, корень солодки и др. При простуде с дефицитом Ян рекомендуется Восстанавливающий отвар. Состав препарата: женьшень, высушенные корни астрагала, корень солодки, побег коричника, корни аконита, нотоптеригиум надрезанный, лазурник растопыренный, гирчовник влагалищный, корень дикорастущего пиона, дикий имбирь Зибольда, печеный имбирь, китайский финик. При повышенном потоотделении и склонности к простудным заболеваниям рекомендуется ежедневно принимать целебный порошок из нефрита для профилактики или после выздоровления.

二、咳嗽　　　　　　　　　2 Кашель

咳嗽是指肺失宣降，肺气上逆作声，或伴咳咯吐痰液。有声无痰为咳，有痰无声为嗽，一般多为痰声并见，故称咳嗽。

Кашель - это проявление нарушения работы легких, когда мокрота выводится из дыхательных путей через голосовую щель благодаря кашлевым толчкам. Китайское слово «кашель» - «咳嗽» («кэсоу»), где «咳» - означает звук сухого кашля, а «嗽» - звук мокрого кашля.

1.风寒咳嗽

2.1 Кашель, вызванный ветром и холодом

【主要表现】咳嗽声重，气急，咽痒，咳痰稀薄色白；常伴鼻塞，流清涕，头痛，肢体酸楚，或见恶寒、发热、无汗等风寒表证；舌苔薄白，脉浮或浮紧。

【Основные признаки】Сильный кашель, учащенное дыхание, зуд в горле, выделение жидкой белой мокроты; заложенность носа, насморк, головная боль, ломота в конечностях, озноб, жар, отсутствие потоотделения и другие симптомы; язык с легких белым налетом, пульс плавающий или натянутый.

【常用方】三拗汤合止嗽散。药物组成：麻黄、杏仁、甘草、生姜、桔梗、荆芥、紫菀、百部、白前、陈皮。

【Часто используемое средство】Отвар против кашля. Состав препарата: веточки эфедры, миндаль, корень солодки, имбирь, высушенные корни ширококолокольчика, схизонепета многонадрезная, астра татарская, стемона японская, ластовень краснеющий, сушеная цедра.

2.风热咳嗽

2.2 Кашель на фоне простудного жара

【主要表现】咳嗽频剧，气粗或咳声嘶哑，喉燥咽痛，咳痰不爽，痰黏稠或黄，咳时汗出；常伴鼻流黄涕，口渴，头痛，身楚，或见恶风、身热等风热表证；舌苔薄黄，脉浮数或浮滑。

【Основные признаки】Частый кашель, охрипший голос, боль в горле, затрудненное отхаркивание, густая желтоватая мокрота, потоотделение при кашле; насморк с густыми желтыми выделениями, жажда, головная боль, дискомфорт в теле, или озноб, жар и другие симптомы; язык с легким белым налетом, пульс плавающий или натянутый плавный.

【常用方】桑菊饮。药物组成：桑叶、菊花、苦杏仁、连翘、薄荷、桔梗、芦根、甘草。

【Часто используемое средство】Отвар из шелковицы и хризантемы. Состав препарата: тутовый лист, цветки хризантемы, горький миндаль, высушенные плоды форсайтии, мята, высушенные корни ширококолокольчика, корень тростника, корень солодки.

3.风燥咳嗽

2.3 Сухой кашель

【主要表现】干咳，连声作呛，喉痒，咽喉干痛，唇鼻干燥，无痰或痰少而黏，不易咯出，或痰中带有血丝，口干；初起或伴鼻塞、头痛、微寒、身热等表证；舌质红干而少津，苔薄白或薄黄，脉浮数。

【Основные признаки】Сухой частый кашель, раздражение гортани, сухость и боль в горле, отсутствие или малое выделение мокроты, затрудненное отхаркивание, мокрота с кровяными сгустками, сухость во рту; начинающийся насморк или заложенность носа, головная боль, легкий озноб, жар и др.; сухой красный язык с легким белым или желтоватым налетом, пульс плавающий.

【常用方】桑杏汤。药物组成：桑叶、苦杏仁、北沙参、浙贝母、淡豆豉、栀子、梨皮。

【Часто используемое средство】Отвар из шелковицы и миндаля. Состав препарата: тутовый лист, горький миндаль, высушенные корни глении, рябчик Тунберга, соевые бобы, гардения жасминовидная, кожура груши.

4.痰湿咳嗽

2.4 Мокрый кашель

【主要表现】咳嗽反复发作，咳声重浊，痰多，因痰而嗽，痰出咳平，痰黏腻或稠厚成块，色白或带灰色，每于早晨或食后则咳甚痰多，进甘甜油腻食物加重；胸闷脘痞，呕恶食少，体倦，大便时溏；舌苔白腻，脉濡滑。

【Основные признаки】Частый звонкий кашель, обильное выделение мокроты, прекращение кашля после выхода мокроты, мокрота густая и выделяется сгустками, белого или сероватого цвета, по утрам или после приема пищи выделение мокроты усиливается, особенно после употребления сладкой и жирной пищи; ощущение удушья, тошнота и снижение аппетита, слабость, жидкий стул; язык с тонким белым налетом, пульс плавающий и мягкий.

【常用方】二陈平胃散。药物组成：法半夏、陈皮、茯苓、甘草、苍术、厚朴。

【Часто используемое средство】Порошок, стабилизирующий работу желудка. Состав препарата: приготовленная пинеллия тройчатая, сушеная цедра, пория кокосовидная, корень солодки, атрактилис китайский, магнолия лекарственная.

5.痰热咳嗽

2.5 Кашель с горячей мокротой

【主要表现】咳嗽，气息粗促，或喉中有痰声，痰多质黏厚或稠黄，咯吐不爽，或咯血痰，胸胁胀满，咳时引痛；常伴有面赤，或有身热，口干而黏，欲饮水；舌质红，舌苔薄黄腻，脉滑数。

【Основные признаки】Кашель, тяжелое дыхание, звук мокроты в горле, мокрота густая и вязкая, затрудненное отхаркивание, или выделение мокроты с кровью, полнота в груди и подреберье, боль при кашле; красный цвет лица, жар, сухость во рту, жажда; красный язык с жирным желтоватым налетом, пульс гладкий.

【常用方】清金化痰汤。药物组成：桑白皮、黄芩、栀子、知母、浙贝母、瓜蒌子、桔梗、橘红、茯苓、麦冬、甘草。

【Часто используемое средство】Отвар для выведения мокроты из легких. Состав препарата: высушенная кора корней шелковицы, шлемник байкальский, гардения жасминовидная, анемаррена асфоделовидная, рябчик Тунберга, семена трихозанта, высушенные корни ширококолокольчика, цедра мандарина, пория кокосовидная, лириопе, корень солодки.

6.肝火犯肺咳嗽

2.6 Кашель на фоне проникновения жара печени в легкие

【主要表现】咳嗽呈阵发性，表现为上气咳逆阵作，咳时面赤，咽干口苦，常感喉中有异物感而咯之难出，痰量少质黏，胸胁胀痛，咳时引痛，症状可随情绪波动而增减；舌红或边红，苔薄黄少津，脉弦数。

【Основные признаки】Приступы кашля, одышка на вдохе, красный цвет лица во время кашля, сухость и горечь в горле, ощущение инородного тела в горле, малое количество мокроты, полнота в груди и подреберье, боль при кашле, симптомы также могут сопровождаться резкими перепадами настроения; язык красный по краям, сухой, с желтым налетом, пульс натянутый.

【常用方】黄芩泻白散合黛蛤散。药物组成：桑白皮、地骨皮、黄芩、甘草、青黛、海蛤壳。

【Часто используемое средство 】Порошок из шлемника и порошок индиго. Состав препарата: высушенная кора корней шелковицы, высушенная кора корней дерезы, шлемник байкальский, корень солодки, порошок из извести и индиго, раковина устрицы.

7.阴虚咳嗽

2.7 Кашель на фоне недостаточности Инь

【主要表现】干咳，咳声短促，痰少黏白，或痰中带血丝，或声音逐渐嘶哑，口干咽燥，或午后潮热，颧红，盗汗，日渐消瘦，神疲；舌质红少苔，脉细数。

【Основные признаки 】Сухой звонкий кашель, вязкая белая мокрота, или с примесями крови, осипший голос, сухость во рту и в горле, перемежающаяся лихорадка после полудня, красные скулы, ночное потоотделение, истощение тела, нервная усталость; красный язык с тонким налетом, учащенный пульс.

【常用方】沙参麦冬汤。药物组成：沙参、麦冬、天花粉、玉竹、桑叶、白扁豆、甘草。

【Часто используемое средство 】Отвар лириопе и бубенчика. Состав препарата: бубенчик мутовчатый, лириопе, порошок из корня змеиного огурца, купена лекарственная, тутовый лист, высушенные зрелые семена долихоса лобия, корень солодки.

三、哮喘　　　　　　　3 Астма

哮证是一种发作性的痰鸣气喘疾患，发作时喉中哮鸣有声，呼吸气促困难，甚至喘息不能平卧；喘证是以呼吸困难，甚至张口抬肩，鼻翼扇动，不能平卧为临床特征的病证。临床上二者常同时出现，故称哮喘。

Астма - это заболевание дыхательных путей, характеризующееся приступами удушья и шумного и затрудненного дыхания с хрипами; одышка выражается в таких симптомах, как затрудненное дыхание (вплоть до астмы), движение крыльев носа и дискомфорт в положении лежа. Клинически данные симптомы проявляются одновременно, поэтому дано общее название - астма.

1.风寒哮喘

3.1 Астма, вызванная ветром и холодом

【主要表现】喉中哮鸣有声，呼吸急促，喘憋气逆，胸膈满闷如塞，咳嗽不甚，痰少咯吐不爽，色白而多泡沫；口不渴或渴喜热饮，形寒怕冷，天冷或受寒易发，面色青晦；舌苔白滑，脉弦紧或浮紧。

【Основные признаки】Хрипы в горле, учащенное поверхностное дыхание, одышка, чувство наполненности в груди, слабый кашель с затрудненным отхаркиванием мокроты, мокрота белая или пенообразная; отсутствие желания пить или желание пить горячее, простуда в холодную погоду, нездоровый цвет лица; язык с белым налетом, пульс натянутый или поверхностный тугой.

【常用方】射干麻黄汤。药物组成：射干、麻黄、生姜、细辛、紫菀、款冬花、大枣、半夏、五味子。

【Часто используемое средство】Отвар китайской эфедры и беламканды. Состав препарата: высушенные корневища беламканды, веточки эфедры, имбирь, дикий имбирь Зибольда, астра татарская, мать-и-мачеха, китайский финик, пинеллия тройчатая, лимонник китайский.

2.肺热哮喘

3.2 Астма на фоне легочного жара

【主要表现】喉中痰鸣如吼，喘而气粗，咳痰色黄或白，黏浊稠厚，咯咳吐不利；口苦，口渴喜饮，汗出，面赤，或有发热；舌质红，苔黄腻，脉滑数或弦滑。

【Основные признаки】Громкие хрипы от мокроты, одышка и тяжелое дыхание, желтая или белая мокрота, вязкая и густая по консистенции, затрудненное отхаркивание; горечь во рту, жажда, повышенное потоотделение, красный цвет лица, жар; язык красный с легким желтоватым налетом, пульс плавный или натянуто-плавный.

【常用方】定喘汤。药物组成：白果、麻黄、杏仁、苏子、半夏、款冬花、桑白皮、黄芩、甘草。

【Часто используемое средство】Отвар против астмы. Состав препарата: высушенные зрелые семена гинкго, веточки эфедры, миндаль, семена периллы, пинеллия тройчатая, мать-и-мачеха, высушенная кора корней шелковицы, шлемник байкальский, корень солодки.

3.外寒里热型哮喘

3.3 Астма при внешнем холоде и внутреннем жаре

【主要表现】喉中哮鸣有声，胸膈烦闷，呼吸急促，喘咳气逆，咳痰不爽，痰黏色黄或黄白相兼；烦躁，发热，恶寒，无汗，身痛，口干欲饮，大便偏干；舌苔白腻，舌尖边红，脉弦紧。

【Основные признаки】Хрипы в горле, ощущение давления в груди, учащенное поверхностное дыхание, одышка с кашлем, затрудненное отхаркивание, мокрота густая, желтоватого или белого цвета; чувство тревоги, жар, озноб, отсутствие потоотделения, боль в теле, сухость во рту и жажда, твердый стул; язык с жирным белым налетом, красный по краям, пульс натянутый.

【常用方】小青龙加石膏汤或厚朴麻黄汤。药物组成：前者为麻黄、芍药、细辛、干姜、甘草、桂枝、半夏、五味子、石膏；后者为厚朴、麻黄、半夏、五味子、细辛、干姜、杏仁、石膏、小麦。

【Часто используемое средство】Отвар Сяо Цин-Лун с добавлением отвара Шигао или эликсира из магнолии. Состав препарата: веточки эфедры, пион молочноцветковый, дикий имбирь Зибольда, сушеный имбирь, корень солодки, побег коричника, пинеллия тройчатая, лимонник китайский, гипс; или магнолия лекарственная, веточки эфедры, пинеллия тройчатая, лимонник китайский, дикий имбирь Зибольда, сушеный имбирь, миндаль, гипс, пшеница.

4.痰浊哮喘

3.4 Астма с мутной мокротой

【主要表现】胸满闷塞，甚则胸盈仰息，咳嗽，痰多黏腻色白，咳咯吐不利；兼有呕恶，食少，口黏不渴；舌苔白腻，脉象滑或濡。

【Основные признаки】Ощущение сдавленности в груди, кашель с вязкой белой мокротой, затрудненное отхаркивание; тошнота и рвота, снижение аппетита, вязкость во рту и отсутствие желания пить; язык с жирным белым налетом, пульс плавный или мягкий.

【常用方】二陈汤合三子养亲汤。药物组成：半夏、橘红、茯苓、甘草、生姜、乌梅、苏子、白芥子、莱菔子。

【Часто используемое средство】Тонизирующий отвар Эрчэнь и Сань Цзы-Ян. Состав препарата: пинеллия тройчатая, цедра мандарина, пория кокосовидная, корень солодки, имбирь, чернослив, семена периллы, семена белой горчицы, семена редьки.

四、心悸　　　　　　　4 Тахикардия

心悸是自觉心中悸动、惊惕不安，甚则不能自主的一种病证。可伴有心脏跳动异常，或快或慢，或跳动过重，或忽跳忽止，呈阵发性或持续性，同时有神情紧张，心慌不安，不能自主。

Тахикардия выражается в учащенном сердцебиении, чувстве тревоги, и не является обособленным заболеванием. Тахикардии сопутствуют такие симптомы, как нарушение сердечного ритма: ускорение или замедление, повышение интенсивности ударов, перепады биения сердца, чувство тревоги и беспокойства.

1.心虚胆怯型心悸

4.1 Тахикардия на фоне неврастении

【主要表现】心悸不宁，善惊易恐，坐卧不安，不寐多梦而易惊醒，食少纳呆；苔薄白，脉细数或细弦。

【Основные признаки】Учащенное сердцебиение, пугливость, беспокойство, бессонница, снижение аппетита; язык с тонким белым налетом, пульс учащенный или тонкий натянутый.

【常用方】安神定志丸。药物组成：人参、茯苓、茯神、石菖蒲、远志、龙齿。

【Часто используемое средство】Успокоительные пилюли. Состав препарата: женьшень, пория кокосовидная, пория с паразитирующим деревом, аир злаковый, высушенные корни истода, зуб дракона (толченые кости ископаемых животных).

2.心血不足型心悸

4.2 Тахикардия на фоне сердечной недостаточности

【主要表现】心悸气短，头晕目眩，失眠健忘，面色无华，倦怠乏力，纳呆食少；舌淡红，脉细弱。

【Основные признаки】Учащенное сердцебиение с одышкой, головокружение, бессонница и рассеянность, бледный цвет лица, упадок сил, снижение аппетита; красный язык, пульс тонкий и слабый.

【常用方】归脾汤。药物组成：白术、当归、茯神、炙黄芪、龙眼肉、远志、酸枣仁、木香、炙甘草、人参、生姜、大枣。

【Часто используемое средство】Отвар для укрепления селезенки. Состав препарата: атрактилодеса крупноголового корневище, дудник китайский, пория с паразитирующим деревом, поджаренный астрагал, сушёная мякоть лонгана, высушенные корни истода, зизифус, корень соссюреи лопуховидной, подсушенный корень солодки, женьшень, имбирь, китайский финик.

3.心阳不振型心悸

4.3 Тахикардия на фоне упадка сердечного Ян

【主要表现】心悸不安，胸闷气短，动则尤甚，面色苍白，形寒肢冷；舌淡苔白，脉虚弱或沉细无力。

【Основные признаки】Учащенное сердцебиение, ощущение стеснения в груди и одышка, бледный цвет лица, холодные конечности; бледный язык с белым налетом, пульс слабый или глубокий тонкий.

【常用方】桂枝甘草龙骨牡蛎汤合参附汤。药物组成：桂枝、炙甘草、煅龙骨、煅牡蛎、人参、炮附子、生姜。

【Часто используемое средство】Отвар из коричника, солодки, толченый костей и отвар Цань-Фу. Состав препарата: побег коричника, подсушенный корень солодки, жженые кости ископаемых животных, жженая устрица, женьшень, поджаренные корни аконита, имбирь.

4.水饮凌心型心悸

4.4 Тахикардия на фоне застоя жидкости и охлаждении сердца

【主要表现】心悸，眩晕气急，胸闷痞满，渴不欲饮，小便短少，面浮肢肿，下肢为甚，甚则咳喘，不能平卧，形寒肢冷；伴恶心欲吐；舌淡胖，苔白滑，脉弦滑或沉细而滑。

【Основные признаки】Учащенное сердцебиение, головокружение и одышка, ощущение стеснения в груди, нежелание пить, олигурия, отечность конечностей (особенно ног), кашель и одышка, дискомфорт в положении лежа, холодные конечности; тошнота и рвота; бледный жирный язык и белым налетом, пульс натянутый и плавный или глубокий и тонкий.

【常用方】苓桂术甘汤。药物组成：茯苓、桂枝、白术、甘草。

【Часто используемое средство】Отвар Лингуй Чжугань. Состав препарата: пория кокосовидная, побег коричника, атрактилодеса крупноголового корневище, корень солодки.

5.阴虚火旺型心悸

4.5 Тахикардия на фоне гиперфункции жара вследствие недостаточности Инь

【主要表现】心悸易惊，心烦失眠，五心烦热，口干，盗汗，思虑劳心则症状加重；伴耳鸣腰酸，头晕目眩，急躁易怒；舌红少津，苔少或无，脉细数。

【Основные признаки】Учащенное сердцебиение и чувство тревоги, бессонница, жар в пяти точках (стопы, ладони и грудь), сухость во рту, ночная потливость; шум в ушах и боль в пояснице, головокружение и ухудшение зрения, раздражительность; красный сухой язык с небольшим налетом или без, пульс учащенный.

【常用方】天王补心丹合朱砂安神丸。药物组成：人参、茯苓、玄参、丹参、桔梗、远志、当归、五味子、麦冬、天冬、柏子仁、酸枣仁、生地黄、朱砂、黄连、炙甘草。

【Часто используемое средство】Кардиотонические пилюли и успокоительное лекарство Ань-Шэнь. Состав препарата: женьшень, пория кокосовидная, корень норичника, корень шалфея, высушенные корни ширококолокольчика, высушенные корни истода, дудник китайский, лимонник китайский, лириопе, аспарагус кохинхинский, семена кипариса, зизифус, корень ремании, киноварь, коптис китайский, высушенный корень солодки.

6.瘀阻心脉型心悸

4.6 Тахикардия на фоне застоя крови

【主要表现】心悸不安，胸闷不舒，心痛时作，痛如针刺，唇甲青紫；舌质紫暗或有瘀斑，脉涩或结或代。

【Основные признаки】Учащенное сердцебиение и чувство тревоги, ощущение стеснения в груди, колющая боль в сердце, губы и ногти фиолетового цвета; темно-лиловый язык или язык с темными пятнами, пульс неустойчивый, смешанный.

【常用方】桃仁红花煎。药物组成：丹参、赤芍、桃仁、红花、香附、延胡索、青皮、当归、川芎、生地黄、乳香。

【Часто используемое средство】Жареные ядра персиковых косточек и сафлор. Состав препарата: корень шалфея, корень дикорастущего пиона, ядро персиковой косточки, сафлор, высушенные клубни сыти круглой, хохлатка обманчивая, падуб крупностебельный, дудник китайский, гирчовник влагалищный, корень ремании, олибанум.

7.痰火扰心型心悸

4.7 Тахикардия на фоне мокротной лихорадки

【主要表现】心悸时发时止，受惊易作，胸闷烦躁，失眠多梦，口干苦，大便秘结，小便短赤；舌红，苔黄腻，脉弦滑。

【Основные признаки】Приступы учащенного сердцебиения, как при испуге; ощущение стеснения в груди, бессонница, сухость и горечь во рту, запор, короткое мочеиспускание; красный язык с жирным налетом, пульс натянутый и плавный.

【常用方】黄连温胆汤。药物组成：半夏、陈皮、茯苓、甘草、枳实、竹茹、黄连、生姜、大枣。

【Часто используемое средство】Отвар, очищающий желчный пузырь. Состав препарата: пинеллия тройчатая, сушеная цедра, пория кокосовидная, корень солодки, понцирус раннего сбора, луб бамбука, коптис китайский, имбирь, китайский финик.

五、失眠 　　5 Бессонница

失眠，中医称之为不寐，是以经常不能获得正常睡眠为特征的一类病证。主要表现为睡眠时间、深度的不足，轻者入睡困难，或时寐时醒，或醒后不能再寐，重则彻夜不寐，常影响人们的正常工作、生活、学习和健康。

Бессонница, в китайской медицине также называется «不寐» («бумэй» - без сна), выражается в нарушениях режима сна. Основные признаки бессонницы: сокращение времени и ухудшение качества сна, трудности с засыпанием, отрывочный сон, трудность с засыпанием после внезапного пробуждения, отсутствие сна всю ночь; все эти симптомы оказывают влияние на повседневную жизнь, работу, учебу и здоровье.

1.肝火扰心型失眠

5.1 Бессонница на фоне печеночного жара и волнения сердца

【主要表现】不寐多梦，甚则彻夜不眠，急躁易怒；伴头晕头胀，目赤耳鸣，口干而苦，不思饮食，便秘溲赤；舌红苔黄，脉弦而数。

【Основные признаки】Бессонница, возможно отсутствие сна всю ночь, раздражительность; головокружение и распирающая боль, покраснение глаз и шум в ушах, сухость и горечь во рту, отсутствие аппетита, твердый стул с кровяными примесями; красный язык с тонким желтоватым налетом, пульс натянутый.

【常用方】龙胆泻肝汤加减。药物组成：龙胆草、黄芩、泽泻、木通、车前子、当归、柴胡、生地黄、栀子、生甘草。

【Часто используемое средство】Отвар Лундань Сегань с дополнительными компонентами. Состав препарата: горечавка шероховатая, шлемник байкальский, высушенные корневища частухи, кирказон маньчжурский, семена подорожника азиатского, дудник китайский, высушенные корни володушки, корень ремании, гардения жасминовидная, свежий корень солодки.

2.痰热扰心型失眠

5.2 Бессонница на фоне горячей мокроты и волнения сердца

【主要表现】心烦不寐，胸闷脘痞，泛恶嗳气；伴口苦，头重，目眩；舌偏红，苔黄腻，脉滑数。

【Основные признаки】Учащенное сердцебиение и бессонница, ощущение удушья в груди, отрыжка; сухость во рту, тяжесть в голове, покраснение глаз; язык красноватый, с жирным желтоватым налетом, пульс плавный.

【常用方】黄连温胆汤。药物组成：黄连、竹茹、枳实、半夏、陈皮、茯苓、甘草、生姜、大枣。

【Часто используемое средство】Отвар, очищающий желчный пузырь. Состав препарата: коптис китайский, луб бамбука, понцирус раннего сбора, пинеллия тройчатая, сушеная цедра, пория кокосовидная, корень солодки, имбирь, китайский финик.

3.心脾两虚型失眠

5.3 Бессонница на фоне недостаточности сердца и селезенки

【主要表现】不易入睡，多梦易醒，心悸健忘，神疲食少；伴头晕目眩，四肢倦怠，腹胀便溏，面色少华；舌淡苔薄，脉细无力。

【Основные признаки】Затрудненное засыпание, поверхностный сон, учащенное сердцебиение и рассеянность, нервное истощение и снижение аппетита; головокружение и покраснение глаз, слабость в конечностях, вздутие живота и частый жидкий стул; бледный цвет лица; бледный язык с тонким налетом, пульс тонкий и слабый.

【常用方】归脾汤。药物组成：人参、黄芪、白术、茯神、酸枣仁、龙眼肉、木香、炙甘草、当归、远志、生姜、大枣。

【Часто используемое средство】Отвар для укрепления селезенки. Состав препарата: женьшень, высушенные корни астрагала, атрактилодеса крупноголового корневище, пория с паразитирующим деревом, зизифус, сушеная мякоть лонгана, корень соссюреи лопуховидной, подсушенный корень солодки, дудник китайский, высушенные корни истода, имбирь, китайский финик.

4.心肾不交型失眠

5.4 Бессонница на фоне нарушения баланса между сердцем и почками

【主要表现】心烦不寐，入睡困难，心悸多梦；伴头晕耳鸣，腰膝酸软，潮热盗汗，五心烦热，咽干少津，男子遗精，女子月经不调；舌红少苔，脉细数。

【Основные признаки】Учащенное сердцебиение и бессонница, затрудненное засыпание, учащенное сердцебиение и частые сны; головокружение и шум в ушах, ломота и слабость в пояснице и коленях, перемежающаяся лихорадка и ночная потливость, жар в пяти точках (стопы, ладони и грудь), сухость в горле, непроизвольное семяизвержение у мужчин, нарушение менструального цикла у женщин; красный язык с тонким налетом, пульс тонкий.

【常用方】六味地黄丸合交泰丸。药物组成：熟地黄、山药、山茱萸、牡丹皮、泽泻、茯苓、黄连、肉桂。

【Часто используемое средство】Пилюли Шести вкусов земли и пилюли Процветания. Состав препарата: ремания клейкая обработанная, корневище диоскореи китайской, кизил лекарственный, кора пиона древовидного, высушенные корневища частухи, пория кокосовидная, коптис китайский, корица.

5.心胆气虚型失眠

5.5 Бессонница на фоне недостаточности ци сердца и печени

【主要表现】虚烦不寐，触事易惊，终日惕惕，胆怯心悸；伴气短自汗，倦怠乏力；舌淡，脉弦细。

【Основные признаки】Тревожность и бессонница, взволнованность, испуг и учащенное сердцебиение; одышка и повышенное потоотделение, слабость в теле; бледный язык, пульс натянутый тонкий.

【常用方】安神定志丸合酸枣仁汤。药物组成：人参、石菖蒲、龙齿、茯苓、茯神、远志、酸枣仁、知母、川芎、甘草。

【Часто используемое средство】Успокоительное лекарство Ань-Шэнь и отвар зизифуса. Состав препарата: женьшень, аир злаковый, зуб дракона, пория кокосовидная, пория с паразитирующим деревом, высушенные корни истода, зизифус, анемаррена асфоделовидная, гирчовник влагалищный, корень солодки.

六、胃痛   **6 Боль в животе (желудок)**

胃痛，又称胃脘痛，是指以上腹胃脘部近心窝处疼痛为主症的病证。

Боль в животе, известная также как эпигастральная боль, представляет собой болезненные ощущения в верхней части живота и под сердцем и является основным симптомом многих заболеваний.

1.寒邪客胃型胃痛

6.1 Боль в животе от патогенного холода в желудке

【主要表现】胃痛突然发作，恶寒喜暖，得温痛减，遇寒加重，口淡不渴，或喜热饮；舌淡苔薄白，脉弦紧。

【Основные признаки】Внезапная боль в желудке, озноб, облегчение боли при воздействии тепла, ухудшение состояния при воздействии холода, отсутствие вкусовых ощущений и нежелание пить воду или желание пить горячее; бледный язык с тонким белым налетом, пульс натянутый.

【常用方】良附丸。药物组成：高良姜、香附。

【Часто используемое средство】Пилюли Лян-Фу. Состав препарата: калган, высушенные клубни сыти круглой.

2.饮食伤胃型胃痛

6.2 Боль в животе на фоне расстройства пищеварения

【主要表现】胃脘疼痛，胀满拒按，嗳腐吞酸，或呕吐不消化食物，其味腐臭，吐后痛减，不思饮食，大便不爽，得矢气及便后稍舒；舌苔厚腻，脉滑。

【Основные признаки】Боль в желудке, вздутие живота, изжога, тошнота и рвота, несварение желудка, неприятный запах изо рта, облегчение боли после рвоты, отсутствие аппетита, дискомфорт при дефекации, облегчение боли после выхода газов и дефекации; язык с сильным налетом, пульс плавный

【常用方】保和丸。药物组成：山楂、神曲、半夏、茯苓、陈皮、连翘、莱菔子。

【Часто используемое средство】Пилюли Бао-Хэ. Состав препарата: боярышник, чудесные дрожжи (из пшеницы, фасоли и миндаля), пинеллия тройчатая, пория кокосовидная, сушеная цедра, высушенные плоды форсайтии, семена редьки.

3.肝气犯胃型胃痛

6.3 Боль в животе вследствие нападения ци печени на желудок

【主要表现】胃脘胀痛，痛连两胁，遇烦恼则痛作或痛甚，嗳气、矢气则痛舒，胸闷嗳气，喜长叹息，大便不畅；舌苔多薄白，脉弦。

【Основные признаки】Вздутие и боль в животе, боль в подреберье, нарастание боли при раздражительности, отрыжка, выделение газов, облегчение боли после выхода газов, ощущение удушья в груди, глубокие вздохи, запор; язык с сильным белым налетом, пульс натянутый.

【常用方】柴胡疏肝散。药物组成：柴胡、芍药、川芎、香附、陈皮、枳壳、甘草。

【Часто используемое средство】Порошок Чайху Шугань для печени. Состав препарата: высушенные корни володушки, пион молочноцветковый, гирчовник влагалищный, высушенные клубни сыти круглой, сушеная цедра, понцирус позднего сбора, корень солодки.

4.湿热中阻型胃痛

6.4 Боль в животе на фоне застоя влаги и жара в организме

【主要表现】胃脘疼痛，痛势急迫，脘闷灼热，口干口苦，口渴而不欲饮，纳呆恶心，小便色黄，大便不畅；舌红，苔黄腻，脉滑数。

【Основные признаки】Внезапная боль в животе, чувство жара в животе, сухость и горечь во рту, жажда или, наоборот, отсутствие желания пить, тошнота, стул желтого цвета, запор; красный язык с тонким желтоватым налетом, пульс плавный.

【常用方】清中汤。药物组成：黄连、栀子、半夏、茯苓、陈皮、草豆蔻、甘草。

【Часто используемое средство】Отвар Цин-Чжун. Состав препарата: коптис китайский, гардения жасминовидная, пинеллия тройчатая, пория кокосовидная, сушеная цедра, амомум ребристый, корень солодки.

5.瘀血停胃型胃痛

6.5 Боль в животе на фоне застоя крови и нарушения работы желудка

【主要表现】胃脘疼痛，如针刺，似刀割，痛有定处，按之痛甚，痛时持久，食后加剧，入夜尤甚，或见吐血黑便；舌质紫暗或有瘀斑，脉涩。

【Основные признаки】Колющая боль в животе, режущая боль в определенном месте, при нажатии боль усиливается, продолжительные болевые ощущения, обостряются после еды и к вечеру, рвота с кровью, черный стул; темно-лиловый язык с пятнами, пульс нестабильный.

【常用方】失笑散合丹参饮。药物组成：蒲黄、五灵脂、丹参、檀香、砂仁。

【Часто используемое средство】Порошок для рассеивания застоя крови и отвар шалфея. Состав препарата: пыльца рогоза, помет белки-летяги, корень шалфея, сандаловое дерево.

6.胃阴亏耗型胃痛

6.6 Боль в животе на фоне недостаточности Инь желудка

【主要表现】胃脘隐隐灼痛，似饥而不欲食，口燥咽干，五心烦热，消瘦乏力，口渴思饮，大便干结；舌红少津，脉细数。

【Основные признаки】Острая боль в желудке, потеря аппетита, сухость во рту и в горле, жар в пяти точках (стопы, ладони и грудь), истощение, жажда, твердый стул; красный сухой язык, пульс тонкий.

【常用方】一贯煎合芍药甘草汤。药物组成：沙参、麦冬、生地黄、枸杞子、当归、川楝子、芍药、甘草。

【Часто используемое средство】Отвар для питания печени и почек и лечебный отвар солодки. Состав препарата: бубенчик мутовчатый, лириопе, корень ремании, ягоды годжи, дудник китайский, плод мелии сычуаньской, пион молочноцветковый, корень солодки.

7.脾胃虚寒型胃痛

6.7 Боль в животе на фоне недостаточности селезенки и желудка

【主要表现】胃痛隐隐，绵绵不休，喜温喜按，空腹痛甚，得食则缓，劳累或受凉后发作或加重，泛吐清水，神疲纳呆，四肢倦怠，手足不温，大便溏薄；舌淡苔白，脉虚弱或迟缓。

【Основные признаки】Слабая непрерывная боль в желудке, облегчение боли при нажатии и воздействии тепла, усиление боли при голоде и облегчение после еды, ухудшение состояние при усталости или простуде, отрыжка, нервное истощение, холодные конечности, жидкий стул; бледный язык с белым налетом, пульс слабый или медленный.

【常用方】黄芪建中汤。药物组成：黄芪、桂枝、芍药、生姜、甘草、大枣、饴糖。

【Часто используемое средство】Тонизирующий отвар астрагала. Состав препарата: высушенные корни астрагала, побег коричника, пион молочноцветковый, имбирь, корень солодки, китайский финик, солодовый сахар.

七、呕吐　　　　　　7 Рвота

呕吐是指胃失和降，气逆于上，迫使胃中之物从口中吐出的一种病证。一般以有声无物谓之呕，有物无声谓之吐，临床呕与吐常同时发生，故合称为呕吐。

Рвота - это симптом, который указывает на то, что ци желудка постоянно повышается, тем самым вынуждая желудок выталкивать содержимое наружу. Китайский термин «呕吐» («оуту» - рвота), в котором «呕» («оу») означает рвотный позыв, тошноту, а «吐» («ту») - сама рвота, клинически эти признаки следуют друг за другом, поэтому термин состоит из 2 частей.

1.外邪犯胃型呕吐

7.1 Рвота от внешнего воздействия на желудок

【主要表现】突然呕吐，胸脘满闷，发热恶寒，头身疼痛；舌苔白腻，脉濡缓。

【Основные признаки】Внезапная рвота, ощущение стеснения в груди, жар и озноб, боль в теле; жирный язык с белым налетом, пульс плавающий и мягкий.

【常用方】藿香正气散。药物组成：藿香、厚朴、苏叶、陈皮、大腹皮、白芷、茯苓、白术、半夏曲、桔梗、甘草、生姜、大枣。

【Часто используемое средство】Целебный порошок из многоколосника. Состав препарата: многоколосник морщинистый, магнолия лекарственная, листья периллы, сушеная цедра, околоплодник пальмы ареки, дудник даурский, пория кокосовидная, атрактилодеса крупноголового корневище, сброженная масса корневища пинеллии, высушенные корни ширококолокольчика, корень солодки, имбирь, китайский финик.

2.食滞内停型呕吐

7.2 Рвота на фоне несварения желудка

【主要表现】呕吐酸腐，脘腹胀满，嗳气厌食，大便或溏或结；舌苔厚腻，脉滑实。

【Основные признаки】Кислая отрыжка и рвота, вздутие живота, отвращение к еде, полужидкий или жидкий стул; язык с толстым налетом, пульс плавный.

【常用方】保和丸。药物组成：山楂、神曲、半夏、茯苓、陈皮、连翘、莱菔子。

【Часто используемое средство】Пилюли Бао-Хэ. Состав препарата: боярышник, чудесные дрожжи (из пшеницы, фасоли и миндаля), пинеллия тройчатая, пория кокосовидная, сушеная цедра, высушенные плоды форсайтии, семена редьки.

3.痰湿内阻型呕吐

7.3 Рвота на фоне внутреннего застоя влаги

【主要表现】呕吐清水痰涎，脘闷不食，头眩心悸；舌苔白腻，脉滑。

【Основные признаки】Прозрачная рвота слизью, дискомфорт в желудке, головокружение и учащенное сердцебиение; язык с толстым белым налетом, пульс плавный.

【常用方】小半夏汤合苓桂术甘汤加减。药物组成：半夏、生姜、茯苓、白术、桂枝、甘草。

【Часто используемое средство】Отвар пинеллии и отвар Лингуй Чжугань с дополнительными компонентами. Состав препарата: пинеллия тройчатая, имбирь, пория кокосовидная, атрактилодеса крупноголового корневище, побег коричника, корень солодки.

4.肝气犯胃型呕吐

7.4 Рвота вследствие нападения ци печени на желудок

【主要表现】呕吐吞酸，嗳气频繁，胸胁胀痛；舌淡红，苔薄，脉弦。

【Основные признаки】Рвота и изжога, периодическая отрыжка, распирающая боль в груди и в боках; бледно-розовый язык с тонким налетом, пульс натянутый.

【常用方】四七汤。药物组成：半夏、厚朴、茯苓、苏叶、生姜、大枣。

【Часто используемое средство】Отвар Сы-Ци. Состав препарата: пинеллия тройчатая, магнолия лекарственная, пория кокосовидная, листья периллы, имбирь, китайский финик.

5.脾胃气虚型呕吐

7.5 Рвота на фоне недостаточности ци селезенки и желудка

【主要表现】恶心呕吐，食欲不振，食入难化，胸脘痞闷，大便不畅；舌淡胖，苔薄，脉细。

【Основные признаки】Тошнота и рвота, отсутствие аппетита, нарушение пищеварения, полнота в груди и подложечной области, твердый стул; бледный жирный язык с тонким налетом, пульс тонкий.

【常用方】香砂六君子汤。药物组成：人参、白术、茯苓、甘草、陈皮、半夏、砂仁、木香。

【Часто используемое средство】Ароматный отвар из шести компонентов. Состав препарата: женьшень, атрактилодеса крупноголового корневище, пория кокосовидная, корень солодки, сушеная цедра, пинеллия тройчатая, кардамон, корень соссюреи лопуховидной.

6.脾胃虚寒型呕吐

7.6 Рвота на фоне синдрома пустого холода селезенки и желудка

【主要表现】饮食稍多即吐，时作时止，面色㿠白，倦怠乏力，喜暖恶寒，四肢不温，大便溏薄；舌质淡，脉濡弱。

【Основные признаки】Рвота от переедания, рвота с промежутками, очень бледный цвет лица, слабость, облегчение состояния при воздействии тепла и ухудшение при воздействии холода, холодные конечности, жидкий стул; бледный язык, пульс плавающий и мягкий.

【常用方】理中丸。药物组成：人参、白术、干姜、甘草。久呕不止，呕吐之物完谷不化，汗出肢冷，腰膝酸软，舌质淡胖，脉沉细，可加制附子、肉桂等温补脾肾之阳。

【Часто используемое средство】Пилюли Ли-Чжун. Состав препарата: женьшень, атрактилодеса крупноголового корневище, сушеный имбирь, корень солодки. При продолжительной рвоте, полном опустошении желчного пузыря, повышенном потоотделении, ломоте и слабости в пояснице и коленях, опухшем бледном языке и глубоком мелком пульсе можно добавить молодые корни аконита, корицу для прогрева и питания Ян селезенки и почек.

7.胃阴不足型呕吐

7.7 Рвота на фоне недостаточности Инь желудка

【主要表现】呕吐反复发作，或时作干呕，似饥而不欲食，口燥咽干；舌红少津，脉细数。

【Основные признаки】Повторяющаяся рвота или рвотные позывы, потеря аппетита, сухость во рту и в горле; красный сухой язык, пульс плавный.

【常用方】麦门冬汤。药物组成：人参、麦冬、半夏、粳米、大枣、甘草。

【Часто используемое средство】Отвар офиопогона. Состав препарата: женьшень, лириопе, пинеллия тройчатая, круглозерный рис, китайский финик, корень солодки.

八、呃逆　　　　　　8 Икота

呃逆是指胃气上逆动膈，以气逆上冲，喉间呃呃连声，声短而频，难以自制为主要表现的病证。

Икота представляет собой резкое возрастание ци в желудке, которое приводит к серии толчкообразных сокращений диафрагмы, данный симптом трудно контролировать.

1.胃中寒冷型呃逆

8.1 Икота на фоне скопления холода в желудке

【主要表现】呃声沉缓有力，胸膈及胃脘不舒，得热则减，遇寒更甚，进食减少，喜食热饮，口淡不渴；舌苔白润，脉迟缓。

【Основные признаки】Громкие звуки при икоте, дискомфорт в области желудка и диафрагмы, уменьшение дискомфорта при воздействии тепла, и ухудшение состояния при воздействии холода, уменьшение потребляемой пищи, желание горячей пищи и напитков, отсутствие вкусовых ощущений и нежелание пить воду; белый влажный налет на языке, пульс замедленный.

【常用方】丁香散。药物组成：丁香、柿蒂、高良姜、炙甘草。

【Часто используемое средство】Порошок гвоздики. Состав препарата: гвоздика, высушенные чашечки плодов хурмы, калган, подсушенный корень солодки.

2.胃火上逆型呃逆

8.2 Икота на фоне возрастания желудочного жара

【主要表现】呃声洪亮有力，冲逆而出，口臭烦渴，多喜冷饮，脘腹满闷，大便秘结，小便短赤；苔黄燥，脉滑数。

【Основные признаки】Громкие звуки при икоте, неприятный запах изо рта и жажда, желание пить прохладные напитки, чувство наполненности желудка, запор, частое мочеиспускание; сухой язык с желтым налетом, пульс плавный.

【常用方】竹叶石膏汤。药物组成：竹叶、石膏、人参、麦冬、半夏、甘草、粳米。

【Часто используемое средство】Отвар из бамбуковых листьев и гипса. Состав препарата: листья бамбука, гипс, женьшень, лириопе, пинеллия тройчатая, корень солодки, круглозерный рис.

3.气机郁滞型呃逆

8.3 Икота на фоне застоя потоков ци в организме

【主要表现】呃逆连声，常因情志不畅而诱发或加重，胸胁满闷，脘腹胀满，嗳气纳减，肠鸣矢气；苔薄白，脉弦。

【Основные признаки】Периодическая икота, может усугубляться при перепадах настроения, чувство наполненности желудка, вздутие живота, отрыжка, урчание живота и выделение газов; тонкий белый налет на языке, пульс натянутый.

【常用方】五磨饮子。药物组成：木香、沉香、槟榔、枳实、乌药。

【Часто используемое средство】Отвар из пяти размолотых растений. Состав препарата: корень соссюреи лопуховидной, алойное дерево, плод арековой пальмы, понцирус раннего сбора, линдера чилибухолистная.

4.脾胃阳虚型呃逆

8.4 Икота на фоне недостаточности Ян селезенки и желудка

【主要表现】呃声低长无力，气不得续，泛吐清水，脘腹不舒，喜温喜按，面色㿠白，手足不温，食少乏力，大便溏薄；舌质淡，苔薄白，脉细弱。

【Основные признаки】Слабый и долгий звук икоты, нехватка дыхания, пустая отрыжка, дискомфорт в желудке, облегчение дискомфорта при нажатии и воздействии тепла, бледный цвет лица, холодные конечности, снижение аппетита и слабость, жидкий стул; бедный язык с тонким белым налетом, пульс тонкий и слабый.

【常用方】理中丸。药物组成：人参、白术、干姜、炙甘草。

【Часто используемое средство】Пилюли Ли-Чжун. Состав препарата: женьшень, атрактилодеса крупноголового корневище, сушеный имбирь, подсушенный корень солодки.

5.胃阴不足型呃逆

8.5 Икота на фоне недостаточности Инь желудка

【主要表现】呃声短促而不得续，口干咽燥，烦躁不安，不思饮食，或食后饱胀，大便干结；舌质红，苔少而干，脉细数。

【Основные признаки】Короткая икота, сухость во рту и в горле, подавленное настроение, отсутствие аппетита или вздутие живота после еды, твердый стул; красный язык с тонким и сухим налетом, пульс тонкий.

【常用方】益胃汤。药物组成：生地黄、麦冬、沙参、玉竹、冰糖。

【Часто используемое средство】Отвар, укрепляющий желудок. Состав препарата: корень ремании, лириопе, бубенчик мутовчатый, купена лекарственная, леденцовый сахар.

九、腹痛   9 Боль в животе (низ живота)

腹痛是指胃脘以下、耻骨毛际以上部位发生疼痛为主症的病证。

В данном случае боль в животе подразумевает болевые ощущения в нижней части живота (под желудком и над лобковой костью), и является основным симптомом многих заболеваний.

1.寒邪内阻型腹痛

9.1 Боль в животе вследствие внутреннего сопротивления холоду

【主要表现】腹痛拘急，遇寒痛甚，得温痛减，口淡不渴，形寒肢冷，小便清长，大便清稀或秘结；舌质淡，苔白腻，脉沉紧。

【Основные признаки】Боль и спазмы в животе, ухудшение состояния при воздействии холода, облегчение боли при воздействии тепла, отсутствие вкусовых ощущений и отсутствие желания пить воду, холодные конечности, обильное мочеиспускание прозрачной мочой, жидкий или твердый стул; бледный язык с толстым белым налетом, пульс глубокий натянутый.

【常用方】良附丸合正气天香散。药物组成：高良姜、香附、乌药、陈皮、紫苏、干姜。

【Часто используемое средство】Пилюли Лян-Фу и порошок из целебных благовоний. Состав препарата: калган, высушенные клубни сыти круглой, линдера чилибухолистная, сушеная цедра, перилла нанкинская, сушеный имбирь.

2.湿热壅滞型腹痛

9.2　Боль в животе на фоне застоя влаги и жара в организме

【主要表现】腹痛拒按，烦渴引饮，大便秘结，或黏腻不爽，潮热汗出，小便短黄；舌质红，苔黄燥或黄腻，脉滑数。

【Основные признаки】Боль в животе, усиливающаяся при нажатии, жажда, запор, перемежающаяся лихорадка и повышенное потоотделение, короткое мочеиспускание светлой мочой; красный язык с сухим или жирным желтым налетом, пульс плавный.

【常用方】大承气汤。药物组成：大黄、枳实、厚朴、芒硝。

【Часто используемое средство】Тонизирующий отвар Дачэнци. Состав препарата: ревень лекарственный, понцирус раннего сбора, магнолия лекарственная, глауберова соль.

3.饮食积滞型腹痛

9.3　Боль в животе на фоне несварения желудка

【主要表现】脘腹胀满，疼痛拒按，嗳腐吞酸，厌食呕恶，痛而欲泻，泻后痛减，或大便秘结；舌苔厚腻，脉滑实。

【Основные признаки】Вздутие живота, боль, усиливающаяся при нажатии, изжога, отвращение к еде, тошнота, облегчение дискомфорта после рвоты или стула, твердый стул; толстый налет на языке, пульс плавный.

【常用方】枳实导滞丸。药物组成：大黄、枳实、黄芩、黄连、神曲、白术、茯苓、泽泻。

【Часто используемое средство】Пилюли из понцируса раннего сбора. Состав препарата: ревень лекарственный, понцирус раннего сбора, шлемник байкальский, коптис китайский, чудесные дрожжи (из пшеницы, фасоли и миндаля), атрактилодеса крупноголового корневище, пория кокосовидная, высушенные корневища частухи.

4.肝郁气滞型腹痛

9.4　Боль в животе на фоне застоя ци печени

【主要表现】腹痛胀闷，痛无定处，痛引少腹，或兼痛窜两胁，时作时止，得嗳气或矢气则舒，遇忧思恼怒则剧；舌淡红，苔薄白，脉弦。

【Основные признаки】Боль в животе, в неопределенной области, периодическая боль в нижней части живота или в боках, облегчение дискомфорта после отрыжки или испускания газов, обострение дискомфорта при резких перепадах настроения; бледно-красный язык с тонким налетом, пульс натянутый

【常用方】木香顺气散。药物组成：木香、香附、槟榔、青皮、陈皮、枳壳、砂仁、厚朴、苍术、炙甘草。

【Часто используемое средство】Тонизирующий порошок из корня соссюреи. Состав препарата: корень соссюреи лопуховидной, высушенные клубни сыти круглой, плод арековой пальмы, падуб крупностебельный, понцирус позднего сбора, сушеная цедра, кардамон, магнолия лекарственная, атрактилис китайский, высушенный корень солодки.

5.瘀血内停型腹痛

9.5 Боль в животе вследствие застоя крови

【主要表现】腹痛较剧，痛如针刺，痛处固定，经久不愈；舌质紫暗，脉细涩。

【Основные признаки】Острая продолжительная колющая боль в животе, в неопределенной области; темно-лиловый язык, пульс тонкий и нестабильный.

【常用方】少腹逐瘀汤。药物组成：小茴香、干姜、延胡索、当归、川芎、官桂、赤芍、蒲黄、五灵脂、没药。

【Часто используемое средство】Отвар против застойных явлений в нижней части живота. Состав препарата: семена фенхеля, сушеный имбирь, хохлатка обманчивая, дудник китайский, гирчовник влагалищный, коричное дерево, корень дикорастущего пиона, пыльца рогоза, помёт белки-летяги, смола коммифоры мирра.

6.中虚脏寒型腹痛

9.6 Боль в животе на фоне скопления холода во внутренних органах

【主要表现】腹痛绵绵，时作时止，喜温喜按，形寒肢冷，神疲乏力，气短懒言，胃纳不佳，面色无华，大便溏薄；舌质淡，苔薄白，脉沉细。

【Основные признаки】Периодические затяжные боли в животе, облегчение при нажатии и воздействии тепла, холодные конечности, слабость, одышка и нежелание говорить, истощение, бледный цвет лица, жидкий стул; бледный язык с тонким белым налетом, глубокий нитевидный пульс.

【常用方】小建中汤。药物组成：桂枝、生姜、芍药、饴糖、炙甘草、大枣。

【Часто используемое средство】Отвар Первой малой луны. Состав препарата: побег коричника, имбирь, пион молочноцветковый, солодовый сахар, подсушенный корень солодки, китайский финик.

十、胃痞　　　　10 Воспаление брюшной полости

胃痞是指以自觉胃脘部痞塞，胸膈胀满，触之无形，按之柔软，压之无痛为主症的病证。

Выражается в ощущении наполненности живота и груди, при нажатии живот мягкий, без болезненных ощущений.

1.饮食内停型胃痞

10.1　Воспаление брюшной полости вследствие несварения желудка

【主要表现】脘腹痞闷而胀，进食尤甚，拒按，嗳腐吞酸，恶食呕吐，或大便不调，矢气频作，味臭如败卵；舌苔厚腻，脉滑。

【Основные признаки】Полнота в груди и вздутие живота, дискомфорт усиливается после приема пищи, изжога, тошнота и рвота, нарушение стула, частое испускание газов с запахом тухлых яиц; жирный язык с толстым налетом, пульс плавный.

【常用方】保和丸。药物组成：山楂、神曲、半夏、茯苓、陈皮、连翘、莱菔子。

【Часто используемое средство】Пилюли Бао-Хэ. Состав препарата: боярышник, чудесные дрожжи (из пшеницы, фасоли и миндаля), пинеллия тройчатая, пория кокосовидная, сушеная цедра, высушенные плоды форсайтии, семена редьки.

2.痰湿中阻型胃痞

10.2　Воспаление брюшной полости вследствие застоя влаги

【主要表现】脘腹痞塞不舒，胸膈满闷，头晕目眩，身重困倦，呕恶纳呆，口淡不渴，小便不利；苔白厚腻，脉沉滑。

【Основные признаки】Дискомфорт в желудке, ощущение сдавленности в области диафрагмы, головокружение и шум в ушах, усталость и тяжесть в теле, тошнота, отсутствие вкусовых ощущений и желания пить воду, затрудненное мочеиспускание; язык с толстым белым налетом, пульс глубокий плавный.

【常用方】二陈平胃汤。药物组成：半夏、茯苓、陈皮、甘草、苍术、厚朴。

【Часто используемое средство】Отвар Эрчэнь для желудка. Состав препарата: пинеллия тройчатая, пория кокосовидная, сушеная цедра, корень солодки, атрактилис китайский, магнолия лекарственная.

3.湿热内阻型胃痞

10.3 Воспаление брюшной полости на фоне внутреннего сопротивления жару и влаге

【主要表现】脘腹痞闷，或嘈杂不舒，恶心呕吐，口干不欲饮，口苦，纳少；舌红苔黄腻，脉滑数。

【Основные признаки】Ощущение полноты желудка, или иной дискомфорт, тошнота и рвота, сухость во рту и отсутствие желания пить, горечь во рту, скудное мочеиспускание; красный язык с желтоватым налетом, пульс плавный.

【常用方】连朴饮。药物组成：厚朴、黄连、石菖蒲、半夏、淡豆豉、栀子、芦根。

【Часто используемое средство】Напиток Ляньпо. Состав препарата: магнолия лекарственная, коптис китайский, аир злаковый, пинеллия тройчатая, соевые бобы, гардения жасминовидная, корень тростника.

4.肝胃不和型胃痞

10.4 Воспаление брюшной полости на фоне дисбаланса печени и желудка

【主要表现】脘腹痞闷，胸胁胀满，心烦易怒，善太息，呕恶嗳气，或吐苦水，大便不爽；舌质淡红，苔薄白，脉弦。

【Основные признаки】Ощущение полноты желудка, полнота в груди и подреберье, раздражительность, частые вздохи, тошнота и отрыжка, дискомфорт при дефекации; бледно-розовый язык с тонким белым налетом, пульс натянутый.

【常用方】柴胡疏肝散。药物组成：陈皮、柴胡、川芎、香附、枳壳、芍药、甘草。

【Часто используемое средство】Порошок Чайху Шугань для печени. Состав препарата: сушеная цедра, высушенные корни володушки, гирчовник влагалищный, высушенные клубни сыти круглой, понцирус позднего сбора, пион молочноцветковый, корень солодки.

5.脾胃虚弱型胃痞

10.5 Воспаление брюшной полости на фоне недостаточности селезенки и желудка

【主要表现】脘腹满闷，时轻时重，喜温喜按，纳呆便溏，神疲乏力，少气懒言，语声低微；舌质淡，苔薄白，脉细弱。

【Основные признаки】Периодическое ощущение переполненности в животе, облегчение состояния при нажатии и при воздействии тепла, частый жидкий стул, нервное истощение и слабость, слабый голос; бледный язык с тонким белым налетом, пульс слабый.

【常用方】补中益气汤。药物组成：人参、黄芪、白术、炙甘草、当归、陈皮、升麻、柴胡。

【Часто используемое средство】Отвар для укрепления селезенки, желудка и восполнения ци. Состав препарата: женьшень, высушенные корни астрагала, атрактилодеса крупноголового корневище, подсушенный корень солодки, дудник китайский, сушеная цедра, клопогон вонючий, высушенные корни володушки.

6.胃阴不足型胃痞

10.6 Воспаление брюшной полости на фоне недостаточности Инь желудка

【主要表现】脘腹痞闷，嘈杂，饥不欲食，恶心嗳气，口燥咽干，大便秘结；舌红少苔，脉细数。

【Основные признаки】Ощущение полноты желудка, тошнота, анорексия, отрыжка, сухость во рту и в горле, твердый стул; красный язык с небольшим налетом, пульс учащенный нитевидный.

【常用方】益胃汤。药物组成：沙参、麦冬、生地黄、玉竹、冰糖。

【Часто используемое средство】Отвар, укрепляющий желудок. Состав препарата: бубенчик мутовчатый, лириопе, корень ремании, купена лекарственная, леденцовый сахар.

十一、便秘　　　　11 Твердый стул

便秘是指以粪便在肠内滞留过久，秘结不通，排便周期延长，或周期不长，但粪质干结，排出艰难，或粪质不硬，虽频有便意，但排便不畅为主要表现的病证。

Твердый стул выражается в задержке каловых масс в кишечнике, что приводит к запору; дефекация происходит долго и нечасто, или дефекация происходит не полностью, а частями из-за твердости каловых масс.

1.肠胃积热型便秘

11.1 Твердый стул вследствие скопления жара в кишечнике и желудке

【主要表现】大便干结，腹胀腹痛，口干口臭，面红心烦，或有身热，小便短赤；舌红，苔黄燥，脉滑数。

【Основные признаки】Твердый стул, боль и вздутие живота, сухость во рту, неприятный запах изо рта, красный цвет лица, или жар, бурая моча; сухой язык с желтоватым налетом, пульс учащенный скользящий.

【常用方】麻子仁丸。药物组成：麻子仁、芍药、枳实、大黄、厚朴、杏仁。

【Часто используемое средство】Рябиновые пилюли. Состав препарата: рябина, пион молочноцветковый, понцирус раннего сбора, ревень лекарственный, магнолия лекарственная, миндаль.

2.肝脾气滞型便秘

11.2 Твердый стул в результате задержки циркуляции ци печени и селезенки

【主要表现】大便干结，或不甚干结，欲便不得出，或便而不爽，肠鸣矢气，腹中胀痛，嗳气频作，纳食减少，胸胁痞满；舌苔薄腻，脉弦。

【Основные признаки】Твердый стул, затрудненная дефекация, урчание живота и испускание газов, боль и вздутие живота, частая отрыжка, снижение аппетита, несварение желудка и дискомфорт в области груди и ребер; язык с тонким жирным налетом, пульс натянутый.

【常用方】六磨汤。药物组成：沉香、木香、槟榔、乌药、枳实、大黄。

【Часто используемое средство】Отвар Лиумо. Состав препарата: алойное дерево, корень соссюреи лопуховидной, плод арековой пальмы, линдера чилибухолистная, понцирус раннего сбора, ревень лекарственный.

3.阴寒内盛型便秘

11.3 Твердый стул на фоне преобладания в организме Иньского холода

【主要表现】大便艰涩，腹痛拘急，胀满拒按，胁下偏痛，手足不温，呃逆呕吐；舌苔白腻，脉弦紧。

【Основные признаки】Затрудненная дефекация, боль в животе, сильное вздутие живота, слабая боль в подмышках, холодные конечности, тошнота и рвота; язык с тонким белым налетом, пульс натянутый.

【常用方】温脾汤。药物组成：附子、人参、大黄、甘草、干姜。

【Часто используемое средство】Отвар, согревающий селезенку. Состав препарата: обработанные молодые корни аконита, женьшень, ревень лекарственный, корень солодки, сушеный имбирь.

4.脾肺气虚型便秘

11.4 Твердый стул на фоне недостаточности ци селезенки и легких

【主要表现】大便并不干硬，虽有便意，但排便困难，用力努挣则汗出短气，便后乏力，面白神疲，肢倦懒言；舌淡苔白，脉弱。

【Основные признаки】Твердый стул, затрудненная дефекация, при напряжении - повышенное потоотделение и одышка, слабость после дефекации, нервное истощение, бледный цвет лица, слабость в конечностях; бледный язык с белым налетом, пульс слабый.

【常用方】黄芪汤。药物组成：黄芪、陈皮、火麻仁、白蜜。

【Часто используемое средство】Отвар астрагала. Состав препарата: высушенные корни астрагала, сушеная цедра, конопляное семя, засахаренный мед.

5.阴虚便秘

11.5 Твердый стул на фоне дефицита Инь

【主要表现】大便干结，如羊屎状，形体消瘦，头晕耳鸣，两颧红赤，心烦少眠，潮热盗汗，腰膝酸软；舌红少苔，脉细数。

【Основные признаки】Твердый стул, похож на испражнения барана, истощение, головокружение и шум в ушах, покраснение щек, тревожность и бессонница, перемежающаяся лихорадка и ночная потливость, ломота и слабость в пояснице и коленях; красный язык с тонким налетом, пульс учащенный нитевидный.

【常用方】增液汤。药物组成：玄参、生地黄、麦冬。

【Часто используемое средство】Отвар для стимуляции секреции внутренних жидкостей. Состав препарата: корень норичника, корень ремании, лириопе.

6.阳虚便秘

11.6 Твердый стул на фоне дефицита Ян

【主要表现】大便干或不干，排出困难，小便清长，面色㿠白，四肢不温，腹中冷痛，或腰膝酸冷；舌淡苔白，脉沉迟。

【Основные признаки】Твердый стул, затрудненная дефекация, учащенное мочеиспускание, бледный цвет лица, холодные конечности, боль в животе, или ноющая боль в пояснице и коленях; бледный язык с белым налетом, пульс глубокий и медленный.

【常用方】济川煎。药物组成：肉苁蓉、当归、牛膝、枳壳、泽泻、升麻。

【Часто используемое средство】Сушеная смесь Цзи-Чуань. Состав препарата: цистанхе пустынная, дудник китайский, соломоцвет двузубый, понцирус позднего сбора, высушенные корневища частухи, клопогон вонючий.

十二、头痛 | 12 Головная боль

头痛是临床常见的自觉症状，可单独出现，亦见于多种疾病的过程中。

Головная боль является одним из самых распространенных клинических симптомов, который может возникать как самостоятельно, так и в сочетании с другими симптомами заболеваний.

1.风寒头痛

12.1 Головная боль при простуде

【主要表现】头痛连及项背，时有拘急收紧感，常伴恶风畏寒，遇风尤剧，口不渴；苔薄白，脉浮紧。

【Основные признаки】Головная боль, отдающая в спину, спазмы, возможен озноб, ухудшение состояния при холоде, отсутствие желания пить воду; белый налет на языке, пульс плавающий.

【常用方】川芎茶调散。药物组成：川芎、荆芥、薄荷、羌活、细辛、白芷、防风、甘草。

【Часто используемое средство】Микстура из гирчовника и китайского чая. Состав препарата: гирчовник влагалищный, схизонепета многонадрезная, мята, нотоптеригиум надрезанный, дикий имбирь Зибольда, дудник даурский, лазурник растопыренный, корень солодки.

2.风热头痛

12.2 Головная боль при высокой температуре тела

【主要表现】头痛而胀，甚则头胀如裂，发热或恶风，面红目赤，口渴喜饮，大便不畅，或便秘，溲赤；舌尖红，苔薄黄，脉浮数。

【Основные признаки】Распирающая боль в голове, жар или озноб, красный цвет лица и покраснение глаз, жажда, дискомфорт при дефекации, твердый стул, кровь в стуле; красный кончик языка, тонкий желтоватый налет, пульс плавающий.

【常用方】芎芷石膏汤。药物组成：川芎、白芷、石膏、菊花、藁本、羌活。

【Часто используемое средство】Отвар Шигао с дудником. Состав препарата: гирчовник влагалищный, дудник даурский, гипс, цветки хризантемы, лигустикум китайский, нотоптеригиум надрезанный.

3.风湿头痛

12.3 Головная боль при ревматизме

【主要表现】头痛如裹，肢体困重，胸闷纳呆，大便或溏；苔白腻，脉濡。

【Основные признаки】Головная боль, тяжесть в конечностях, ощущение удушья в груди, полужидкий стул; белый налет на языке, пульс плавающий и мягкий.

【常用方】羌活胜湿汤。药物组成：羌活、独活、川芎、防风、蔓荆子、藁本、甘草。

【Часто используемое средство】Увлажняющий отвар нотоптеригиума. Состав препарата: нотоптеригиум надрезанный, дудник Гмелина, гирчовник влагалищный, лазурник расто-пыренный, плоды прутняка, лигустикум китайский, корень солодки.

4.肝阳头痛

12.4 Головная боль в результате гиперактивности Ян печени

【主要表现】头昏胀痛，两侧为重，心烦易怒，夜寐不宁，口苦面红，或兼胁痛；舌红苔黄，脉弦数。

【Основные признаки】Головокружение и распирающая боль, особенно по бокам, бес-покойство и раздражительность, тревожный сон, горечь во рту и красный цвет лица, стеснение в груди; красный язык с желтоватым налетом, пульс натянутый учащенный.

【常用方】天麻钩藤饮。药物组成：天麻、钩藤、石决明、川牛膝、桑寄生、杜仲、栀子、黄芩、益母草、朱茯神、首乌藤。

【Часто используемое средство】Напиток из пузатки и ункарии. Состав препарата: пузатка высокая, ункария клюволистная, раковина абалона, соломоцвет двузубый, ремнецвет-ник паразитический, высушенная кора молодых ветвей эвкоммии, гардения жасминовидная, шлемник байкальский, пустырник сибирский, красная пория с паразитирующим деревом, вы-сушенные стебли горца многоцветкового.

5.血虚头痛

12.5 Головная боль на фоне недостаточности крови

【主要表现】头痛隐隐，缠绵不休，时时昏晕，心悸失眠，面色少华，神疲乏力，遇劳加重；舌质淡，苔薄白，脉细弱。

【Основные признаки】Постоянная слабая головная боль, головокружение, учащенное сердцебиение и бессонница, бледный цвет лица, слабость, быстрая утомляемость; бледный язык с тонким белым налетом, пульс слабый нитевидный.

【常用方】加味四物汤。药物组成：白芍、当归、生地黄、川芎、菊花、蔓荆子、黄芩、甘草。

【Часто используемое средство】Отвар из четырех лекарств с дополнительными компонентами. Состав препарата: пион белоцветковый, дудник китайский, корень ремании, гирчовник влагалищный, цветки хризантемы, плоды прутняка, шлемник байкальский, корень солодки.

6.痰浊头痛

12.6 Головная боль при выделении мокроты

【主要表现】头痛昏蒙，胸脘满闷，纳呆呕恶；舌苔白腻，脉滑或弦滑。

【Основные признаки】Головная боль и помутнение сознания, ощущение стеснения в груди, тошнота; язык с белым налетом, пульс плавный или натянуто-плавный.

【常用方】半夏白术天麻汤。药物组成：半夏、白术、天麻、橘红、茯苓、甘草、生姜、大枣。

【Часто используемое средство】Отвар пинеллии, атрактиллиса и гастродии. Состав препарата: пинеллия тройчатая, атрактилодеса крупноголового корневище, пузатка высокая, цедра мандарина, пория кокосовидная, корень солодки, имбирь, китайский финик.

7.肾虚头痛

12.7 Головная боль на фоне недостаточности почек

【主要表现】头痛且空，眩晕耳鸣，腰膝酸软，神疲乏力，滑精或带下；舌红少苔，脉细无力。

【Основные признаки】Головная боль и ощущение пустоты, головокружение и шум в ушах, ломота и слабость в пояснице и коленях, нервное истощение и слабость, неконтролируемое семяизвержение или бели; красный язык с тонким налетом, пульс слабый тонкий.

【常用方】大补元煎。药物组成：人参、山药、熟地黄、杜仲、枸杞子、当归、山茱萸、甘草。

【Часто используемое средство】Восстанавливающая сушеная смесь. Состав препарата: женьшень, корневище диоскореи, ремания клейкая, высушенная кора молодых ветвей эвкоммии, ягоды годжи, дудник китайский, кизил лекарственный, корень солодки.

8.瘀血头痛

12.8 Головная боль в результате застоя крови

【主要表现】头痛经久不愈，痛处固定不移，痛如针刺，或有头部外伤史；舌紫暗，或有瘀斑、瘀点，苔薄白，脉细或细涩。

【Основные признаки】Продолжительная головная боль в определенной области, колющая боль, или как при травме головы; язык темно-лиловый, с точечными пятнами, тонким белым налетом, пульс тонкий или нестабильный.

【常用方】通窍活血汤。药物组成：赤芍、川芎、桃仁、红花、麝香、老葱、大枣、酒。

【Часто используемое средство】Отвар, стимулирующий кровообращение. Состав препарата: корень дикорастущего пиона, гирчовник влагалищный, ядро персиковой косточки, сафлор, мускус, лук татарка, китайский финик, водка.

十三、眩晕　　　　13 Головокружение

眩晕是以目眩与头晕为主要表现的病证。眩是指眼花或眼前发黑，晕是指感觉自身或外界景物旋转。二者常同时并见，故统称为眩晕。轻者闭目即止；重者如坐车船，旋转不定，不能站立，或伴有恶心、呕吐、汗出，甚则昏仆等症状。

Головокружение представляет собой симптом, при котором рябит в глазах и утрачивается чувство равновесия. В китайском языке это термин «眩晕» («сюаньюнь»), где «眩» («сюань») - это рябь или потемнение в глазах, а «晕» («юнь») - ощущение колебания или кружения предметов вокруг. Эти признаки часто встречаются вместе, поэтому термин объединяет в себе два этих явления. В легких случаях головокружение может прекратиться при закрытии глаз; в тяжелых случаях присутствует постоянное ощущение колебания и неустойчивости, также может возникнуть тошнота и рвота, повышенное потоотделение и т.д.

1.肝阳上亢型眩晕

13.1 Головокружение в результате гиперактивности печеночного Ян

【主要表现】眩晕，耳鸣，头目胀痛，口苦，失眠多梦，遇烦劳郁怒而加重，甚则仆倒，颜面潮红，急躁易怒，肢麻震颤；舌红苔黄，脉弦或数。

【Основные признаки】Головокружение, шум в ушах, распирающая головная боль, горечь во рту, бессонница, ухудшение состояния при нагрузках и раздражении, вплоть до потери сознания, красный цвет лица, раздражительность, тремор конечностей; красный язык с желтым налетом, пульс натянутый или учащенный.

【常用方】天麻钩藤饮。药物组成：天麻、钩藤、石决明、川牛膝、桑寄生、杜仲、栀子、黄芩、益母草、朱茯神、首乌藤。

【Часто используемое средство】Напиток из пузатки и ункарии. Состав препарата: пузатка высокая, ункария клюволистная, раковина абалона, соломоцвет двузубый, ремнецветник паразитический, высушенная кора молодых ветвей эвкоммии, гардения жасминовидная, шлемник байкальский, пустырник сибирский, красная пория с паразитирующим деревом, высушенные стебли горца многоцветкового.

2.气血亏虚型眩晕

13.2 Головокружение на фоне недостаточности ци и крови

【主要表现】眩晕动则加剧，劳累即发，面色淡白，神疲乏力，倦怠懒言，唇甲不华，发色不泽，心悸少寐，纳少腹胀；舌淡苔薄白，脉细弱。

【Основные признаки】Головокружение, ухудшение состояния при движении и нагрузках, бледный цвет лица, нервное истощение, слабость и нежелание говорить, бледный цвет губ и ногтей, потускнение волос, учащённое сердцебиение и бессонница, скудное мочеиспускание и дефекация, вздутие живота; бледный язык с тонким белым налётом, пульс тонкий и слабый.

【常用方】归脾汤。药物组成：人参、黄芪、白术、茯神、酸枣仁、龙眼肉、木香、甘草、当归、远志、生姜、大枣。

【Часто используемое средство】Отвар для укрепления селезёнки. Состав препарата: женьшень, высушенные корни астрагала, атрактилодеса крупноголового корневище, пория с паразитирующим деревом, зизифус, сушёная мякоть лонгана, корень соссюреи лопуховидной, корень солодки, дудник китайский, высушенные корни истода, имбирь, китайский финик.

3.肾精不足型眩晕

13.3 Головокружение на фоне недостаточности эссенции почек

【主要表现】眩晕日久不愈，精神萎靡，腰酸膝软，少寐多梦，健忘，两目干涩，视力减退，或遗精滑泄，耳鸣齿摇；或颧红咽干，五心烦热，舌红少苔，脉细数；或面色㿠白，形寒肢冷，舌淡嫩，苔白，脉弱尺甚。

【Основные признаки】Продолжительное головокружение, подавленное состояние, боль в пояснице и коленях, лёгкое засыпание, рассеянность, ухудшение зрения, непроизвольное семяизвержение или жидкий стул, шум в ушах; красный цвет лица и сухость в горле, жар в пяти точках (стопы, ладони и грудь), красный язык с тонким налётом, пульс тонкий и учащённый; или бледный цвет лица, холодные конечности, мягкий бледный язык с белым налётом, пульс слабый.

【常用方】左归丸。药物组成：熟地黄、山药、山茱萸、枸杞子、菟丝子、川牛膝、龟甲胶、鹿角胶。

【Часто используемое средство】Пилюли Цзогуй. Состав препарата: ремания клейкая, корневище диоскореи китайской, кизил лекарственный, ягоды годжи, семена повилики, соломоцвет двузубый, желатин из панциря черепахи, пантокриновая эмульсия.

4.痰湿中阻型眩晕

13.4 Головокружение в результате застоя влаги

【主要表现】眩晕，头重昏蒙，或伴视物旋转，胸闷恶心，呕吐痰涎，食少多寐；舌苔白腻，脉濡滑。

【Основные признаки】Головокружение и помутнение сознания, ощущение вращения предметов вокруг, ощущение удушья и тошнота, снижение аппетита и сонливость; белый налет на языке, пульс плавающий и мягкий.

【常用方】半夏白术天麻汤。药物组成：半夏、白术、天麻、橘红、茯苓、甘草、生姜、大枣。

【Часто используемое средство】Отвар пинеллии, атрактиллиса и гастродии. Состав препарата: пинеллия тройчатая, атрактилодеса крупноголового корневище, пузатка высокая, цедра мандарина, пория кокосовидная, корень солодки, имбирь, китайский финик.

5.瘀血阻窍型眩晕

13.5 Головокружение в результате застоя крови

【主要表现】眩晕时作，头痛如刺，兼见健忘，失眠，心悸，精神不振，耳鸣耳聋，面唇紫暗；舌暗有瘀斑，脉涩或细涩。

【Основные признаки】Периодическая колющая головная боль и головокружение, рассеянность, бессонница, учащенное сердцебиение, подавленное состояние, шум в ушах и снижение слуха, багровый цвет лица; темно-лиловый язык с пятнами, пульс нестабильный или тонкий.

【常用方】通窍活血汤加减。药物组成：赤芍、川芎、桃仁、红花、麝香、老葱、鲜姜、大枣、酒。

【Часто используемое средство】Отвар, стимулирующий кровообращение с дополнительными компонентами. Состав препарата: корень дикорастущего пиона, гирчовник влагалищный, ядро персиковой косточки, сафлор, мускус, лук татарка, свежий имбирь, китайский финик, водка.

十四、水肿 | 14 Отек

水肿是体内水液潴留，泛滥肌肤，表现以头面、眼睑、四肢、腹背甚至全身浮肿为特征的一类病证。

Отек - это симптом, при котором в организме скапливается лишняя жидкость, приводящая к отечности лица, век, конечностей, живота и спины.

1.风水相搏型水肿

14.1 Отек на фоне острого нефрита

【主要表现】眼睑浮肿，继则四肢及全身皆肿，来势迅速，多有恶寒，发热，肢节酸楚，小便不利等症；偏于风热者，伴咽喉红肿疼痛，舌质红，脉浮滑数；偏于风寒者，兼恶寒，咳喘，舌苔薄白，脉浮滑或浮紧。

【Основные признаки】Отечность глаз, быстрый отек конечностей, жар, озноб, боль в суставах, затрудненное мочеиспускание и др.; при повышенной температуре наблюдается воспаление и боль в горле, красный язык, пульс плавающий и скользящий; при ознобе наблюдается тошнота, кашель и одышка, белый налет на языке, пульс плавающий или натянутый плавный.

【常用方】越婢加术汤。药物组成：麻黄、生石膏、白术、生姜、大枣、甘草。

【Часто используемое средство】Отвар Юэби. Состав препарата: веточки эфедры, гипс, атрактилодеса крупноголового корневище, имбирь, китайский финик, корень солодки.

2.湿毒浸淫型水肿

14.2 Отек в результате распространения влажных токсинов

【主要表现】眼睑浮肿，延及全身，皮肤光亮，尿少色赤，身发疮痍，甚则溃烂，恶风发热；舌质红，苔薄黄，脉浮数或滑数。

【Основные признаки】Отечность глаз, распространение отека на все тело, светлая кожа, скудное мочеиспускание бурого цвета, язвы на теле, возможно с нагноениями, жар; красный язык с тонким желтоватым налетом, пульс плавающий или учащенный и скользящий.

【常用方】麻黄连翘赤小豆汤合五味消毒饮。药物组成：麻黄、连翘、杏仁、赤小豆、大枣、生梓白皮、生姜、甘草、金银花、野菊花、蒲公英、紫花地丁、紫背天葵。

【Часто используемое средство】Отвар эфедры, коптиса, форсайтии и фасоли и дезинфицирующий напиток Пяти вкусов. Состав препарата: веточки эфедры, высушенные плоды форсайтии, миндаль, фасоль шпорцевая, китайский финик, кожура катальпы яйцевидной, имбирь, корень солодки, жимолость японская, хризантема индийская, одуванчик, фиалка китайская, фиолетовая семиаквилегия адоксовидная.

3.水湿浸渍型水肿

14.3 Отек в результате распространения внутренней влаги

【主要表现】起病缓慢，病程较长，全身水肿，下肢明显，按之没指，小便短少，身体困重，胸闷，纳呆，泛恶；苔白腻，脉沉缓。

【Основные признаки】Медленное выздоровление, затяжной характер заболевания, отечность всего тела, особенно в нижних конечностях, олигурия, тяжесть в теле, чувство удушья в груди, истощение, тошнота; белый налет на языке, пульс глубокий и медленный.

【常用方】五皮饮合胃苓汤。药物组成：桑白皮、陈皮、大腹皮、茯苓皮、生姜皮、苍术、厚朴、甘草、桂枝、白术、茯苓、猪苓、泽泻、生姜、大枣。

【Часто используемое средство】Напиток из пяти оболочек и отвар для восстановления желудка. Состав препарата: высушенная кора корней шелковицы, сушеная цедра, околоплодник пальмы ареки, кожура пории кокосовидной, кожура имбиря, магнолия лекарственная, корень солодки, побег коричника, атрактилодеса крупноголового корневище, пория кокосовидная, трутовик зонтичный, высушенные корневища частухи, имбирь, китайский финик.

4.湿热壅盛型水肿

14.4 Отек в результате распространения влажного жара

【主要表现】遍体浮肿，皮肤绷急光亮，胸脘痞闷，烦热口渴，小便短赤，或大便干结；舌红，苔黄腻，脉沉数或濡数。

【Основные признаки】Отечность всего тела, светлая и стянутая кожа, полнота в груди и подложечной области, жар и жажда, скудное мочеиспускание бурого цвета, твердый стул; красный язык с желтым налетом, пульс учащенный и глубокий или плавный.

【常用方】疏凿饮子。药物组成：槟榔、大腹皮、茯苓皮、椒目、赤小豆、秦艽、羌活、泽泻、商陆、木通、生姜。

【Часто используемое средство】Очищающий отвар. Состав препарата: плод и околоплодник арековой пальмы, кожура пории кокосовидной, горошина перца, фасоль шпорцевая, высушенные корни горечавки, нотоптеригиум надрезанный, высушенные корневища частухи, лаконос съедобный, кирказон маньчжурский, имбирь.

5.脾阳虚衰型水肿

14.5 Отек на фоне дефицита Ян селезенки

【主要表现】身肿日久，腰以下为甚，按之凹陷不易恢复，脘腹胀闷，纳减便溏，面色不华，神疲乏力，四肢倦怠，小便短少；舌质淡，苔白腻或白滑，脉沉缓或沉弱。

【Основные признаки】Продолжительная отечность тела, особенно в нижней части тела, при нажатии остается углубление, вздутие живота, частый жидкий стул, бледный цвет лица, слабость в конечностях, олигурия; бледный язык с белым или желтоватым налетом, пульс глубокий и плавный или глубокий и слабый.

【常用方】实脾饮。药物组成：附子、干姜、白术、茯苓、木瓜、厚朴、木香、槟榔、草豆蔻、生姜、大枣、炙甘草。

【Часто используемое средство】Напиток, восстанавливающий работу селезенки. Состав препарата: обработанные молодые корни аконита, сушеный имбирь, атрактилодеса крупноголового корневище, пория кокосовидная, высушенные плоды японской айвы, магнолия лекарственная, корень соссюреи лопуховидной, плод арековой пальмы, амомум ребристый, имбирь, китайский финик, подсушенный корень солодки.

6.肾阳衰微型水肿

14.6 Отек в результате резкого спада Ян почек

【主要表现】水肿反复消长不已，面浮身肿，腰以下甚，按之凹陷不起，尿量减少或反多，腰酸冷痛，四肢厥冷，怯寒神疲，面色㿠白，甚者心悸胸闷，喘促难卧，腹大胀满；舌质淡胖，苔白，脉沉细或沉迟无力。

【Основные признаки】Периодический отек лица и тела, особенно нижних конечностей, при нажатии остается углубление, сокращение мочеиспускания или, наоборот, обильное мочеиспускание, холодные конечности, боль в пояснице, нервное истощение, бледный цвет лица, учащенное сердцебиение и ощущение удушья, дискомфорт в положении лежа, вздутие живота; опухший бледный язык с белым налетом, пульс глубокий и мелкий или глубокий и слабый.

【常用方】济生肾气丸合真武汤。药物组成：熟地黄、山茱萸、牡丹皮、山药、茯苓、泽泻、肉桂、附子、牛膝、车前子、白术、芍药、生姜。

【Часто используемое средство】Пилюли Цзишэн для почек и отвар для укрепления селезенки. Состав препарата: ремания клейкая, кизил лекарственный, кора пиона древовидного, корневище диоскореи китайской, пория кокосовидная, высушенные корневища частухи, корица, обработанные молодые корни аконита, соломоцвет двузубый, семена подорожника азиатского, атрактилодеса крупноголового корневище, пион молочноцветковый, имбирь.

7.瘀水互结型水肿

14.7 Отек в результате задержки внутренней жидкости

【主要表现】水肿延久不退，肿势轻重不一，四肢或全身浮肿，以下肢为主，皮肤瘀斑，腰部刺痛，或伴血尿；舌紫暗，苔白，脉沉细涩。

【Основные признаки】Продолжительная отечность тела, отеки разной степени, отеки всего тела или конечностей, особенно нижних конечностей, кожа с точечными кровоизлияниями, колющая боль в пояснице, кровь в моче; темно-лиловый язык с белым налетом, пульс глубокий и мелкий.

【常用方】桃红四物汤合五苓散。药物组成：当归、白芍、熟地黄、川芎、桃仁、红花、茯苓、猪苓、白术、泽泻、桂枝。

【Часто используемое средство】Отвар Таохун и грибной порошок Улин. Состав препарата: дудник китайский, пион белоцветковый, ремания клейкая, гирчовник влагалищный, ядро персиковой косточки, сафлор, пория кокосовидная, трутовик зонтичный, атрактилодеса крупноголового корневище, высушенные корневища частухи, побег коричника.

十五、肥胖　　15 Ожирение

肥胖是指各种原因导致的体内脂肪堆积过多，体重异常增加，可伴有头晕乏力、神疲懒言、少动气短等症状的一类病证。

Ожирение - это появление в организме избыточного жира в результате ряда факторов, выражается в резком увеличении веса, также при ожирении может возникать головокружение и слабость, нервное истощение, одышка при небольших физических нагрузках и др.

1.胃热滞脾型肥胖

15.1 Ожирение в результате попадания жара желудка в селезенку

【主要表现】多食易饥，形体肥胖，脘腹胀满，面色红润，口干口苦，胃脘不适，得食则缓；舌红苔黄腻，脉弦滑。

【Основные признаки】Чувство голода, тучность тела, вздутие живота, румяный цвет лица, сухость и горечь во рту, дискомфорт в желудке, облегчение после приема пищи; красный язык с желтоватым налетом, пульс натянутый плавный.

【常用方】小承气汤合保和丸。药物组成：大黄、枳实、厚朴、山楂、神曲、半夏、茯苓、陈皮、连翘、莱菔子、麦芽。

【Часто используемое средство】Тонизирующий отвар Сяочэнци и пилюли Бао-Хэ. Состав препарата: ревень лекарственный, понцирус раннего сбора, магнолия лекарственная, боярышник, чудесные дрожжи (из пшеницы, фасоли и миндаля), пинеллия тройчатая, пория кокосовидная, сушеная цедра, высушенные плоды форсайтии, семена редьки, высушенные проросшие зерновки ячменя.

2.痰湿内盛型肥胖

15.2 Ожирение в результате прилива внутренней влаги

【主要表现】形体肥胖，肢体困倦，胸膈痞满，痰涎壅盛，头晕目眩，口干不欲饮，嗜食肥甘，神疲嗜卧；苔白腻或白滑，脉滑。

【Основные признаки】Тучность тела, быстрая утомляемость, несварение желудка и дискомфорт в области диафрагмы, скопление мокроты в легких, головокружение, сухость во рту и отсутствие желания пить воду, сильное желание сладкой и жирной пищи, нервное истощение; белый скользкий налет на языке, пульс скользящий.

【常用方】导痰汤合四苓散。药物组成：半夏、天南星、橘红、枳实、茯苓、炙甘草、生姜、白术、猪苓、泽泻。

【Часто используемое средство】Отвар Даотань для выведения мокроты и порошок из четырех компонентов. Состав препарата: пинеллия тройчатая, аризема красноватая, цедра мандарина, понцирус раннего сбора, пория кокосовидная, подсушенный корень солодки, имбирь, атрактилодеса крупноголового корневище, трутовик зонтичный, высушенные корневища частухи.

3.脾虚不运型肥胖

15.3 Ожирение на фоне недостаточности селезенки

【主要表现】体态臃肿，神疲乏力，肢体困重，胸闷脘胀，四肢轻度浮肿，劳累后明显，小便不利，大便溏薄或便秘；舌淡胖，有齿痕，苔薄白或白腻，脉濡细。

【Основные признаки】Тучность тела, нервное истощение, тяжесть в конечностях, вздутие живота и ощущение удушья, средний отек конечностей, особенно после физической нагрузки, затрудненное мочеиспускание, жидкий или твердый стул; опухший бледный язык со следами зубов по краям, тонкий белый или жирный налет на языке, пульс плавающий и мягкий.

【常用方】参苓白术散合防己黄芪汤。药物组成：人参、白术、山药、茯苓、莲子、扁豆、薏苡仁、砂仁、桔梗、甘草、大枣、防己、黄芪、生姜。

【Часто используемое средство】Порошок из женьшеня и атрактилодеса и отвар синомениума и астрагала. Состав препарата: женьшень, атрактилодеса крупноголового корневище, корневище диоскореи китайской, пория кокосовидная, чечевица, семена лотоса, адлай, кардамон, высушенные корни ширококолокольчика, корень солодки, китайский финик, корень стефании, высушенные корни астрагала, имбирь.

4.脾肾阳虚型肥胖

15.4 Ожирение на фоне недостаточности Ян селезенки и почек

【主要表现】形体肥胖，颜面虚浮，神疲嗜卧，气短乏力，腹胀便溏，自汗气短，下肢浮肿，尿昼少夜频；舌淡胖，苔薄白，脉沉细。

【Основные признаки】Тучность тела, пустое выражение лица, нервное истощение, одышка и слабость, вздутие живота, частый жидкий стул, повышенное потоотделение, отек нижних конечностей, частое мочеиспускание по ночам; опухший бледный язык с тонким белым налетом, пульс глубокий и мелкий

【常用方】真武汤合苓桂术甘汤。药物组成：炮附子、桂枝、白术、茯苓、生姜、白芍、甘草。

【Часто используемое средство】Отвар для укрепления селезенки и отвар Лингуй Чжугань. Состав препарата: обработанные молодые корни аконита, побег коричника, атрактилодеса крупноголового корневище, пория кокосовидная, имбирь, пион белоцветковый, корень солодки.

十六、痛风   16 Подагра

痛风是由于先天禀赋不足或后天失养，四肢关节之气血被病邪阻闭不通而引起的疾病。其临床特点是关节红肿热痛反复发作，并可由于痛风石沉积引起关节畸形，病久可造成肾脏损害。

Подагра - это врожденное или приобретенное заболевание, при котором возникают застойные явления ци и крови в суставах конечностей. Клинически подагра выражается в опухоли и острой боли суставов, в результате подагрических узлов суставы могут деформироваться; кроме того, затяжной характер заболевания может привести к ухудшению функции почек.

1.湿热痹阻型痛风

16.1 Подагра в результате застоя внутреннего жара и влаги

【主要表现】下肢小关节卒然红肿热痛、拒按，触之局部灼热，得凉则舒；伴发热口渴，心烦不安，溲黄；舌红苔黄腻，脉滑数。

【Основные признаки】Внезапная резкая боль и опухоль суставов нижних конечностей, горячие воспаленные области, облегчение при воздействии холода; жар и жажда, чувство тревоги, моча желтого цвета; красный язык с желтым налетом, пульс скользящий и учащенный.

【常用方】四妙散合宣痹汤。药物组成：威灵仙、羊角灰、白芥子、防己、杏仁、滑石、连翘、栀子、薏苡仁、半夏（醋炒）、晚蚕砂、赤小豆。

【Часто используемое средство】Порошок Сымяо и отвар от ревматизма. Состав препарата: ломонос китайский, унаби, семена белой горчицы, дурнишник сибирский, синомениум острый, миндаль, тальк, высушенные плоды форсайтии, гардения жасминовидная, адлай, пинеллия тройчатая (поджаренная с уксусом), экскременты шелковичного червя, фасоль шпорцевая.

2.痰瘀阻滞型痛风

16.2 Подагра в результате застоя мокроты

【主要表现】关节肿胀，甚则关节周围漫肿，局部酸麻疼痛，或见"块瘰"硬结不红；伴目眩，面浮足肿，胸脘痞闷；舌胖质暗，苔白腻，脉缓或弦滑。

【Основные признаки】Отечность суставов, или болезненное онемение суставов, возможно образование уплотнений; головокружение, отечность лица, полнота в груди и подложечной области; язык толстый и темно-красный, с белым налетом, пульс медленный или натянуто-скользящий.

【常用方】身痛逐瘀汤。药物组成：秦艽、川芎、桃仁、红花、甘草、羌活、没药、当归、五灵脂（炒）、香附、牛膝、地龙。

【Часто используемое средство】Отвар для устранения застоя крови и боли в теле. Состав препарата: высушенные корни горечавки, гирчовник влагалищный, ядро персиковой косточки, сафлор, корень солодки, нотоптеригиум надрезанный, смола коммифоры мирра, дудник китайский, помёт белки-летяги (жареный), высушенные клубни сыти круглой, соломоцвет двузубый, земляные черви.

3.风寒湿痹型痛风

16.3 Подагра на фоне ревматизма от холода и сырости

【主要表现】肢体、关节疼痛，或呈游走性痛，或呈关节剧痛，痛处不移，或肢体关节重着肿痛，肌肤麻木，于阴雨天加重；舌苔薄白，脉弦紧或濡缓。

【Основные признаки】Боль в конечностях и суставах, блуждающие боли или резкая боль в определенном суставе, отечность или онемение суставов, ухудшение состояния в дождливую погоду; тонкий белый налет на языке, пульс натянутый или замедленный.

【常用方】乌头汤。药物组成：常用麻黄、芍药、黄芪、甘草、川乌。

【Часто используемое средство】Аконитовый отвар. Состав препарата: часто используются веточки эфедры, пион молочноцветковый, высушенные корни астрагала, корень солодки, аконит сычуаньский.

4.肝肾阴虚型痛风

16.4 Подагра на фоне недостаточности Инь печени и почек

【主要表现】病久屡发，关节痛如被杖，局部关节变形，昼轻夜重，肌肤麻木不仁，步履艰难，筋脉拘急，屈伸不利；头晕耳鸣，颧红口干；舌红少苔，脉弦细或细数。

【Основные признаки】Повторяющееся и продолжительное заболевание, резкая суставная боль, деформация сустава, ухудшение состояния по ночам, онемение и спазмы в мышцах, дискомфорт при сгибании; головокружение и шум в ушах, покраснение щек и сухость во рту; красный язык с тонким налетом, пульс натянутый и мелкий или мелкий и учащенный.

【常用方】独活寄生汤。药物组成：独活、桑寄生、杜仲、牛膝、细辛、秦艽、茯苓、肉桂、防风、川芎、人参、甘草、当归、芍药、地黄。

【Часто используемое средство】Отвар дудника. Состав препарата: дудник Гмелина, ремнецветник паразитический, высушенная кора молодых ветвей эвкоммии, соломоцвет двузубый, дикий имбирь Зибольда, высушенные корни горечавки, пория кокосовидная, корица, лазурник растопыренный, гирчовник влагалищный, женьшень, корень солодки, дудник китайский, пион молочноцветковый, ремания клейкая.

第二节　妇科疾病
Раздел 2 Гинекологические заболевания

一、痛经　　　　　　　　　1 Менструальные боли

痛经是指妇女正值经期或经行前后出现周期性小腹疼痛或痛引腰骶，甚至剧痛晕厥者，又称"经行腹痛"。

Под менструальными болями подразумеваются периодические болезненные ощущения в животе и пояснично-крестцовой области, а также острые боли, вплоть до обмороков, которые возникают до во время, и после менструации, кроме того, резкая боль может привести к обмороку; также боли известны как «дисменорея».

1.气滞血瘀型痛经

1.1 Менструальные боли при кровяном застое

【主要表现】经前或经期小腹胀痛拒按，经血量少，行而不畅，血色紫暗有块，块下痛暂减，乳房胀痛，胸闷不舒；舌质紫暗或有瘀点，脉弦。

【Основные признаки】Распирающая боль в нижней части живота до и во время менструации, скудные менструальные выделения, непроходимость каналов, темные густые кровянистые выделения, ощущение удушья; язык темно-лиловый, пульс натянутый.

【常用方】膈下逐瘀汤。药物组成：当归、川芎、赤芍、甘草、桃仁、红花、枳壳、延胡索、乌药、香附、牡丹皮、五灵脂。

【Часто используемое средство】Отвар для устранения застоя крови под диафрагмой. Состав препарата: дудник разнообразный, гирчовник влагалищный, корень дикорастущего пиона, корень солодки, ядро персиковой косточки, сафлор, понцирус позднего сбора, хохлатка обманчивая, линдера чилибухолистная, высушенные клубни сыти круглой, кора древовидного пиона, помёт белки-летяги.

2.寒凝血瘀型痛经

1.2 Менструальные боли при застое свернувшейся крови

【主要表现】经前或经期小腹冷痛拒按，得热痛减，月经或见延后，量少，经色暗而有瘀块；面色青白，肢冷畏寒；舌暗，苔白，脉沉紧。

【Основные признаки】Распирающая боль в нижней части живота до и во время менструации, снятие боли при воздействии тепла, задержка менструации, скудные менструальные выделения, темные густые кровянистые выделения; бледный цвет лица, холодные конечности; язык темный, с белым налетом, пульс глубокий.

【常用方】少腹逐瘀汤。药物组成：肉桂、小茴香、干姜、当归、川芎、赤芍、蒲黄、五灵脂、没药、延胡索。

【Часто используемое средство】Отвар для устранения застоя крови в нижней части живота. Состав препарата: корица, семена фенхеля, сушеный имбирь, дудник китайский, гирчовник влагалищный, корень дикорастущего пиона, пыльца рогоза, помёт белки-летяги, коммифора мирра, хохлатка обманчивая.

3.湿热瘀阻型痛经

1.3 Менструальные боли при застойных явлениях в жаркий и влажный сезон

【主要表现】经前或经期小腹疼痛或胀痛不适，有灼热感，或痛连腰骶，或平时小腹疼痛，经前加剧，经血量多或经期长，色暗红，质稠或夹较多黏液，平素带下量多，色黄质稠有臭味，或伴有低热起伏，小便黄赤；舌质红，苔黄腻，脉滑数或弦数。

【Основные признаки】Распирающая боль в нижней части живота до и во время менструации, ощущение жжения и боли в пояснично-крестцовой области, боль в нижней части живота, обильные выделения или продолжительный период менструации, выделения темно-красного цвета, густой или слизистой консистенции, обильные бели, желтая моча с резким запахом и слизистыми примесями, темная моча; язык красный, с желтым налетом, пульс плавающий или натянутый.

【常用方】清热调血汤加车前子、薏苡仁、败酱草。药物组成：黄连、牡丹皮、生地黄、白芍、当归、川芎、红花、桃仁、延胡索、莪术、香附、车前子、薏苡仁、败酱草。

【Часто используемое средство】Жаропонижающий отвар с семенами азиатского подорожника, бусенником и мохнатой патринией. Состав препарата: коптис китайский, кора пиона древовидного, корень ремании, пион белоцветковый, дудник китайский, гирчовник влагалищный, сафлор, ядро персиковой косточки, хохлатка обманчивая, куркума, высушенные клубни сыти круглой, семена подорожника азиатского, бусенник, патриния мохнатая.

4.气血虚弱型痛经

1.4 Менструальные боли при недостаточности ци и крови

【主要表现】经期或经后小腹隐隐作痛，喜按，或小腹及阴部空坠不适，月经量少，色淡，质清稀；面色无华，头晕心悸，神疲乏力；舌质淡，脉细无力。

【Основные признаки】Ноющая боль в нижней части живота во время и после менструации, облегчение боли при нажатии, дискомфорт в нижней части живота или в области половых органов, скудная менструация, бледные или прозрачные выделения; бледный цвет лица, нервное истощение; язык бледный, пульс слабый.

【常用方】圣愈汤。药物组成：人参、黄芪、熟地黄、白芍、当归、川芎。

【Часто используемое средство】Отвар Шэнъюй. Состав препарата: женьшень, высушенные корни астрагала, ремания, пион белоцветковый, дудник китайский, гирчовник влагалищный.

5.肾气亏损型痛经

1.5 Менструальные боли при недостаточности ци почек

【主要表现】经期或经后1～2天内小腹绵绵作痛，伴腰骶酸痛，经色暗淡，量少，质稀薄；头晕耳鸣，面色晦暗，健忘失眠；舌质淡红，苔薄，脉沉细。

【Основные признаки】Постоянные боли в нижней части живота в течение 1-2 дней во время или после менструации, боль в пояснично-крестцовой области, темные скудные выделения, жидкая консистенция выделений; головокружение и шум в ушах, серый цвет лица, рассеянность и бессонница; язык бледно-красный, с тонким налетом, пульс глубокий нитевидный.

【常用方】益肾调经汤。药物组成：巴戟天、杜仲、续断、乌药、艾叶、当归、熟地黄、白芍、益母草。

【Часто используемое средство】Отвар, тонизирующий почки для нормализации менструального цикла. Состав препарата: герпестис, эвкоммия, ворсянка японская, линдера чилибухолистная, листья полыни, дудник китайский, ремания, пион белоцветковый, пустырник сибирский.

6.阳虚内寒型痛经

1.6 Менструальные боли при недостаточности внутреннего Ян

【主要表现】经期或经后小腹冷痛，喜按，得热则舒，经量少，经色暗淡；腰腿酸软，小便清长；舌淡胖，苔白润，脉沉。

【Основные признаки】Боль в нижней части живота от холода во время или после менструации, облегчение боли при нажатии, а также при воздействии тепла, скудная менструация, темные выделения; боль в пояснице и слабость в ногах, обильное мочеиспускание; бледный жирный язык с белым налетом, пульс глубокий.

【常用方】温经汤加附子、艾叶、小茴香。药物组成：当归、吴茱萸、桂枝、白芍、川芎、生姜、牡丹皮、半夏、麦冬、人参、阿胶、甘草、附子、艾叶、小茴香。

【Часто используемое средство】Согревающий отвар с добавлением корней аконита, листьев полыни и фенхеля. Состав препарата: дудник китайский, эводия лекарственная, коричник китайский, пион белоцветковый, гирчовник влагалищный, имбирь лекарственный, кора пиона древовидного, пинеллия тройчатая, офиопогон японский, женьшень, желатин из ослиной кожи, корень солодки, корень аконита, листья полыни, фенхель.

二、带下病 2 Гинекологические заболевания с выделением белей

带下病是指带下量明显增多或减少，色、质、气味发生异常，或伴有全身或局部症状者。带下明显增多者称为带下过多；带下明显减少者称为带下过少。

Бели (лейкорея) представляют собой чрезмерные и необычные по характеру, цвету или консистенции выделения из половых органов, которые сопровождаются другими симптомами заболеваний. При чрезмерном выделении белей болезнь называют «обильные бели»; при значительном уменьшении выделений - «скудные бели».

1.脾虚型带多

2.1 Лейкорея при недостаточности селезенки

【主要表现】带下量多，色白或淡黄，质稀薄，或如涕如唾，绵绵不断，无臭；面色㿠白或萎黄，四肢倦怠，脘胁不舒，纳少便溏，或四肢浮肿；舌淡胖，苔白或腻，脉细缓。

【Основные признаки】Обильные бели, белого или желтоватого оттенка, или же как слюна по консистенции, без запаха; цвет лица бледный или желтоватый, слабость в конечностях, дискомфорт в животе, частый жидкий стул или отек конечностей; бледный жирный язык с белым налетом, тонкий пульс.

【常用方】完带汤。药物组成：人参、白术、白芍、山药、苍术、陈皮、柴胡、荆芥穗、车前子、甘草。

【Часто используемое средство】Отвар Ваньдай (для зоны пояса). Состав препарата:

женьшень, пион белоцветковый, атрактилодеса крупноголового корневище, диоскорея, атрактилис китайский, сушеная цедра, высушенные корни володушки, схизонепета многонадрезная, семена подорожника азиатского, корень солодки.

2.肾阳虚型带多

2.2 Лейкорея при недостаточности Ян почек

【主要表现】带下量多，淋沥不断，质清稀如水；腰酸如折，畏寒肢冷，小腹冷感，面色晦暗，小便清长，或夜尿多，大便溏薄；舌质淡，苔白润，脉沉迟。

【Основные признаки】Обильные непрерывные бели, жидкие и прозрачные как вода; боль в пояснице, озноб в конечностях, ощущение холода в нижней части живота, серый цвет лица, обильное мочеиспускание или недержание мочи, жидкий стул; язык бледный с белым налетом, глубокий и медленный пульс.

【常用方】内补丸。药物组成：鹿茸、肉苁蓉、菟丝子、潼蒺藜、肉桂、制附子、黄芪、桑螵蛸、白蒺藜、紫菀茸。

【Часто используемое средство】Тонизирующие пилюли. Состав препарата: панты, цистанхе пустынная, семена повилики, якорцы стелющиеся, корица, корни аконита, высушенные корни астрагала, гнездо богомола, астра татарская.

3.阴虚夹湿型带多

2.3 Лейкорея при недостаточности Инь из-за влажности

【主要表现】带下量多，色黄或赤白相兼，质稠，有气味，阴部灼热感，或阴部瘙痒；腰酸腿软，头晕耳鸣，五心烦热，咽干口燥，或烘热汗出，失眠多梦；舌质红，苔少或黄腻，脉细数。

【Основные признаки】Обильные бели желтоватого или красноватого оттенка, густые, с запахом, ощущение зуда и жжения; боль в пояснице, головокружение и шум в ушах, жар в пяти точках (стопы, ладони и грудь), сухость в горле, повышенное потоотделение, сонливость или бессонница; язык красный с небольшим желтоватым налетом, пульс тонкий.

【常用方】知柏地黄丸加芡实、金樱子。药物组成：知母、黄柏、熟地黄、山茱萸、山药、茯苓、泽泻、牡丹皮、芡实、金樱子。

【Часто используемое средство】Ремниевые пилюли с добавлением высушенных плодов эвриалы с кожурой и плодов шиповника. Состав препарата: анемаррена асфоделовидная, кора бархата амурского, ремания, кизил лекарственный, диоскорея, пория кокосовидная, высушенные корневища частухи, кора пиона древовидного, высушенные зрелые плоды эвриалы с кожурой, плоды шиповника.

4.湿热下注型带多

2.4 Лейкорея при опускании патогенной влаги и жара в нижнее Цзяо

【主要表现】带下量多，色黄或呈脓性，质黏稠，有臭气，或带下色白质黏，呈豆渣样，外阴瘙痒；小腹作痛，口苦口腻，胸闷纳呆，小便短赤；舌红，苔黄腻，脉滑数。

【Основные признаки】Обильные бели, желтоватого оттенка, гнойной густой консистенции, с резким запахом, или белые творожистые выделения, зуд вульвы; боль в нижней части живота, горечь во рту, ощущение удушья, моча с кровяной примесью; язык красный с желтоватым жирным налетом, пульс плавающий.

【常用方】止带方。药物组成：猪苓、茯苓、车前子、泽泻、茵陈、赤芍、牡丹皮、黄柏、栀子、川牛膝。

【Часто используемое средство】Лекарство от гинекологических заболеваний (от белей). Состав препарата: трутовик зонтичный, пория кокосовидная, семена подорожника азиатского, высушенные корневища частухи, полынь волосяная, корень дикорастущего пиона, кора пиона древовидного, кора бархата амурского, гардения жасминовидная, соломоцвет двузубый.

5.热毒蕴结型带多

2.5 Лейкорея при скоплении жарких токсинов в организме

【主要表现】带下量多，黄绿如脓，或赤白相兼，或五色杂下，质黏腻，臭秽难闻；小腹疼痛，腰骶酸痛，烦热头晕，口苦咽干，小便短赤，大便干结；舌红，苔黄或黄腻，脉滑数。

【Основные признаки】Обильные выделения желтовато-зеленого оттенка, как гной, или красноватые бели, или выделения смешанных цветов, липкие, с резким запахом; боль в нижней части живота, боль в пояснично-крестцовой области, жар и головокружение, горечь во рту, сухость в горле, моча с кровяной примесью, твердый стул; язык красный с желтоватым жирным налетом, пульс плавающий.

【常用方】五味消毒饮加土茯苓、败酱草、鱼腥草、薏苡仁。药物组成：蒲公英、金银花、野菊花、紫花地丁、天葵子、土茯苓、败酱草、鱼腥草、薏苡仁。

【Часто используемое средство】Дезинфицирующий напиток пяти вкусов с добавлением корневища смилакса голого, мохнатой патринии, гуттуинии сердцелистной и бусенника. Состав препарата: одуванчик, жимолость японская, хризантема индийская, фиалка китайская, семиаквилегия адоксовидная, корневище смилакса голого, мохнатая патриния, гуттуиния сердцелистная, бусенник.

6.肝肾亏损型带少

2.6 Лейкорея при недостаточности печени и почек

【主要表现】带下过少，甚至全无，阴部干涩灼痛，或伴阴痒，阴部萎缩，性交疼痛，甚则性交干涩困难；头晕耳鸣，腰膝酸软，烘热汗出，烦热胸闷，夜寐不安，小便黄，大便干结；舌红，少苔，脉细数或沉弦细。

【Основные признаки】Скудные выделения или их отсутствие, зуд или жжение в зоне вульвы, зуд во влагалище, атрофия половых органов, боль при половом акте, сухость половых органов при половом акте; головокружение и шум в ушах, ломота и слабость в пояснице и коленях, повышенное потоотделение, ощущение удушья, чувство тревоги, желтая моча, твердый стул; язык красный с легким налетом, пульс тонкий или натянутый.

【常用方】左归丸加知母、肉苁蓉、紫河车、麦冬。药物组成：熟地黄、山药、枸杞子、山茱萸、川牛膝、菟丝子、鹿角胶、龟甲胶、知母、肉苁蓉、紫河车、麦冬。

【Часто используемое средство】Пилюли Цзогуй с добавлением анемаррены асфоделовидной, цистанхе, вороньего глаза и лериопе. Состав препарата: ремания, диоскорея, ягоды годжи, кизил лекарственный, соломоцвет двузубый, семена повилики, пантокриновая эмульсия, желатин из панциря черепахи, анемаррена асфоделовидная, цистанхе пустынная, вороний глаз многолистный, лериопе злаковидное.

7.血枯瘀阻型带少

2.7 Лейкорея при истощении и застое крови

【主要表现】带下过少，甚至全无，阴中干涩，阴痒；或面色无华，头晕眼花，心悸失眠，神疲乏力；或经行腹痛，经色紫暗，有血块，肌肤甲错，或下腹有包块；舌质暗，边有瘀点瘀斑，脉细涩。

【Основные признаки】Скудные выделения или их отсутствие, сухость и зуд во влагалище; бледность лица, головокружение, учащенное сердцебиение и бессонница, нервное истощение; менструальные боли, темные выделения со сгустками крови, сухость кожи или кожные образования на половых органах; язык темный с пятнами по бокам, пульс тонкий.

【常用方】小营煎加丹参、桃仁、川牛膝。药物组成：当归、白芍、熟地黄、山药、枸杞子、炙甘草、丹参、桃仁、川牛膝等。

【Часто используемое средство】Отвар с шалфеем, ядром персиковой косточки и соломоцветом. Состав препарата: дудник китайский, пион белоцветковый, ремания, диоскорея, ягоды годжи, сушеный корень солодки, шалфей, ядро персиковой косточки, соломоцвет двузубый.

三、缺乳　　　3 Отсутствие лактации

产后哺乳期内，产妇乳汁甚少或无乳可下者，称为"缺乳"，又称"产后乳汁不行"。

Малое количество грудного молока или его отсутствие в период грудного вскармливания после родов называется «агалактией» или «отсутствием лактации».

1.气血虚弱型缺乳

3.1　Отсутствие лактации на фоне недостаточности ци и крови.

【主要表现】产后乳汁少，甚或全无，乳汁稀薄，乳房柔软无胀感；面色少华，倦怠乏力；舌淡苔薄白，脉细弱。

【Основные признаки】Малое количество молока после родов или его отсутствие, разбавленное молоко, мягкая грудь без набухания; бледный цвет лица, слабость; бледный язык с легким белым налетом, пульс тонкий.

【常用方】通乳丹。药物组成：人参、黄芪、当归、麦冬、木通、桔梗、猪蹄。

【Часто используемое средство】Пилюля для стимулирования лактации. Состав препарата: женьшень, высушенные корни астрагала, дудник китайский, офиопогон японский, киркaзон маньчжурский, высушенные корни ширококолокольчика, свиные копыта.

2.肝郁气滞型缺乳

3.2　Отсутствие лактации на фоне застоя ци печени

【主要表现】产后乳汁分泌少，甚或全无，乳房胀硬、疼痛，乳汁稠；伴胸胁胀满，情志抑郁，食欲不振；舌质正常，苔薄黄，脉弦或弦滑。

【Основные признаки】Малое количество молока после родов или его отсутствие, сильное набухание груди, болевые ощущения в груди, густое молоко; ощущение полноты в груди и подреберье, подавленность, отсутствие аппетита; язык нормальный с легким желтоватым налетом, пульс натянутый или плавный.

【常用方】下乳涌泉散。药物组成：柴胡、青皮、当归、白芍、川芎、生地黄、天花粉、白芷、穿山甲、王不留行、漏芦、通草、桔梗、甘草。

【Часто используемое средство】Порошок для нормализации лактации. Состав препарата: высушенные корни володушки, падуб крупностебельный, дудник китайский, пион белоцветковый, гирчовник влагалищный, корень ремании, порошок из корня змеиного огурца, дудник даурский, панголин, тысячеголов посевной, чертополох кудрявый, пятерная акебия, высушенные корни ширококолокольчика, корень солодки.

3.痰浊阻滞型缺乳

3.3 Отсутствие лактации на фоне задержки мокроты в организме

【主要表现】乳汁甚少或无乳可下，乳房硕大或下垂不胀满，乳汁不稠；形体肥胖，胸闷痰多，纳少便溏，或食多乳少；舌淡胖，苔腻，脉沉细。

【Основные признаки】Малое количество молока после родов или его отсутствие, сильное набухание или обвисание груди, молоко разбавленное; ожирение, ощущение удушья в груди, частый жидкий стул, мало молока при частых приемах пищи; бледный жирный язык с легким налетом, пульс глубокий нитевидный.

【常用方】苍附导痰丸合漏芦散。药物组成：茯苓、法半夏、陈皮、甘草、苍术、香附、胆南星、枳壳、生姜、神曲、漏芦、蛇蜕、瓜蒌。

【Часто используемое средство】Порошок из чертополоха для выведения лишней влаги. Состав препарата: пория кокосовидная, пинеллия тройчатая, сушеная цедра, корень солодки, атрактилис китайский, высушенные клубни сыти круглой, аризема с желчью, понцирус позднего сбора, имбирь, дрожжи из пшеницы, фасоли и миндаля, чертополох кудрявый, кожа, сброшенная змеей, трихозант.

四、乳痈   4 Мастит

乳痈是发生在乳房部的一种急性化脓性疾病，表现为乳房结块，红肿热痛，溃后脓出，伴恶寒发热等全身症状。好发于产后1个月内的哺乳期妇女，尤以初产妇多见。

Мастит - это острое воспалительное заболевание грудных желез, которое выражается в воспалении сосков, опухоли и жгучей боли, образовании нагноений, повышении температуры и других симптомах. Данное заболевание чаще всего встречается у кормящих женщин в течение первого месяца после родов, особенно у первородящих.

1.肝胃郁热型乳痈

4.1 Мастит вследствие застоя тепла в печени и желудке

【主要表现】乳房肿胀疼痛，结块或有或无，皮色不变或微红，排乳不畅；伴恶寒发热，胸闷呕恶，食欲不振，大便干结等；舌质红，苔薄白或薄黄，脉浮数或弦数。

【Основные признаки】Болезненная опухоль молочных желез с узелковыми уплотнениями или без, цвет кожи - без изменений или красноватый, затрудненное выделение молока; жар, ощущение удушья в груди, тошнота, отсутствие аппетита, твердый стул и т.д.; красный язык с белым или желтоватым налетом, пульс плавающий или натянутый.

【常用方】瓜蒌牛蒡汤。药物组成：瓜蒌仁、牛蒡子、天花粉、黄芩、陈皮、栀子、连翘、皂角刺、金银花、青皮、柴胡、生甘草。

【Часто используемое средство】Отвар из трихозанта и лопуха. Состав препарата: семена змеиного огурца, семя лопуха, порошок из корня змеиного лопуха, шлемник байкальский, сушеная цедра, гардения жасминовидная, сушеные плоды форсайтии, колючки гледичии китайской, жимолость японская, падуб крупностебельный, сушеные корни володушки, сырой корень солодки.

2.热毒炽盛型乳痈

4.2 Мастит вследствие застоя жарких токсинов

【主要表现】乳房肿痛明显，结块增大，皮肤灼热焮痛，继之结块中软应指，或脓出不畅，红肿热痛不退；伴壮热口渴，便秘溲赤；舌质红，苔黄腻，脉洪数。

【Основные признаки】Острая боль набухших молочных желез, крупные узелки уплотнения, ощущение жжения на коже, обнаружение мягких уплотнений при пальпации, гнойные выделения, продолжительная боль и ощущение жжения; повышенная температура и жажда, запор; красный язык с желтоватым налетом, пульс высокий.

【常用方】五味消毒饮合透脓散。药物组成：金银花、野菊花、紫花地丁、蒲公英、当归、生黄芪、皂角刺、连翘、白芷、天花粉、陈皮。

【Часто используемое средство】Порошок из лекарственных трав для дезинфекции. Состав препарата: жимолость японская, хризантема индийская, фиалка китайская, одуванчик, дудник китайский, безоар, высушенные корни астрагала, высушенные колючки гледичии китайской, высушенные плоды форсайтии, дудник даурский, порошок из корня змеиного огурца, сушеная цедра.

3.正虚邪恋型乳痈

4.3 Мастит вследствие недостаточности жизненной ци

【主要表现】脓肿破溃后乳房肿痛减轻，脓液清稀，淋沥漓不尽，日久不愈，或乳汁从疮口溢出；伴面色少华，气短神疲，或低热不退，食欲不振；舌质淡，苔薄，脉细。

【Основные признаки】Облегчение опухоли при выходе гноя, прозрачные гнойные выделения, слабая струя при мочеиспускании, затяжной характер воспаления, выделение мо-

лока из воспаленных сосков; бледный цвет лица, нервное истощение, продолжительная субфе-
брильная температура, отсутствие аппетита; бледный язык с легким налетом, пульс тонкий.

【常用方】托里消毒散。药物组成：党参、川芎、当归、白芍、白术、金银花、茯
苓、白芷、皂角刺、甘草、桔梗、黄芪。

【Часто используемое средство】Дезинфицирующий порошок Мапан. Состав препарата: кодонопсис мелковолосистый, гирчовник влагалищный, дудник китайский, пион белоцветковый, атрактилис большеголовый, жимолость японская, пория кокосовидная, дудник
даурский, высушенные колючки гледичии китайской, корень солодки, высушенные корни ширококолокольчика, высушенные корни астрагала.

4.气血凝滞型乳痈

4.4 Мастит вследствие застоя энергии ци и крови

【主要表现】乳房结块质硬，微痛不热，皮色不变或暗红，日久不消；舌质正常或
瘀暗，苔薄白，脉弦涩。

【Основные признаки】Твердые узелковые уплотнения молочных желез, слабые болевые ощущения без жара, цвет кожи без изменений или темно-красный, продолжительное
воспаление; язык нормального цвета или темно-красный, с легким белым налетом, пульс натянутый.

【常用方】四逆散加鹿角片、桃仁、丹参。药物组成：柴胡、赤芍、鹿角片、桃
仁、制香附、丹参、益母草、路路通、甘草。

【Часто используемое средство】Порошок для стимуляции работы печени и селезенки
с добавлением пантов, ядра персиковой косточки и шалфея. Состав препарата: высушенные
корни володушки, корень дикорастущего пиона, панты, ядро персиковой косточки, высушенные клубни сыти круглой, пустырник сибирский, шалфей, плод ликвидамбара тайваньского,
корень солодки.

五、乳癖   5 Узелковые уплотнения молочных желез

乳癖是以乳房有形状不同、大小不一的肿块，可伴有与月经周期相关的疼痛为主要
表现的乳腺组织的良性增生性疾病。本病相当于西医学的乳腺增生病。

Узелковые уплотнения представляют собой опухоли различной формы и размера, могут
сопровождаться менструальными болями и указывают на воспалительные заболевания тканей
молочных желез. Данное заболевание в западной медицине известно как гиперплазия молоч-

ной железы.

1.肝郁痰凝型乳癖

5.1　Узелковые уплотнения вследствие застоя ци печени

【主要表现】乳房胀痛或刺痛，乳房肿块随喜怒消长；伴胸闷胁胀，善郁易怒，失眠多梦，心烦口苦；苔薄黄，脉弦滑。

【Основные признаки】Опухоль и колющая боль молочных желез, уменьшение или увеличение уплотнений при перепадах настроения; ощущение удушья в груди и давление в боку, резкие перепады настроения, бессонница, чувство тревоги, горечь во рту; тонкий желтый налет на языке, пульс плавный.

【常用方】逍遥蒌贝散。药物组成：柴胡、郁金、当归、白芍、茯苓、瓜蒌、半夏、贝母。

【Часто используемое средство】Порошок из полыни и ракушек. Состав препарата: высушенные корни володушки, куркума, дудник китайский, пион белоцветковый, пория кокосовидная, трихозант, пинеллия тройчатая, перламутр.

2.冲任失调型乳癖

5.2　Узелковые уплотнения вследствие нарушения функции молочных желез

【主要表现】乳房肿块或胀痛，经前加重，经后减缓；伴腰酸乏力，神疲倦怠，头晕，月经先后失调，量少色淡，甚或经闭；舌淡，苔白，脉沉细。

【Основные признаки】Опухоль и распирающая боль молочных желез, усиление боли перед началом менструации, облегчение - после менструации; боль в пояснице и упадок сил, подавленное состояние, головокружение, менструальные расстройства, скудные бледные выделения или их прекращение; язык бледный, с белым налетом, пульс глубокий нитевидный.

【常用方】加味二仙汤。药物组成：仙茅、仙灵脾、当归、知母、巴戟天、黄柏、枸杞子、五味子、菟丝子、覆盆子。

【Часто используемое средство】Целебный отвар с добавлением других компонентов. Состав препарата: куркулиго орхидеевидное, горянка крупноцветковая, дудник китайский, анемаррена асфоделовидная, герпестис, кора бархата амурского, ягоды годжи, лимонник китайский, семена повилики, малина.

六、绝经前后诸证　　6 Синдром менопаузы

妇女在绝经期前后，围绕月经紊乱或绝经而出现明显不适症状，如烘热汗出、烦躁易怒、潮热面红、眩晕耳鸣、心悸失眠、腰背酸楚、面浮肢肿、情志不宁等症状，称为绝经前后诸证，亦称"经断前后诸证"。这些症状可出现一种或几种，且轻重不一，可同时出现，持续时间或长或短，短者仅数月，长者迁延数年。甚者可影响患者生活和工作，降低其生活质量，危害身心健康。

С наступлением менопаузы, а также при нарушениях менструального цикла у женщин выявляются такие симптомы, как жар и повышенное потоотделение, раздражительность, приливы жара и покраснение лица, головокружение и шум в ушах, учащенное сердцебиение и бессонница, боль в спине и пояснице, отеки конечностей, чувство тревоги и др., также имеет название «климакс». Вышеперечисленные симптомы могут проявляться с разной интенсивностью, с разной продолжительностью во времени, в течение нескольких месяцев или лет. Симптомы менопаузы оказывают сильное влияние на повседневную жизнь и работу, снижается качество жизни; они наносят вред физическому и психическому здоровью женщины.

1.肾阴虚型绝经前后诸证

6.1 Синдром менопаузы вследствие недостаточности Инь почек.

【主要表现】绝经前后，月经周期紊乱，量少或量多，或崩或漏，经色鲜红；头晕目眩，耳鸣，头部面颊阵发性烘热汗出，五心烦热，腰膝酸疼，足跟疼痛，或皮肤干燥、瘙痒，口干便结，尿少色黄；舌红，少苔，脉细数。

【Основные признаки】Климакс, менструальные расстройства, скудные ярко-красные выделения или их отсутствие; головокружение и шум в ушах, покраснение щек и повышенное потоотделение, жар в пяти точках (стопы, ладони, грудь), боль в пояснице и коленных суставах, боль в пятках, сухость кожи, зуд, сухость во рту и сухость кала, мало мочи; язык красный, с небольшим налетом, пульс тонкий

【常用方】左归丸合二至丸加制首乌、龟甲。药物组成：熟地黄、山茱萸、山药、怀牛膝、枸杞子、菟丝子、龟甲、女贞子、墨旱莲、制何首乌。

【Часто используемое средство】Пилюли Цзогуй и Эрчжи с добавлением корня горца и черепашьего панциря. Состав препарата: ремания, кизил лекарственный, диоскорея, соломоцвет двузубый, ягоды годжи, семена повилики, черепаший панцирь, плоды блестящей бирючины, эклипта распростертая, корень горца многоцветкового.

2.肾阳虚型绝经前后诸证

6.2 Синдром менопаузы вследствие недостаточности Ян почек

【主要表现】经断前后，经行量多，经色淡暗，或崩中漏下；精神萎靡，面色晦暗，腰背冷痛，小便清长，夜尿频数，或面浮肢肿；舌淡，或胖嫩边有齿痕，苔薄白，脉沉细弱。

【Основные признаки】Прекращение менструаций, скудные выделения темного цвета с менструальными болями; подавленное состояние, серый цвет лица, боль в спине и пояснице, обильное мочеиспускание, ночная поллакиурия, или отеки конечностей; язык бледный или с отпечатками зубов по краям, легкий белый налет, пульс глубокий тонкий.

【常用方】右归丸。药物组成：附子、肉桂、熟地黄、山药、山茱萸、枸杞子、菟丝子、鹿角胶、当归、杜仲。

【Часто используемое средство】Пилюля Йоугуй. Состав препарата: корень аконита, корица, ремания, диоскорея, кизил лекарственный, ягоды годжи, семена повилики, пантокриновая эмульсия, дудник китайский, эвкоммия вязовидная.

3.肾阴阳两虚型绝经前后诸证

6.3 Синдром менопаузы вследствие недостаточности Инь и Ян почек

【主要表现】经断前后，月经紊乱，量少或多；乍寒乍热，烘热汗出，头晕耳鸣，健忘，腰背冷痛；舌淡，苔薄，脉沉弱。

【Основные признаки】Прекращение менструаций, менструальные расстройства, скудные или обильные выделения; приливы, головокружение и шум в ушах, повышенное потоотделение, рассеянность, боль в спине и пояснице; бледный язык с легким налетом, пульс глубокий слабый.

【常用方】二仙汤合二至丸加菟丝子、何首乌、龙骨、牡蛎。药物组成：仙茅、淫羊藿、当归、巴戟天、黄柏、知母、女贞子、墨旱莲、菟丝子、何首乌、龙骨、牡蛎。

【Часто используемое средство】Целебный отвар и пилюля Эрчжи с добавлением семян повилики, горца, толченых костей животных и устриц. Состав препарата: куркулиго орхидеевидное, горянка крупноцветковая, дудник китайский, герпестис, кора бархата амурского, анемаррена асфоделовидная, плоды блестящей бирючины, эклипта распростертая, семена повилики, высушенные корнеклубни горца многоцветкового, толченые кости ископаемых животных, устрица.

第三节　儿科疾病
Раздел 3　Детские заболевания

一、高热　　　　　　　1　Гипертермия

高热又称"大热""壮热"，是指由外感邪毒或脏腑阴阳失调引起的，以体温（腋温）超过39℃为主要临床特征的儿科常见急症。任何季节均可发生，可见于不同年龄段的小儿。同时由于小儿具有"阳常有余，阴常不足"的生理特点，因此在很多病证中也可有高热的表现。

Гипертермия, более известная как «высокая температура», «жар», при температуре тела выше 39℃ относится к основным признакам острых детских заболеваний, вызванных воздействием окружающей среды или дисбалансом Инь и Ян внутренних органов. Встречается во все времена года, а также у детей всех возрастов. Кроме того, физиологическая особенность детей: «переизбыток Ян и недостаток Инь» при заболеваниях также может проявляться в виде высокой температуры.

1.外感风热型高热

1.1　Экзогенная гипертермия

【主要表现】高热，微恶风，头身疼痛，鼻流浊涕，喷嚏咳嗽，口渴，咽部红肿；舌苔薄黄，脉浮数，指纹浮紫。

【Основные признаки】Высокая температура, простуда, головная и мышечная боль, насморк, чихание, сухость во рту, воспаление горла; желтый налет на языке, фиолетовые папиллярные узоры.

【常用方】银翘散加减。药物组成：金银花、连翘、荆芥、大青叶、生石膏、黄芩、薄荷、桔梗、牛蒡子、芦根、甘草。

【Часто используемое средство】Порошок из жимолости и форсайтии. Состав препарата: жимолость японская, высушенные плоды форсайтии, схизонепета многонадрезная, высушеные листья вайды индигоносной, гипс, шлемник байкальский, мята, высушенные корни ширококолокольчика крупноцветкового, семя лопуха, корень тростника, корень солодки.

2.里热炽盛型高热

1.2 Эндогенная гипертермия

【主要表现】高热，头痛，面赤气粗，大汗出，烦渴，甚则神昏谵语，斑疹透露；舌质红或红绛，苔黄，脉洪大。

【Основные признаки】Высокая температура, головная боль, покраснение лица, повышенное потоотделение, полидипсия (сильная жажда), бессознательный бред, сыпь; красный или бордовый язык с налетом, учащенный пульс.

【常用方】清瘟败毒饮加减。药物组成：水牛角、黄芩、黄连、连翘、生石膏、生地黄、知母、赤芍、玄参、淡竹叶、栀子、牡丹皮、桔梗。

【Часто используемое средство】Жаропонижающий отвар с дополнительными компонентами. Состав препарата: рог буйвола, шлемник байкальский, коптис китайский, высушенные плоды форсайтии, гипс, корень ремании, анемаррена асфоделовидная, корень дикорастущего пиона, корень норичника, лофатерум тонкий, гардения жасминовидная, кора пиона древовидного, высушенные корни ширококолокольчика крупноцветкового.

3.胃肠积热型高热

1.3 Гипертермия вследствие скопления жара в желудочно-кишечном тракте

【主要表现】日晡潮热，腹胀拒按，呕吐酸腐，大便秘结，小便短赤，烦躁不安；舌质红，苔黄燥，脉沉大。

【Основные признаки】Перемежающаяся лихорадка, вздутие живота, рвота, запор, красноватый цвет мочи, подавленное настроение; красный язык, сухой и желтый налет на языке, учащенный пульс.

【常用方】大承气汤加味。药物组成：大黄、芒硝、厚朴、枳实、甘草。

【Часто используемое средство】Отвар «Да-чэнъ-ци-тан» (Dachengqi Tang) с дополнительными компонентами. Состав препарата: ревень лекарственный, глауберова соль, магнолия лекарственная, понцирус раннего сбора, корень солодки.

4.邪郁少阳型高热

1.4 Гипертермия вследствие заболевания основных сосудов тела (желудка, желчного и мочевого пузыря)

【主要表现】寒热往来，胸胁苦满，心烦喜呕，口苦咽干，不思饮食，目眩；舌边红，苔薄白，脉弦数。

【Основные признаки】Озноб и приливы жара, тяжесть в груди, раздражение и тошнота, сухость и горечь во рту, отсутствие аппетита, дискомфорт в глазах; красный язык с белым налетом, натянутый пульс.

【常用方】小柴胡汤加减。药物组成：柴胡、黄芩、半夏、生姜、大枣、甘草。

【Часто используемое средство】Отвар «Сяо-чай-ху-тан» (Xiao Chaihu Tang) с дополнительными компонентами. Состав препарата: высушенные корни володушки, шлемник байкальский, пинеллия тройчатая, имбирь лекарственный, китайский финик, корень солодки.

二、厌食   2 Анорексия

厌食是小儿时期的一种常见病证，以较长时间食欲不振，食量减少，甚至厌恶进食为临床表现。本病四季均可发生，尤其以夏季暑湿当令之时更为多见。一般除食欲不振外无其他不适，预后良好。如长期厌食，可导致患者抵抗力下降，易发生其他疾病，或日渐消瘦，转为疳证。

Анорексия является довольно распространенным заболеванием у детей и проявляется в длительном отсутствии аппетита, уменьшении количества потребляемой пищи, вплоть до отвращения к еде. Заболевание возникает во все времена года, но особенно в летний период, когда погода особенно жаркая и влажная. Как правило, кроме потери аппетита, при заболевании не наблюдается других дискомфортных признаков, прогноз выздоровления благоприятный. Длительная анорексия может привести к снижению иммунитета пациента и возникновению других заболеваний, а также к постепенному истощению вследствие недоедания.

1.脾失健运型厌食

2.1 Анорексия вследствие расстройства пищеварения

【主要表现】食欲不振，食量减少，形体正常，精神如常；舌淡红，苔薄白或薄腻，脉和缓，或指纹淡紫。

【Основные признаки】Отсутствие аппетита, уменьшение количества потребляемой пищи, состояние тела и психики в норме; язык розовый с белым налетом, липкость языка, пульс умеренный, папиллярные узоры бледно-лиловые.

【常用方】不换金正气散加减。药物组成：苍术、佩兰、陈皮、半夏、枳壳、藿香、焦六神曲、炒麦芽、焦山楂。

【Часто используемое средство】Восстанавливающий порошок «Бу-хуань-цзинь

Чжэнъ-ци-сань» (Buhuanjin Zhengqi San) Состав препарата: атрактилис китайский, кумаруна душистая, сушеная цедра, пинеллия тройчатая, понцирус позднего сбора, многоколосник морщинистый, универсальные пилюли люшэнь-вань (из перца, полыни и косточки абрикоса), обжаренные зерна ячменя, обжаренные плоды боярышника.

2.脾胃气虚型厌食

2.2 Анорексия вследствие дефицита ци селезенки и желудка

【主要表现】不思饮食，食量减少，面色无华，形体偏瘦，肢倦乏力，大便溏薄，夹有不消化食物；舌质淡，苔薄白，脉缓无力，或指纹淡紫。

【Основные признаки】Снижение аппетита, уменьшение количества потребляемой пищи, бледность лица, худоба, слабость в конечностях, жидкий стул, несварение; бледный язык с белым налетом, слабый медленный пульс, папиллярные узоры бледно-лиловые.

【常用方】异功散加味。药物组成：党参、白术、茯苓、甘草、陈皮、佩兰、砂仁、焦六神曲、鸡内金。

【Часто используемое средство】Порошок «И-гун-сань» (Yigong San) с дополнительными компонентами. Состав препарата: кодонопсис мелковолосистый, корневище атрактилодеса крупноголового, пория кокосовидная, корень солодки, сушеная цедра, кумаруна душистая, хедихиум короновидный, универсальные пилюли люшэнь-вань (из перца, полыни и косточки абрикоса), внутренняя оболочка желудка курицы.

3.脾胃阴虚型厌食

2.3 Анорексия вследствие дефицита Инь селезенки и желудка

【主要表现】不思饮食，食量减少，口干多饮，形体偏瘦，大便偏干，或烦躁少寐；舌红少津，苔少或花剥，脉细数，或指纹偏紫。

【Основные признаки】Отсутствие аппетита, уменьшение количества потребляемой пищи, сухость во рту, худоба, сухой стул, нервозность и бессонница; язык красный и сухой с небольшим налетом или разводами.

【常用方】养胃增液汤加减。药物组成：北沙参、麦冬、玉竹、石斛、乌梅、白芍、炙甘草、焦山楂、炒麦芽。

【Часто используемое средство】Восстанавливающий отвар для желудка с дополнительными компонентами. Состав препарата: высушенные корни глении прибрежной, офиопогон японский, купена лекарственная, дендробиум благородный, чернослив, пион белоцветковый, сушеный корень солодки, обжаренные зрелые плоды боярышника, высушенные проросшие зерновки ячменя.

三、夜啼　　　　　3 Ночной плач

夜啼是指入夜啼哭不安，时哭时止，或每夜定时啼哭，甚至通宵达旦，但白天如常的病证。又名"惊啼"或"儿啼"，多见于新生儿及婴儿。

Проявляется в беспокойном поведении ребенка по ночам, ребенок плачет с промежутками, начинает плакать в определенное время или даже всю ночь, но днём состояние обычное. Плач и крики по ночам чаще всего встречаются у младенцев.

1.脾虚中寒型夜啼

3.1 Ночной плач вследствие простуды и недостаточности селезенки

【主要表现】入夜啼哭，时哭时止，哭声低弱，面色苍白，睡喜蜷卧，腹部喜按，四肢不温，口唇淡白，纳少便溏；舌质淡，苔薄白，指纹淡红。

【Основные признаки】Плач и крики с наступлением ночи, плач с промежутками, тихие всхлипывания, бледный цвет лица, сон в свернувшемся положении (для облегчения давления в животе), холодные конечности, бледные губы, частый жидкий стул; бледный язык с белым налетом, папиллярные узоры розовые.

【常用方】匀气散合乌药散加减。药物组成：炮姜、砂仁、陈皮、乌药、木香、白芍、桔梗、炙甘草。

【Часто используемое средство】Порошок «Юнь-ци-сань» (Yunqi San) с линдерой и другими компонентами. Состав препарата: сушеный имбирь, кардамон, сушеная цедра, линдера чилибухолистная, корень соссюреи лопуховидной, пион белоцветковый, высушенные корни ширококолокольчика крупноцветкового, сушеный корень солодки.

2.心经积热型夜啼

3.2 Ночной плач вследствие скопления жара в сердце (сердечном меридиане)

【主要表现】入夜啼哭，见灯尤甚，哭声响亮，面赤唇红，烦躁不安，身腹俱暖，大便干结，小便短赤；舌尖红，苔薄黄，指纹紫滞。

【Основные признаки】Плач и крики с наступлением ночи, при свете состояние ухудшается, громкий плач, покраснение лица, тревога, все тело теплое, твердый стул, частое мочеиспускание; красный кончик языка с желтым налетом, фиолетовые папиллярные узоры.

【常用方】导赤散加减。药物组成：生地黄、淡竹叶、通草、甘草梢、黄连、灯心草。

【Часто используемое средство】Порошок «Дао-чи-сань» (Daochi San) с дополнительными компонентами. Состав препарата: корень ремании, лофатерум тонкий, пятерная акебия, солодка кустарниковая, коптис китайский, ситник развесистый.

3.暴受惊恐型夜啼

3.3　Ночной плач вследствие внезапного испуга

【主要表现】入夜啼哭，哭声尖锐，如见异物，表情恐惧，面色乍青乍白，哭声时高时低，时急时缓，时作惊惕；指纹青紫。

【Основные признаки】Плач и крики с наступлением ночи, пронзительные крики, как при виде призрака, состояние испуга, бледно-зеленый цвет лица, плач то громкий, то тихий, успокоение сменяется испугом; синие папиллярные узоры.

【常用方】远志丸加减。药物组成：远志、石菖蒲、茯神、茯苓、龙骨、人参。

【Часто используемое средство】Пилюли из высушенных корней истода с дополнительными компонентами. Состав препарата: высушенные корни истода, аир злаковый, пория с паразитируемым деревом, пория кокосовидная, толченые кости ископаемых животных, женьшень.

四、遗尿　　　　4　Энурез

遗尿是指5岁以上小儿不能自主控制排尿，经常睡中小便自遗，醒后方觉的一种病证，又称遗溺。本病多见于10岁以下儿童，男孩比女孩多见。因白天疲劳过度而偶发的遗尿不属病态。

Энурез встречается у детей старше 5 лет и проявляется в неконтролируемом мочеиспускании во сне, также известен как недержание мочи. Заболевание наблюдается у детей до 10 лет, чаще у мальчиков. Недержание мочи из-за дневного переутомления не является патологическим заболеванием.

1.肾气不足型遗尿

4.1　Энурез вследствие почечной недостаточности

【主要表现】睡中经常遗尿，醒后方觉，甚至一夜数次，小便清长，神疲乏力，面色苍白，形寒肢冷，腰膝酸软，睡喜蜷卧；舌质淡，苔白，脉沉迟无力。

【Основные признаки】Непроизвольное мочеиспускание во сне, возможно несколько раз за ночь, обильное мочеиспускание прозрачной мочой, нервное истощение, бледный цвет лица, простуда, слабость в пояснице и коленях, сон в свернувшемся положении; бледный язык с белым налетом, глубокий и медленный пульс.

【常用方】菟丝子散合桑螵蛸散加减。药物组成：菟丝子、煅龙骨、煅牡蛎、肉苁蓉、附子、五味子、桑螵蛸、远志、石菖蒲、茯神、山茱萸。

【Часто используемое средство】Порошок из семян повилики и гнезда богомола с дополнительными компонентами. Состав препарата: семена повилики, толченые кости ископаемых животных, жженые устрицы, цистанхе пустынная, молодые корни аконита Карминхеля, лимонник китайский, гнездо богомола, высушенные корни истода, аир злаковый, пория с паразитируемым деревом, кизил лекарственный.

2.肺脾气虚型遗尿

4.2 Энурез вследствие дефицита ци в легких

【主要表现】睡中遗尿，白天尿频，面色少华，四肢乏力，食欲不振，大便溏薄，自汗；舌质淡，苔薄白，脉细弱。

【Основные признаки】Непроизвольное мочеиспускание во сне, учащенное мочеиспускание днем, бледный цвет лица, слабость, отсутствие аппетита, жидкий стул, потливость; бледный язык с белым налетом, слабый пульс.

【常用方】补中益气汤合缩泉丸加减。药物组成：党参、黄芪、柴胡、山药、白术、太子参、乌药、陈皮、益智仁、升麻、当归、覆盆子、菟丝子、甘草。

【Часто используемое средство】Отвар для восстановления ци желудка и селезенки «Бу-чжун-и-ци-тан» (Buzhongyiqi Tang) и пилюли для уменьшения мочевыделения с дополнительными компонентами. Состав препарата: кодонопсис мелковолосистый, высушенные корни астрагала, высушенные корни володушки, корневище диоскореи китайской, атрактилодеса крупноголового корневище, ложнозвездчатка редькокорневая, линдера чилибухолистная, сушеная цедра, альпинии остролистной плод, клопогон вонючий, дудник китайский, малина, семена повилики, корень солодки.

3.肝经湿热型遗尿

4.3 Энурез вследствие жара в печени

【主要表现】睡中遗尿，色黄味臊，性情急躁，夜梦纷纭，或夜间咬齿，面赤唇红，口苦，或目睛红赤；苔黄，脉滑数。

【Основные признаки】Непроизвольное мочеиспускание во сне, моча желтая, с характерным неприятным запахом, волнение, плохой сон, стискивание зуб во сне, покраснение лица, горечь во рту, покраснение глаз; желтый налет на языке, неровный пульс.

【常用方】龙胆泻肝汤加减。药物组成：龙胆、黄芩、栀子、柴胡、地黄、车前子、泽泻、通草、甘草。

【**Часто используемое средство**】Отвар «Лун-дань-се-гань-тан» (Longdan Xiegan Tang) для очищения печени с дополнительными компонентами. Состав препарата: корень горечавки, шлемник байкальский, гардения жасминовидная, высушенные корни володушки, ремания клейкая, семена подорожника азиатского, высушенные корневища частухи, пятерная акебия, корень солодки.

第四节　五官科疾病
Раздел 4 Заболевания органов чувств

一、耳胀　　**1 Заложенность уха**

耳胀是指以耳内胀闷堵塞感、听力下降为主要临床表现的一种病证。四季均可发生，任何年龄均可发病。

Основными признаками является ощущение давления в ухе, снижение слуха. Встречается круглый год, у пациентов всех возрастов.

1.风邪外袭型耳胀

1.1 Заложенность уха вследствие простуды

【主要表现】耳内作胀、不适或微痛，听力减退，自听增强，耳鸣如闻风声；全身可伴有鼻塞、流涕、头痛、发热恶寒等症；舌质淡红，脉浮。

【 Основные признаки 】Воспаление внутри уха, вызывающее дискомфорт или легкую боль, снижение слуха, автофония, шум в ушах; возможен насморк, головная боль, озноб и др.; бледно-красный язык, плавающий пульс.

【常用方】荆防败毒散。药物组成：荆芥、防风、独活、羌活、前胡、桔梗、枳壳、柴胡、川芎、茯苓、甘草。

【 Часто используемое средство 】Антифлогистический порошок с женьшенем «Бай-ду-сань» (Baidu San). Состав препарата: схизонепета многонадрезная, сапожниковии корень, дудник многочленистый, нотоптеригиум надрезанный, высушенные корни горичника, высушенные корни ширококолокольчика крупноцветкового, понцирус позднего сбора, высушенные корни володушки, любисток сычуаньский, пория кокосовидная, корень солодки.

2.肝胆湿热型耳胀

1.2 Заложенность уха вследствие жара и влажности в печени и желчном пузыре

【主要表现】耳内胀闷堵塞感，微痛，听力减退，自听增强，耳鸣如机器声；伴见烦躁易怒，口苦口干，胸胁苦闷；舌质红，苔黄腻，脉弦数。

【Основные признаки】Ощущение давления в ухе, легкая боль, ухудшение слуха, автофония, шум в ушах (гул); раздражительность, сухость и горечь во рту, слабость и уныние; красный язык с желтым налетом, натянутый пульс.

【常用方】龙胆泻肝汤。药物组成：龙胆草、栀子、黄芩、柴胡、车前子、泽泻、木通、生地黄、当归、甘草。

【Часто используемое средство】Отвар «Лун-дань-се-гань-тан» (Longdan Xiegan Tang) для очищения печени. Состав препарата: горечавка шероховатая, гардения жасминовидная, шлемник байкальский, высушенные корни володушки, семена подорожника азиатского, высушенные корневища частухи, акебия пятерная, корень ремании, дудник китайский, корень солодки.

3.脾虚湿阻型耳胀

1.3 Заложенность уха вследствие задержки жидкости в селезенке

【主要表现】耳内闷胀阻塞感，经久不愈，听力逐渐下降，耳鸣声嘈杂；伴见胸闷腹胀，肢倦乏力，面色无华；舌质淡红，舌体胖大，苔薄白或白腻，脉细滑或细缓。

【Основные признаки】Ощущение давления в ухе, которое долго не проходит, постепенное снижение слуха, шум в ушах; может наблюдаться стеснение в груди и вздутие живота, слабость, бледный цвет лица; опухший язык с небольшим белым налетом, мелкий неравномерный или замедленный пульс.

【常用方】参苓白术散。药物组成：人参、扁豆、山药、莲子肉、茯苓、薏苡仁、白术、砂仁、桔梗、炙甘草。

【Часто используемое средство】Порошок из женьшеня и пории. Состав препарата: женьшень, чечевица, корневище диоскореи китайской, семена лотоса, пория кокосовидная, адлай, атрактилодеса крупноголового корневище, кардамон, высушенные корни ширококолокольчика крупноцветкового, сушеный корень солодки.

4.气血瘀阻型耳胀

1.4 Заложенность уха вследствие застоя ци и крови

【主要表现】耳内胀闷阻塞感，甚则如物阻隔，经久不愈，听力明显减退，耳鸣如蝉，或嘈杂声；舌质淡暗，或有瘀点，脉细涩。

【Основные признаки】Долгое ощущение давления в ухе, как с берушами, постепенное снижение слуха, шум в ушах (как шум сверчков); бледный язык с небольшими пятнами, мелкий натянутый пульс.

【常用方】通窍活血汤。药物组成：桃仁、红花、赤芍、川芎、老葱、生姜、麝香、红枣。

【Часто используемое средство】Отвар для стимуляции кровообращения. Состав препарата: ядро персиковой косточки, сафлор, корень дикорастущего пиона, любисток сычуаньский, лук татарка, имбирь лекарственный, мускус, китайский финик.

二、鼻窒   2 Хронический ринит

Рубец是以鼻塞时轻时重、反复出现为主要特征的慢性病证，鼻涕较少，病久可有嗅觉减退。

Хронический ринит выражается в слабом или сильном насморке, особенность заболевания заключается в его затяжном характере, отмечается слабое слизетечение, ослабление обоняния.

1.肺经郁热型鼻窒

2.1 Хронический ринит вследствие скопления жара в легких

【主要表现】鼻塞时轻时重，多为交替性或间歇性，鼻涕量少色黄，鼻腔干热；伴见口干欲饮，咳嗽，咯黄痰；舌尖红，苔薄黄，脉数。

【Основные признаки】Переменная заложенность носа, периодически сильная заложенность сменяется облегчением, слизи не много, слизь желтого цвета, полость носа сухая и горячая; сухость во рту, кашель с желтоватой мокротой; красный кончик языка с желтым налетом, учащенный пульс.

【常用方】黄芩汤。药物组成：黄芩、栀子、桑白皮、麦冬、赤芍、桔梗、薄荷、甘草、荆芥穗、连翘。

【Часто используемое средство】Отвар шлемника «Хуан-цинь-тан» (Huangqin Tang). Состав препарата: шлемник байкальский, гардения жасминовидная, высушенная кора корней шелковицы, офиопогон японский, корень дикорастущего пиона, высушенные корни ширококолокольчика крупноцветкового, мята, корень солодки, колосья схизонепеты многонадрезной, высушенные плоды форсайтии.

2.肺脾气虚型鼻窒

2.2 Хронический ринит вследствие дефицита ци в легких

【主要表现】鼻塞时轻时重，涕白而稀黏，天冷时加重；伴见面色无华，体倦乏力，少气懒言，或恶风自汗，咳嗽痰稀，易感冒，大便溏薄；舌淡苔白，脉缓弱。

【Основные признаки】Переменная заложенность носа, белая липкая слизь, осложнение состояния в холодную погоду; бледный цвет лица, слабость, затрудненное дыхание, потливость, кашель, простуда, жидкий стул; бледный язык с белым слизистым налетом, слабый пульс.

【常用方】肺气虚为主用温肺止流丹。药物组成：人参、荆芥、细辛、诃子、甘草、桔梗、鱼脑石。脾气虚为主用补中益气汤。药物组成：黄芪、人参、白术、炙甘草、当归、陈皮、升麻、柴胡。

【Часто используемое средство】Пилюли для восполнения дефицита ци легких. Состав препарата: женьшень, схизонепета многонадрезная, дикий имбирь Зибольда, индийский миндаль, корень солодки, высушенные корни ширококолокольчика крупноцветкового. Отвар для восполнения дефицита ци легких «Бу-чжун-и-ци-тан» (Buzhong Yiqi Tang). Состав препарата: высушенные корни астрагала, женьшень, атрактилодеса крупноголового корневище, сушеный корень солодки, дудник китайский, сушеная цедра, клопогон вонючий, высушенные корни володушки.

3.邪毒血瘀型鼻窒

2.3 Хронический ринит вследствие застоя крови в организме

【主要表现】鼻塞较重，呈持续性，涕黏量多，黄色或白色，嗅觉减退，语声重浊；伴见头胀闷，耳鸣重听；舌质暗红，或有瘀点瘀斑，脉弦细。

【Основные признаки】Сильная и продолжительная заложенность носа, обильное слизетечение, слизь белого или желтоватого оттенка, ослабление обоняния, низкий голос; может наблюдаться тяжесть в голове, нарушение слуха; язык темно-красный, или с небольшими пятнами, мелкий натянутый пульс.

【常用方】通窍活血汤。药物组成：桃仁、红花、赤芍、川芎、麝香、老葱、黄酒、红枣。

【Часто используемое средство】Отвар для стимуляции кровообращения. Состав препарата: ядро персиковой косточки, сафлор, корень дикорастущего пиона, любисток сычуаньский, мускус, лук татарка, рисовое вино, китайский финик.

三、牙痛   3 Зубная боль

牙痛是指各种原因引起的牙齿剧烈疼痛的一种临床病证，疼痛呈阵发性或持续性发作，可由冷热刺激诱发。

Зубная боль может быть вызвана различными причинами, она может быть непрерывной или выражаться в форме приступов, также может наступать из-за резкой смены температур.

1.风热牙痛

3.1 Зубная боль при высокой температуре

【主要表现】牙痛遇风发作，牙龈红肿，患处得冷痛减，受热加重；舌红，苔薄黄，脉浮数。

【Основные признаки】Резкая зубная боль, опухание десен, болевые ощущения уменьшаются при воздействии холода, повышение температуры тела; красный язык с желтым налетом, плавающий пульс.

【常用方】薄荷连翘方。药物组成：金银花、连翘、生地黄、牛蒡子、知母、鲜竹叶、薄荷、绿豆衣。

【Часто используемое средство】Препараты из мяты и плодов форсайтии. Состав препарата: жимолость японская, высушенные плоды форсайтии, корень ремании, семя лопуха, анемаррена асфоделовидная, настойка на соке бамбуковых листьев, мята, кожица фасоли.

2.风寒牙痛

3.2 Зубная боль при простуде

【主要表现】牙痛遇寒发作，牙龈淡红不肿，患处得热痛减，受凉加重；舌红，苔薄白，脉浮紧。

【Основные признаки】Резкая боль при контакте с холодом, покраснение десен (без опухоли), облегчение боли при контакте с горячим, усугубление простуды; красный язык с тонким белым налетом, плавающий пульс.

【常用方】苏叶散。药物组成：紫苏叶、细辛、白芷、防风、桂枝、荜茇、甘草、生姜、葱白。

【Часто используемое средство】Порошок из листьев периллы. Состав препарата: перилла кустарниковая, дикий имбирь Зибольда, дудник даурский, лазурник растопыренный, порослевый побег коричника китайского, перец, корень солодки, имбирь, лук татарка.

3.胃火牙痛

3.3 Зубная боль при изжоге

【主要表现】牙齿疼痛难忍，夜不能寐，牙龈红肿明显；伴见头痛，口渴，口臭，大便秘结；舌红，苔黄厚或黄腻，脉洪数。

【Основные признаки】Нестерпимая боль, бессонница, опухание десен; наблюдается головная боль, жажда, характерный запах изо рта, запор; красный язык с сильным желтоватым или липким налетом, звонкий пульс.

【常用方】清胃散。药物组成：生地黄、当归、牡丹皮、黄连、升麻。

【Часто используемое средство】Порошок для очищения желудка. Состав препарата: корень ремании, дудник китайский, кора пиона древовидного, коптис китайский, клопогон вонючий.

四、口疮　　　4 Катаральный стоматит

口疮是指发生在口腔黏膜上的深浅不一、大小不等的圆形或椭圆形溃疡，伴有局部的红肿、疼痛为临床特点的病证。

Катаральный стоматит представляет собой образование круглой или овальной язвы различной величины, которая возникает на слизистой оболочке полости рта и сопровождается локализованным покраснением, болезненностью.

1.心火上炎型口疮

4.1 Катаральный стоматит вследствие воспаления сердца

【主要表现】溃疡多位于舌尖、舌前部或舌侧部，数目较多，局部红肿、疼痛明显；伴见口干口渴，心中烦热，小便黄赤；舌尖红，苔薄黄，脉数。

【Основные признаки】Множественные язвы на кончике или боках языка, красная опухоль, ярко выраженные болевые ощущения; наблюдается сухость во рту и жажда, жар в сердце, темная моча; красный кончик языка с желтоватым налетом, учащенный пульс.

【常用方】泻心导赤散。药物组成：黄芩、黄连、生地黄、木通、淡竹叶、甘草梢。

【Часто используемое средство】Порошок для удаления сердечного огня «Се-синь-дао-чи-сань» (Xiexin Daochi San). Состав препарата: шлемник байкальский, коптис китайский, корень ремании, акебия пятерная, лофатерум тонкий, веточки солодки.

2.胃肠积热型口疮

4.2 Катаральный стоматит вследствие скопления жара в желудочно-кишечном тракте

【主要表现】溃疡多位于唇、颊、口底部，溃疡形态不规则，周围红肿范围较大；伴见口干口臭，大便秘结，小便黄赤；舌红绛，苔黄腻，脉滑数。

【Основные признаки】Множественные язвы на губах, щеках и нижней части полости рта, характер язв непостоянный, крупные участки опухоли; наблюдается сухость во рту и неприятный запах, запор, темная моча; темно-красный язык с липким желтоватым налетом, плавающий пульс.

【常用方】清胃散合凉膈散。药物组成：黄芩、连翘、栀子、大黄、黄连、芒硝、升麻、柴胡、当归、牡丹皮、生石膏。

【Часто используемое средство】Порошок для очищения желудка и охлаждающий порошок для диафрагмы «Лян-гэ-сань» (Liangge San). Состав препарата: шлемник байкальский, высушенные плоды форсайтии, гардения жасминовидная, ревень лекарственный, коптис китайский, мирабилит, клопогон вонючий, высушенные корни володушки, дудник разнообразный, кора пиона древовидного, гипс.

3.肝郁化火型口疮

4.3 Катаральный стоматит вследствие застоя ци и скопления жара в печени

【主要表现】溃疡数目、大小不一，周围红肿明显，常随情绪改变或月经前发作或加重；伴见胸胁胀闷，心烦易怒，口苦咽干，失眠；舌尖红，苔薄黄，脉弦数。

【Основные признаки】Различные по размеру язвы с четкими красными границами, появляются перед менструацией при частых переменах настроения; наблюдается давление в боку, раздражительность, сухость и горечь во рту, бессонница; красный кончик языка с желтоватым налетом, натянутый пульс.

【常用方】丹栀逍遥散。药物组成：甘草、当归、茯苓、芍药、白术、柴胡、牡丹皮、栀子。

【Часто используемое средство】Порошок «Сяо-яо-сань» (Xiaoyao San) из красной гардении. Состав препарата: корень солодки, дудник китайский, пория кокосовидная, пион молочноцветковый, атрактилодеса крупноголового корневище, высушенные корни володушки, кора пиона древовидного, гардения жасминовидная.

4.阴虚化火型口疮

4.4　Катаральный стоматит вследствие дефицита Инь и синдрома огня

【主要表现】溃疡数目少，分散，边缘清楚，基底平坦，呈灰黄色，周围红肿较轻，疼痛较轻；伴见头晕目眩，五心烦热，口干咽燥，唇赤颧红；舌红少苔，脉细数。

【Основные признаки】Несколько разрозненных язв с четкими границами, гладкая поверхность серо-желтого цвета, небольшая опухоль по краям, умеренные болевые ощущения; наблюдается головокружение, жар в пяти точках (ладонях, стопах и в груди), сухость во рту, красные губы и румянец на скулах; красный язык с небольшим налетом, учащенный пульс.

【常用方】知柏地黄汤。药物组成：山药、牡丹皮、白茯苓、山茱萸、泽泻、黄柏、熟地黄、知母。

【Часто используемое средство】Отвар из кипариса и ремании «Чжи-бо-ди-хуан-тан» (Zhibo Dihuang Tang). Состав препарата: корневище диоскореи китайской, кора пиона древовидного, белая пория кокосовидная, кизил лекарственный, высушенные корневища частухи, кора бархата амурского, ремания клейкая, анемаррена асфоделовидная.

5.脾虚湿困型口疮

4.5　Катаральный стоматит вследствие задержки жидкости в селезенке

【主要表现】溃疡数目少，面积较大，基底深凹，边缘水肿，红晕不明显；伴见头身困重，口黏不渴，食欲不振，胃脘胀满，大便稀溏；舌淡胖，苔白滑或滑腻，脉沉缓。

【Основные признаки】Несколько крупных язв, по форме глубоко вогнуты, с отеками по краям, красного оттенка; наблюдается тяжесть в голове и во всем теле, гидроадипсия (отсутствие желания пить воду), отсутствие аппетита, вздутие живота, жидкий стул; бледный опухший язык с белым налетом, замедленный пульс.

【常用方】参苓白术散合平胃散。药物组成：党参、茯苓、白术、苍术、甘草、薏苡仁、桔梗、砂仁、陈皮、扁豆、厚朴。

【Часто используемое средство】Порошок из женьшеня и атрактилодеса для восстановления пищеварительной функции. Состав препарата: кодонопсис мелковолосистый, пория кокосовидная, атрактилодеса крупноголового корневище, атрактилис китайский, корень солодки, адлай, высушенные корни ширококолокольчика крупноцветкового, кардамон, сушеная цедра, чечевица, магнолия лекарственная.

6.脾肾阳虚型口疮

4.6 Катаральный стоматит вследствие дефицита Ян почек и селезенки

【主要表现】溃疡数目少且分散，表面紫暗，周围苍白，疼痛较轻；伴见面色㿠白，形寒肢冷，下利清谷，小腹冷痛，小便清长；舌质淡，苔白，脉沉弱无力。

【Основные признаки】Несколько разрозненных язв, пурпурных по цвету, бледные по краям, почти безболезненные; бледный цвет лица, простуда, диарея, криалгезия внизу живота, обильное мочеотделение (прозрачная моча); бледный язык с белым налетом, слабый пульс.

【常用方】金匮肾气丸。药物组成：熟地黄、山药、山茱萸、牡丹皮、茯苓、泽泻、肉桂、附子。

【Часто используемое средство】Пилюли «Цзинь-гуй-шэнь-ци» (Jingui Shenqi Wan). Состав препарата: лекарство из разваренного корня наперстянки, корневище диоскореи китайской, кизил лекарственный, кора пиона древовидного, пория кокосовидная, высушенные корневища частухи, корица, корни аконита Карминхеля.

第二章　双耳保健

Глава 2 Лечение через ушные раковины

耳穴是按照一定规律分布在耳郭上的腧穴，是机体脏腑气血病理变化在耳郭的反应点。耳穴疗法是以耳郭作为诊断和施治部位的针灸疗法，是中国针灸学的重要组成部分。耳与脏腑经络有着密切的关系，各脏腑组织在耳郭均有相应的反应区(耳穴)。刺激耳穴，对相应的脏腑有一定的调治作用。刺激耳穴的主要方法有针刺、埋针、放血、耳穴贴压、磁疗、按摩等。人体某一部分有病时，就会反应在耳郭的一定部位上，这些部位就是耳针治疗的刺激点，统称为耳穴(图2-1)。

Акупунктурные точки ушей расположены на ушных раковинах по определенной схеме. Многие заболевания и патологии внутренних органов, а также нарушения потоков ци отражаются на состоянии ушных раковин. Метод лечения по акупунктурным точкам уха исполь-

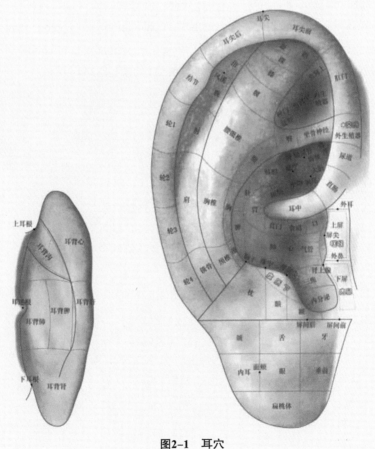

图2-1 耳穴

Рис. 2-1 Акупунктурные точки уха

зуется при постановке диагноза пациента, это один из важнейших элементов традиционного китайского иглоукалывания. Энергетические каналы ушей и внутренних органов тесно связаны, каждый орган имеет на ушной раковине соответствующую зону (точку). При стимуляции ушных точек на соответствующие органы оказывается определенное воздействие. Основными методами стимуляции ушной акупунктуры являются иглоукалывание, вживление иглы, кровопускание, зажим ушных точек, магнитная терапия, массаж и др. Заболевание определенной части тела или органа отражается на соответствующей зоне ушной раковины, именно эти зоны служат точками при иглоукалывании и называются акупунктурными точками ушей (Рис. 2-1).

中国于1992年发布了《中华人民共和国国家标准——耳穴名称与部位》(GB/T 13734–1992)，后经过国家中医药管理局修订，于2008年又发布并实施了《中华人民共和国国家标准——耳穴名称与部位》(GB/T 13734–2008)。

В 1992 году Китай выпустил 《Национальный стандарт Китайской Народной Республики —— Наименования ушных акупунктурных точек и их расположение》 (GB/T 13734-1992), который затем был пересмотрен Национальным управлением китайской медицины; в 2008 году был издан 《Национальный стандарт Китайской Народной Республики ——Наименования ушных акупунктурных точек и их расположение》 (GB/T 13734-2008).

第一节 耳穴分布、定位及主治

Раздел 1 Распределение, расположение акупунктурных точек ушей и показания к лечению

本节主要介绍《中华人民共和国国家标准——耳穴名称与部位》（GB/T13734–2008）中的耳穴名称、定位及主治。

В данном разделе представлены наименования и расположение акупунктурных точек ушей, а также показания к лечению заболеваний из 《Национального стандарта Китайской Народной Республики ——Наименования ушных акупунктурных точек и их расположение》(GB/T 13734-2008).

| 一、耳轮部 | 1 Полость ушной раковины |

耳轮部共13穴，穴位名称、部位及主治见表2–1。

В ушной раковине находится 13 точек, их наименования, расположение и назначение смотрите в таблице 2-1.

表2–1 耳轮部的穴位名称、部位及主治

穴位名称	部位	主治
耳中	在耳轮脚处，即耳轮1区	呃逆、荨麻疹、皮肤瘙痒症、小儿遗尿、咯血、出血性疾病
直肠	在耳轮脚棘前上方的耳轮处，即耳轮2区	便秘、腹泻、脱肛、痔疮
尿道	在直肠上方的耳轮处，即耳轮3区	尿频、尿急、尿痛、尿潴留
外生殖器	在对耳轮下脚前方的耳轮处，即耳轮4区	睾丸炎、附睾炎、外阴瘙痒症
肛门	在三角窝前方的耳轮处，即耳轮5区	痔疮、肛裂
耳尖前	在耳郭向前对折上部尖端的前部，即耳轮6区	感冒、痔疮

穴位名称	部位	主治
耳尖	在耳郭向前对折的上部尖端处，即耳轮6、7区交界处	发热、高血压、急性结膜炎、睑腺炎、牙痛、失眠
耳尖后	在耳郭向前对折上部尖端的后部，即耳轮7区	扁桃体炎
结节	在耳轮结节处，即耳轮8区	头昏、头痛、高血压
轮1	在耳轮结节下方的耳轮处，即耳轮9区	发热、扁桃体炎、上呼吸道感染
轮2	在轮1区下方的耳轮处，即耳轮10区	发热、扁桃体炎、上呼吸道感染
轮3	在轮2区下方的耳轮处，即耳轮11区	发热、扁桃体炎、上呼吸道感染
轮4	在轮3区下方的耳轮处，即耳轮12区	发热、扁桃体炎、上呼吸道感染

Таблица 2-1 Наименования, расположение и назначение акупунктурных точек ушной раковины

Наименование точки	Расположение	Назначение
Центр уха	на ножке завитка ушной раковины, зона №1	Икота, крапивница, кожный зуд, детский энурез, кровохарканье, заболевания с кровотечениями
Прямая кишка	на передней части верхней ножки завитка ушной раковины, зона №2	Запор, диарея, выпадение прямой кишки, геморрой
Уретра	над зоной прямой кишки, зона №3	Частое, болезненное мочеиспускание, задержка мочеиспускания
Наружные половые органы	в нижней передней части ушной раковины, зона №4	Орхит, воспаление придатка яичника, зуд вульвы
Анус	в передней части треугольной ямки, зона №5	Геморрой, трещина заднего прохода
Передняя часть кончика уха	в верхней части на сгибе ушной раковины, спереди, зона №6	Простуда, геморрой
Кончик уха	в верхней части на сгибе ушной раковины, стык 6 и 7 зон	Жар, гипертония, острый конъюнктивит, ячмень, зубная боль, бессонница
Задняя часть кончика уха	в верхней части на сгибе ушной раковины, сзади, зона №7	Тонзиллит
Бугорок	на ушном бугорке, зона №8	Головокружение, головная боль, высокое кровяное давление

продолжение таблицы

Наименование точки	Расположение	Назначение
Раковина 1	в нижней части зоны ушного бугорка, зона №9	Жар, тонзиллит, инфекции верхних дыхательных путей
Раковина 2	в нижней части зоны №1 ушной раковины, зона №10	Жар, тонзиллит, инфекции верхних дыхательных путей
Раковина 3	в нижней части зоны №2 ушной раковины, зона №11	Жар, тонзиллит, инфекции верхних дыхательных путей
Раковина 4	в нижней части зоны №3 ушной раковины, зона №12	Жар, тонзиллит, инфекции верхних дыхательных путей

二、耳舟部　　　2 Ладьевидная ямка ушной раковины

耳舟部共6穴，穴位名称、部位及主治见表2-2。

В ладьевидной ямке находится 6 точек, их наименования, расположение и назначение смотрите в таблице 2-2.

表2-2　耳舟部的穴位名称、部位及主治

穴位名称	部位	主治
指	在耳舟上方处，即耳舟1区	甲沟炎、手指麻木和疼痛
腕	在指区的下方处，即耳舟2区	腕部疼痛
风溪	在耳轮结节前方，指区与腕区之间，即耳舟1、2区交界处	荨麻疹、皮肤瘙痒症、过敏性鼻炎
肘	在腕区的下方处，即耳舟3区	肱骨外上髁炎、肘部疼痛
肩	在肘区的下方处，即耳舟4、5区	肩关节周围炎、肩部疼痛
锁骨	在肩区的下方处，即耳舟6区	肩关节周围炎

Таблица 2-2 Наименования, расположение и назначение акупунктурных точек ладьевидной ямки ушной раковины

Наименование точки	Расположение	Назначение
Пальцы	в верхней части ладьевидной ямки, зона №1	Паронихия, онемение и боль в пальцах
Запястье	в нижней части зоны пальцев, зона №2	Боль в запястье

продолжение таблицы

Наименование точки	Расположение	Назначение
"Ветреный ручей"	перед бугорком ушной раковины, между зоной пальцев и запястья, на стыке 1 и 2 зон	Крапивница, зуд кожи, аллергический ринит
Локоть	в нижней части зоны запястья, зона №3	Эпикондилит плечевой кости, боль в локте
Плечо	в нижней части зоны зоны локтя, зоны 4 и 5	Периартрит плеча, боль в плече
Ключица	в нижней части зоны плеча, зона №6	Периартрит плечевого сустава

三、对耳轮部　　　3 Противозавиток

对耳轮部共14穴，穴位名称、部位及主治见表2-3。

На противозавитке находится 14 точек, их наименования, расположение и назначение смотрите в таблице 2-3.

表2-3　对耳轮部的穴位名称、部位及主治

穴位名称	部位	主治
跟	在对耳轮上脚前上部，即对耳轮1区	足跟痛
趾	在耳尖下方的对耳轮上脚后上部，即对耳轮2区	甲沟炎、趾部疼痛
踝	在趾、跟区下方处，即对耳轮3区	踝关节扭伤
膝	在对耳轮上脚中1/3处，即对耳轮4区	膝关节疼痛、坐骨神经痛
髋	在对耳轮上脚的下1/3处，即对耳轮5区	髋关节疼痛、坐骨神经痛、腰骶部疼痛
坐骨神经	在对耳轮下脚的前2/3处，即对耳轮6区	坐骨神经痛、下肢瘫痪
交感	在对耳轮下脚前端与耳轮内缘相交处，即对耳轮6区	前端胃肠痉挛、心绞痛、胆绞痛、输尿管结石、自主神经功能紊乱
臀	在对耳轮下脚的后1/3处，即对耳轮7区	坐骨神经痛、臀筋膜炎
腹	在对耳轮体前部上2/5处，即对耳轮8区	腹痛、腹胀、腹泻、急性腰扭伤、痛经、产后宫缩痛

穴位名称	部位	主治
腰骶椎	在腹区后方，即对耳轮9区	腰骶部疼痛
胸	在对耳轮体前部中2/5处，即对耳轮10区	胸胁疼痛、肋间神经痛、胸闷、乳腺炎
胸椎	在胸区后方，即对耳轮11区	胸痛、经前乳房胀痛、乳腺炎、产后泌乳不足
颈	在对耳轮体前部下1/5处，即对耳轮12区	落枕、颈椎疼痛
颈椎	在颈区后方，即对耳轮13区	落枕、颈椎综合征

Таблица 2-3 Наименования, расположение и назначение акупунктурных точек противозавитка ушной раковины

Наименование точки	Расположение	Назначение
Пятка	в передней верхней части верхней ножки противозавитка, зона №1	Боль в пятке
Пальцы ног	В нижней части кончика уха и чуть выше верхней ножки противозавитка, зона №2	Паронихия, боль в пальцах ног
Лодыжка	в нижней части зоны пальцев ног и пятки, зона №3	Растяжение лодыжки
Колено	на 1/3 зоны вверх от противозавитка по центру, зона №4	Боль в коленном суставе, невралгия седалищного нерва
Тазобедренный сустав	на 1/3 зоны вниз от противозавитка, зона №5	Боль в тазобедренном суставе, невралгия седалищного нерва, боль в пояснично-крестцовом отделе
Седалищный нерв	на 2/3 зоны вперед от нижней части противозавитка, зона №6	Невралгия седалищного нерва, паралич нижних конечностей
Симпатическая точка	на пересечении нижней ножки противозавитка с внутренним краем ушной раковины, зона №6	Спазмы желудочно-кишечного тракта, стенокардия, желчные колики, камни в мочеточнике, расстройства вегетативной нервной системы
Ягодицы	на 1/3 зоны назад от нижней ножки противозавитка, зона №7	Невралгия седалищного нерва, фасцит ягодичной области

продолжение таблицы

Наименование точки	Расположение	Назначение
Живот	на 2/5 зоны вверх от передней части противозавитка, зона №8	Боль в животе, вздутие, диарея, сильное растяжение поясницы, менструальные боли, послеродовые схватки
Пояснично-крестцовая кость	в задней части зоны живота, зона №9	Боль в пояснично-крестцовом отделе
Грудная клетка	на 2/5 зоны вперед от передней части противозавитка по центру, зона №10	Боль в груди, межреберная невралгия, стеснение в груди, мастит
Грудные позвонки	в задней части зоны груди, зона №11	Боль в груди, предменструальное набухание груди, мастит, недостаточная послеродовая лактация
Шея	на 1/5 зоны вниз от передней части противозавитка по центру, зона №12	Растяжение шеи, боль в шейных позвонках
Шейные позвонки	в задней части зоны шеи, зона №13	Растяжение шеи, шейный остеохондроз

四、三角窝部　4 Треугольная ямка

三角窝部共5穴，穴位名称、部位及主治见表2-4。

В треугольной ямке находится 5 точек, их наименования, расположение и назначение смотрите в таблице 2-4.

表2-4　三角窝部的穴位名称、部位及主治

穴位名称	部位	主治
角窝上	在三角窝前1/3的上部，即三角窝1区	高血压
内生殖器	在三角窝前1/3的下部，即三角窝2区	痛经、月经不调、白带过多、功能性子宫出血、阳痿、遗精、早泄
角窝中	在三角窝中1/3处，即三角窝3区	哮喘
神门	在三角窝后1/3的上部，即三角窝4区	失眠、多梦、戒断综合征、癫痫、高血压、神经衰弱
盆腔	在三角窝后1/3的下部，即三角窝5区	盆腔炎、附件炎

Таблица 2-4 Наименования, расположение и назначение акупунктурных точек треугольной ямки

Наименование точки	Расположение	Назначение
Верх треугольника	на 1/3 вверх от передней части треугольной ямки, зона №1	Гипертония
Внутренние половые органы	на 1/3 вниз от передней части треугольной ямки, зона №2	Менструальные боли, нарушение менструального цикла, обильные белые выделения, дисфункциональное маточное кровотечение, мужская импотенция, непроизвольное истечение семени, преждевременная эякуляция
Центр треугольника	в 1/3 от центра треугольной ямки, зона №3	Астма
Шэнь-мэнь (Духовные врата)	на 1/3 вверх от задней части треугольной ямки, зона №4	Бессонница, частые сны, абстинентный синдром, эпилепсия, гипертония, неврастения
Тазобедренный сустав	на 1/3 вниз от задней части треугольной ямки, зона №5	Воспаление органов малого таза, воспаление придатков

五、耳屏部   5 Козелок

耳屏部共9穴，穴位名称、部位及主治见表2-5。

На козелке располагается 9 точек, их наименования, расположение и назначение смотрите в таблице 2-5.

表2-5　耳屏部的穴位名称、部位及主治

穴位名称	部位	主治
上屏	在耳屏外侧面上1/2处，即耳屏1区	咽炎、鼻炎
下屏	在耳屏外侧面下1/2处，即耳屏2区	鼻炎、鼻塞
外耳	在屏上切迹前方近耳轮部，即耳屏1区上缘处	外耳道炎、中耳炎、耳鸣
屏尖	在耳屏游离缘上部尖端，即耳屏1区	后缘处发热、牙痛、斜视
外鼻	在耳屏外侧面中部，即耳屏1、2区之间	鼻前庭炎、鼻炎
肾上腺	在耳屏游离缘下部尖端，即耳屏2区的后缘处	低血压、风湿性关节炎、腮腺炎、链霉素中毒、眩晕、哮喘、休克

穴位名称	部位	主治
咽喉	在耳屏内侧面上1/2处，即耳屏3区	声音嘶哑、咽炎、扁桃体炎、失语、哮喘
内鼻	在耳屏内侧面下1/2处，即耳屏4区	鼻炎、上颌窦炎、鼻衄
屏间前	在屏间切迹前方耳屏最下部，即耳屏2区下缘处	咽炎、口腔炎

Таблица 2-5 Наименования, расположение и назначение акупунктурных точек козелка

Наименование точки	Расположение	Назначение
Верх козелка	вверх на 1/2 с внешней стороны козелка, зона №1	Фарингит, ринит
Низ козелка	вниз на 1/2 с внешней стороны козелка, зона №2	Ринит, заложенность носа
Наружное ухо	в верхней вырезке козелка ушной раковины, по верхнему краю зоны №1 козелка	Наружный отит, средний отит, шумы в ушах
Кончик козелка	на кончике козелка сверху, зона №1	Повышенная температура, зубная боль, косоглазие
Наружный нос	в центре внешней части козелка, между 1 и 2 зонами	Вестибулит, ринит
Надпочечная железа	на кончике козелка снизу, в заднем крае зоны №2	Пониженное давление, ревматоидный артрит, свинка, отравление стрептомицином, головокружение, одышка, состояние шока
Горло	вверх на 1/2 зоны внутренней части козелка, зона №3	Охриплость, фарингит, тонзиллит, потеря речи, астма
Внутренний нос	на 1/2 зоны внутренней части козелка, зона №4	Ринит, гайморит, кровотечение из носа
Передняя часть козелка	перед линией сгиба в нижней части козелка, на нижней границе зоны №2	Фарингит, стоматит

六、对耳屏部   6 Противокозелок

对耳屏部共8穴，穴位名称、部位及主治见表2-6。

На противокозелке находится 8 точек, их наименования, расположение и назначение смотрите в таблице 2-6.

表2-6 对耳屏部的穴位名称、部位及主治

穴位名称	部位	主治
额	在对耳屏外侧面的前部，即对耳屏1区	偏头痛、头晕
屏间后	在屏间切迹后方对耳屏前下部，即对耳屏1区下缘处	额窦炎
颞	在对耳屏外侧面的中部，即对耳屏2区	偏头痛、头晕
枕	在对耳屏外侧面的后部，即对耳屏3区	头晕、头痛、癫痫、哮喘、神经衰弱
皮质下	在对耳屏内侧面，即对耳屏4区	头痛、间日疟、神经衰弱、假性近视、失眠
对屏尖	在对耳屏游离缘的尖端、即对耳屏1、2、4区交点处	哮喘、腮腺炎、睾丸炎、睾炎、神经性皮炎
缘中	在对耳屏游离缘上，对屏尖与屏轮切迹之中点处，即对耳屏2、3、4区交点处	遗尿、内耳性眩晕、尿崩症、功能性子宫出血
脑干	在屏轮切迹处，即对耳屏3、4区之间	眩晕、后头痛、假性近视

Таблица 2-6 Наименования, расположение и назначение акупунктурных точек противокозелка

Наименование точки	Расположение	Назначение
Лоб	в передней части внутренней стороны противозавитка, зона №1	Головная боль, головокружение
Задняя часть козелка	в передней нижней части противозавитка после линии сгиба, на нижней границе зоны №1	Фронтальный синусит
Виски	в центре внутренней стороны противозавитка, зона №2	Головная боль, головокружение
Голова	в задней части внешней стороны противозавитка, зона №3	Головокружение, головная боль, эпилепсия, астма, неврастения

продолжение таблицы

Наименование точки	Расположение	Назначение
Кора головного мозга	на внутренней стороне противозавитка, зона №4	Головная боль, трехдневная малярия, неврастения, спазматическая близорукость, бессонница
Кончик противокозелка	на кончике противозавитка, на пересечении 1, 2 и 4 зон	Астма, свинка, орхит, воспаление яичек, нейродермит
Центр края	на верхнем крае противозавитка, между кончиком противозавитка и межкозелковой вырезкой, на пересечении 2, 3 и 4 зон	Энурез, слуховое головокружение внутреннего уха, несахарный диабет, дисфункциональное маточное кровотечение
Мозговой ствол	на завитковой вырезке, между 3 и 4 зонами	Головокружение, боль в спине, спазматическая близорукость

七、耳甲部   7 Ушная раковина

耳甲部共21穴，穴位名称、部位及主治见表2-7。

На раковине находится 21 точка, их наименование, расположение и назначение смотрите в таблице 2-7.

表2-7 耳甲部的穴位名称、部位及主治

穴位名称	部位	主治
口	在耳轮脚下方前1/3处，即耳甲1区	面瘫、口腔炎、胆囊炎、胆石症、戒断综合征、牙周炎、舌炎
食道	在耳轮脚下方中1/3处，即耳甲2区	食管炎、食管痉挛
贲门	在耳轮脚下方后1/3处，即耳甲3区	贲门痉挛、神经性呕吐
胃	在耳轮脚消失处，即耳甲4区	胃痉挛、胃炎、胃溃疡、消化不良、恶心呕吐、前额痛、牙痛、失眠
十二指肠	在耳轮脚及部分耳轮与AB线之间的后1/3处，即耳甲5区	十二指肠溃疡、胆囊炎、胆石症、幽门痉挛、腹胀、腹泻、腹痛
小肠	在耳轮脚及部分耳轮与AB线之间的中1/3处，即耳甲6区	消化不良、腹痛、腹胀、心动过速
大肠	在耳轮脚及部分耳轮与AB线之间的前1/3处，即耳甲7区	腹泻、便秘、咳嗽、牙痛、痤疮

续表

穴位名称	部位	主治
阑尾	在小肠区与大肠区之间，即耳甲6、7区交界处	单纯性阑尾炎、腹泻
艇角	在对耳轮下脚下方前部，即耳甲8区	前列腺炎、尿道炎
膀胱	在对耳轮下脚下方中部，即耳甲9区	膀胱炎、遗尿、尿潴留、腰痛、坐骨神经痛、后头痛
肾	在对耳轮下脚下方后部，即耳甲10区	腰痛、耳鸣、神经衰弱、肾盂肾炎、遗尿、遗精、阳痿、早泄、哮喘、月经不调
输尿管	在肾区与膀胱区之间，即耳甲9、10区交界处	输尿管结石绞痛
胰胆	在耳甲艇的后上部，即耳甲11区	胆囊炎、胆石症、胆道蛔虫症、偏头痛、带状疱疹、中耳炎、耳鸣、急性胰腺炎
肝	在耳甲艇的后下部，即耳甲12区	胁痛、眩晕、经前期紧张症、月经不调、绝经期综合征、高血压、近视、单纯性青光眼
艇中	在小肠区与肾区之间，即耳甲6、10区交界处	腹痛、腹胀、胆道蛔虫症
脾	在耳甲腔的后上部，即耳甲13区	腹胀、腹泻、便秘、食欲不振、功能性子宫出血、白带过多、内耳性眩晕
肺	在心、气管区周围处，即耳甲14区	咳嗽、胸闷、声音嘶哑、皮肤瘙痒症、荨麻疹、便秘、戒断综合征
心	在耳甲腔正中凹陷处，即耳甲15区	心动过速、心律不齐、心绞痛、无脉症、神经衰弱、癔症、口舌生疮
气管	在心区与外耳门之间，即耳甲16区	哮喘、支气管炎
三焦	在外耳门后下，肺与内分泌区之间，即耳甲17区	便秘、腹胀、上肢外侧疼痛、水肿、耳鸣、耳聋、糖尿病
内分泌	在屏间切迹内，耳甲腔的底部，即耳甲18区	痛经、月经不调、绝经期综合征、痤疮、间日疟、甲状腺功能减退或亢进症

Таблица 2-7 Наименования, расположение и назначение акупунктурных точек ушной раковины

Наименование точки	Расположение	Назначение
Рот	на 1/3 впереди от нижней ножки завитка ушной раковины, зона №1	Паралич лица, стоматит, холецистит, желчнокаменная болезнь, абстинентный синдром, пародонтит, воспаление языка
Пищевод	на 1/3 по середине от нижней ножки завитка ушной раковины, зона №2	Воспаление и спазмы пищевода
Вход в желудок	на 1/3 назад от нижней ножки завитка ушной раковины, зона №3	Кардиоспазм, неврологическая рвота
Желудок	на месте сглаживания ножки завитка ушной раковины, зона №4	Спазмы желудка, гастрит, язва желудка, несварение, тошнота и рвота, лобная боль, зубная боль, бессонница
Двенадцатиперстная кишка	на 1/3 назад от пересечения ножки завитка ушной раковины и линией АВ, зона №5	Язвенная болезнь двенадцатиперстной кишки, холецистит, желчнокаменная болезнь, пилороспазм, вздутие живота, диарея, боль в животе
Тонкая кишка	на 1/3 по середине от пересечения ножки завитка ушной раковины и линией АВ, зона №6	Несварение желудка, боль и вздутие живота, тахикардия
Толстая кишка	на 1/3 вперед от пересечения ножки завитка ушной раковины и линией АВ, зона №7	Диарея, запор, кашель, зубная боль, акне
Аппендикс	между зонами тонкой и толстой кишки, на стыке 6 и 7 зон	Простой аппендицит, диарея
Угол челнока	на передней части под нижней ножкой противозавитка, зона №8	Простатит, уретрит
Мочевой пузырь	в центральной части под нижней ножкой противозавитка, зона №9	Цистит, энурез, задержка мочеиспускания, боль в пояснице, невралгия седалищного нерва, боль в затылке
Почки	на задней части под нижней ножкой противозавитка, зона №10	Боль в спине, шум в ушах, неврастения, пиелонефрит, энурез, непроизвольное семяизвержение, импотенция, преждевременная эякуляция, астма, нарушение менструального цикла
Мочеточник	между зонами почек и мочевого пузыря, на стыке 9 и 10 зон	Мочекаменная болезнь

продолжение таблицы

Наименование точки	Расположение	Назначение
Поджелудочная железа и желчный пузырь	в задней верхней части челнока ушной раковины, зона №11	Холецистит, желчнокаменная болезнь, аскаридоз желчевыводящих путей, мигрень, опоясывающий герпес, средний отит, шум в ушах, острый панкреатит
Печень	в задней нижней части челнока ушной раковины, зона №12	Стеснение в груди, головокружение, синдром предменструального напряжения, нарушение менструального цикла, синдром менопаузы, гипертония, близорукость, простая глаукома
Центр челнока	между зонами тонкой кишки и почек, на стыке 6 и 10 зон	Боль и вздутие живота, аскаридоз желчевыводящих путей
Селезенка	под линией BD, в задней верхней части полости раковины, зона №13	Вздутие живота, диарея, запор, потеря аппетита, дисфункциональное маточное кровотечение, обильные бели, слуховое головокружение внутреннего уха
Легкие	вокруг зон сердца и трахеи, зона №14	Кашель, стеснение в груди, охриплость, кожный зуд, крапивница, запор, абстинентный синдром
Сердце	в центре углубления ушной раковины, зона №15	Тахикардия, аритмия, стенокардия, отсутствие пульса, неврастения, истерия, язвы на языке и в полости рта
Трахея	между зоной сердца и наружным слуховым отверстием, зона №16	Астма, бронхит
Сань-цзяо или «тройной (три полости внутренних органов - верхняя (легкие, сердце), средняя (желудок, селезенка), нижняя (печень, почки, мочевой пузырь)	на задней нижней части наружного слухового отверстия, между зонами легких и внутренней секреции, зона №17	Запор, вздутие живота, боль снаружи верхних конечностей, отеки, шум в ушах, глухота, диабет
Внутренняя секреция	внутри линии сгиба, в нижней части полости ушной раковины, зона №18	Менструальные боли, нарушение менструального цикла, синдром менопаузы, акне, трехдневная малярия, резкое снижение тиреоидной функции или гипертиреоз

八、耳垂部　　　　8 Мочка уха

耳垂部共8穴，穴位名称、部位及主治见表2-8。

На мочке уха находится 8 точек, их наименования, расположение и назначение смотрите в таблице 2-8.

表2-8　耳垂部的穴位名称、部位及主治

穴位名称	部位	主治
牙	在耳垂正面前上部，即耳垂1区	牙痛、牙周炎、低血压
舌	在耳垂正面中上部，即耳垂2区	舌炎、口腔炎
颌	在耳垂正面后上部，即耳垂3区	牙痛、颞颌关节功能紊乱
垂前	在耳垂正面前中部，即耳垂4区	神经衰弱、牙痛
眼	在耳垂正面中央部，即耳垂5区	急性结膜炎、电光性眼炎、假性近视、睑腺炎
内耳	在耳垂正面后中部，即耳垂6区	内耳性眩晕、耳鸣、听力减退、中耳炎
面颊	在耳垂正面眼区与内耳区之间，即耳垂5、6区交界处	周围性面瘫、三叉神经痛、痤疮、扁平疣、面肌痉挛、腮腺炎
扁桃体	在耳垂正面下部，即耳垂7、8、9区	扁桃体炎、咽炎

Таблица 2-8　Наименования, расположение и назначение акупунктурных точек мочки уха

Наименование точки	Расположение	Назначение
Зубы	в передней верхней части мочки уха, зона №1	Зубная боль, пародонтит, пониженное кровяное давление
Язык	в центральной верхней части мочки уха, зона №2	Воспаление языка, стоматит
Челюсти	в задней верхней части мочки уха, зона №3	Зубная боль, нарушение функции височно-нижнечелюстного сустава
Передняя часть мочки	в передней центральной части мочки уха, зона №4	Неврастения, зубная боль
Глаза	в центре мочки уха, зона №5	Острый конъюнктивит, электроофтальмия, спазматическая близорукость, ячмень
Внутреннее ухо	в задней центральной части мочки уха, зона №6	Слуховое головокружение внутреннего уха, шум в ушах, снижение слуха, средний отит

продолжение таблицы

Наименование точки	Расположение	Назначение
Щека	между зонами глаз и внутреннего уха, на стыке 5 и 6 зон	Периферический паралич лица, невралгия тройничного нерва, акне, плоские бородавки, спазмы лицевых мышц, свинка
Миндалины	в нижней части лицевой стороны мочки уха, зоны №7, 8, 9	Тонзиллит, фарингит

九、耳背部   9 Задняя сторона уха

耳背部共6穴，穴位名称、部位及主治见表2-9。

На задней стороне уха находится 6 точек, их наименования, расположение и назначение смотрите в таблице 2-9.

表2-9   耳背部的穴位名称、部位及主治

穴位名称	部位	主治
耳背心	在耳背上部，即耳背1区	失眠、心悸、多梦
耳背肺	在耳背中内部，即耳背2区	哮喘、皮肤瘙痒症
耳背脾	在耳背中央部，即耳背3区	胃痛、消化不良、食欲不振
耳背肝	在耳背中外部，即耳背4区	胆囊炎、胆石症、胁痛
耳背肾	在耳背下部，即耳背5区	头痛、头晕、神经衰弱
耳背沟	在对耳轮沟和对耳轮上、下脚沟处	高血压、皮肤瘙痒症

Таблица 2-9 Наименования, расположение и назначение акупунктурных точек задней стороны уха

Наименование точки	Расположение	Назначение
Сердце задней части уха	в верхней части задней стороны уха, зона №1	Бессонница, тахикардия, частые сновидения
Легкие задней части уха	в центре внутри задней стороны уха, зона №2	Астма, кожный зуд
Желудок задней части уха	в центре задней стороны уха, зона №3	Боль и расстройство желудка, потеря аппетита

продолжение таблицы

Наименование точки	Расположение	Назначение
Печень задней части уха	в центре снаружи задней стороны уха, зона №4	Холецистит, желчнокаменная болезнь, стеснение в груди
Почки задней части уха	в нижней части задней стороны уха, зона №5	Головная боль, головокружение, неврастения
Углубления задней части уха	над противозавитком и его углублением, в углублении нижней ножки завитка	Гипертония, кожный зуд

十、耳根部　　　　　10 Основание уха

耳根部共3穴，穴位名称、部位及主治见表2-10。

На основании уха находится 3 точки, их наименования, расположение и назначение смотрите в таблице 2-10.

表2-10　耳根部的穴位名称、部位及主治

穴位名称	部位	主治
上耳根	在耳郭与头部相连的最上处	鼻衄
耳迷根	在耳轮脚沟的耳根处	胆囊炎、胆石症、胆道蛔虫、腹痛、腹泻、鼻塞、心动过速
下耳根	在耳郭与头部相连的最下处	低血压、下肢瘫痪、小儿麻痹后遗症

Таблица 2-10 Наименования, расположение и назначение акупунктурных точек основания уха

Наименование точки	Расположение	Назначение
Верхняя часть основания уха	в верхней точке соединения основания уха с головой	Кровотечение из носа
Скрытая часть основания уха	на основании уха в борозде ножки завитка	Холецистит, желчнокаменная болезнь, аскаридоз желчевыводящих путей, боль в животе, диарея, заложенность носа, тахикардия
Нижняя часть основания уха	в нижней точке соединения основания уха с головой	Низкое давление, паралич нижних конечностей, последствия полиомиелита у детей

第二节　耳穴操作
Раздел 2　Работа с акупунктурными точками

1.望诊

1.1 Визуальный осмотр

耳郭的大小、形状、颜色、厚薄、荣枯等变化与脏腑病变的关系密切。《灵枢·口问》曰："耳者，宗脉之所聚也。"五脏六腑的精气通过宗脉上注于耳，全身脏腑经络与耳有密切的联系。清代医家张振鋆编著的《厘正按摩要术》中提出"耳背分属五脏"理论，"耳珠属肾，耳轮属脾，耳上轮属心，耳皮肉属肺，耳背玉楼属肝"，即耳背上属心、耳背中属脾、耳背外属肝、耳背内属肺、耳背下属肾。由此确立了耳穴的整体观，可以通过耳郭的大小、薄厚、形态、颜色、血管及皮肤色泽来判定患者疾病，其特点是方便、直观地判定疾病与脏腑和经络之间的联系，但容易受到光线、耳郭温度、个人经验的限制。

Размер, форма, цвет, толщина и состояние ушных раковин тесно связаны с патологическими изменениями внутренних органов. В 《Каноне таинственной сути》 говорится: «Уши - это скопление энергетических каналов тела». Энергия всех внутренних органов движется по каналам к ушам, все энергетические меридианы тесно с ними связаны. Врач эпохи Цин Чжан Чжэньюнь в своей 《Методике лечебного массажа》 выдвинул теорию о том, что на задней стороне уха располагаются зоны пяти основных органов, «мочке соответствуют почки, ушной раковине - селезенка, верхней части уха соответствует сердце, коже уха соответствуют легкие, а задней стороне уха соответствует печень», таким образом, верхняя часть задней стороны уха соотносится с сердцем, середина задней стороны уха - с селезенкой, внешняя часть задней стороны уха соответствует легким, а нижняя часть соотносится с почками. То есть через внешний осмотр ушей, исследование размера, толщины, формы, цвета, состояния кровеносных сосудов и кожи можно определить заболевание пациента; этот метод очень удобен, поскольку состояние внутренних органов и энергетических каналов тесно связано с проявлениями заболеваний; но при осмотре многое зависит от освещения, температуры ушей и опытности врача.

（1）望诊方法　医生用手轻轻牵拉耳郭，从不同角度观察，注意耳背和耳根处的基本情况，充分利用自然光线，双眼平视，自上到下，从内而外，仔细观察耳郭上不同区域的颜色，如果发现有结节、条索和隆起的病理产物，要仔细辨别其边缘是否整齐，必要时和触诊结合来判定其大小、硬度、移动度、有无压痛等，同时还应当和对侧耳郭对比观察。在观察三角窝、耳甲艇和耳甲腔时，应当借助手指或其他触诊工具，将阳性反应物充分暴露。

(1) При визуальном осмотре　врач осторожно оттягивает ухо, смотря под разным углом для определения состояния задней стороны и основания уха, осмотр производится при достаточном освещении, двумя глазами сверху вниз, с внутренней стороны к внешней, врач обращает внимание на различия ушей и их цвет; при обнаружении патологических узлов, полос и выпуклостей для более точного исследования врач осторожно ощупывает ухо для определения размера, твердости, подвижности образований и наличия болевых ощущений, параллельно сравнивая состояние ушей. При осмотре треугольной ямки, челнока и полости ушной раковины нужно при помощи рук или другого пальпирующего инструмента проверить уши на положительные реакции.

（2）望诊阳性反应　医生通过在耳郭可见的颜色变化、结节、条索和隆起等病理改变可判定疾病（表2-11）。

(2) При воздействии на уши　врач обращает внимание на изменения цвета, появление узелков, полос, выпуклостей и других патологий для определения заболевания (Таблица 2-11).

表2-11　耳郭病理改变与疾病病名表

病理改变	疾病名称
淡红色	月经疾病、十二指肠溃疡
鲜红色	急性痛症、炎症。如：急性腰扭伤、急性胃痛
绛红色	急性热病、黄疸
白中有红	慢性胃炎急性发作
红白相间	萎缩性胃炎、肺源性心脏病
淡白色	脏腑虚弱、免疫力差
苍白色	痛症、惊吓

续表

病理改变	疾病名称
灰白色	癌症
青紫色	下肢静脉曲张
有结节隆起	子宫肌瘤、痔疮
串珠状隆起	颈椎病、痔疮
条状线性隆起	颈椎病、腰背痛、关节痛
点状凹陷	胃、十二指肠溃疡、溃疡性结肠炎
片状凹陷	鼓膜内陷、耳鸣、耳聋、腹泻
中间条状或片状隆起	近视
不规则隆起和不规则凹陷	心肌炎
有水肿	缺血、缺氧
皮肤粗糙	皮肤病
点状白色丘疹	胆囊结石、便秘、多发性子宫肌瘤
血管过于充盈	急性炎症、心血管病
三角窝处有皮肤脱屑	妇科病
肺区脱屑	肺结核病

Таблица 2-11 Патологические изменения и заболевания ушей

Патологическое изменение	Название заболевания
Светло-красный цвет	Менструальные заболевания, язва двенадцатиперстной кишки
Ярко-красный цвет	Острая боль, воспаление Например: сильное растяжение поясницы, острая боль в животе
Пурпурно-красный цвет	Острая простуда, желтуха
В белом присутствует красный цвет	Острый приступ хронического гастрита
Красно-белый цвет	Атрофический гастрит, легочная болезнь сердца
Бледно-белый цвет	Слабые органы, ослабленный иммунитет
Бледный цвет	Боль, испуг
Серо-белый цвет	Рак

продолжение таблицы

Патологическое изменение	Название заболевания
Синеватый цвет	Варикозное расширение вен нижних конечностей
Выпуклости	Миома матки, геморрой
Мелкие бугорки	Шейный спондилез, геморрой
Вытянутые выпуклости	Шейный спондилез, боль в пояснице, боль в суставах
Точечные углубления	Язвенная болезнь желудка, двенадцатиперстной кишки, язвенный колит
Плоские углубления	Втяжение барабанной перепонки, шум в ушах, глухота, диарея
Вытянутые или плоские выпуклости	Близорукость
Непостоянные выпуклости и углубления	Миокардит
Отеки	Ишемия, кислородное голодание
Грубая кожа	Кожные заболевания
Белые прыщи	Камни в желчном пузыре, запор, множественная миома матки
Обилие кровеносных сосудов	Острые воспалительные процессы, сердечно-сосудистые заболевания
Шелушение кожи в треугольной ямке	Гинекологические заболевания
Шелушение в зоне легких	Туберкулез легких

（3）望诊注意事项　首先，对耳郭的观察要全面，不能特意擦洗耳郭内外，以免错失原貌，造成误诊；其次，要充分利用自然光线，如果是阴天也要有充足的光线观察，同时要从不同角度观察，这样既可以诊断全面，同时也可以避免光反射带来的影响；再次，要注意询问患者的饮食、环境、职业和既往病史，同时利用望、闻、问、切四诊合参，这样可以全面判定患者疾病。

(3) Меры предосторожности при осмотре.　Во-первых, должен быть произведен осмотр всего уха, а не только внутри и снаружи, чтобы установить верный диагноз; во-вторых, нужно проводить осмотр при естественном освещении, если света недостаточно, включите лампу при осмотре; также важно осматривать уши со всех сторон для того, чтобы установить точный диагноз и избежать отражения света; кроме того, необходимо обращать внимание на питание пациента, условия окружающей среды, профессию и историю болезни пациента, задавая во-

просы, слушая пациента и анализируя все эти факторы для определения заболевания.

2.触诊

1.2 Пальпация

耳穴触诊是指用指压或其他工具按压的方法来触诊耳穴，可感知耳穴区域的痛感、条索和水肿，以此判定疾病轻重缓急的方法。一般来说，压痛区域小，病情轻；压痛区域大，病情重；压痛消失即病愈；压痛转移则疾病转移。影响诊断结果的因素有医生按压的角度和力度，以及按压工具。触诊法在临床上应用较广，在耳穴诊断上往往与耳穴望诊法结合应用。

Пальпация акупунктурных точек уха - это метод прощупывания ушной полости руками или при помощи пальпирующего инструмента для определения наличия болевых ощущений, полос или отеков, чтобы определить наличие патологий или заболеваний. Как правило, слабые боли при пальпации - заболевание легкой формы; при сильных болях - острые формы заболевания; исчезновение болей при пальпации говорит о выздоровлении; перемещение болевых ощущений указывает на метастазы. Факторы, влияющие на результаты диагностики, - это угол и сила давления при пальпации, а также инструмент, с помощью которого проводится осмотр. Метод пальпации широко используется в клинической практике, в диагностике ушных точек часто применяется в сочетании с методом визуального осмотра.

3.电测法

1.3 Электрометрический метод

耳穴电测法是需要通过耳穴望诊，经过电子仪器触诊进行诊断的一种诊断方法。正常耳穴的电阻与机体发生病理变化的耳穴相比较，电阻较高。如果把正常耳穴的电阻作为基础电阻值时，病理变化的耳穴就是低电阻穴区。电测法是以低电阻点作为定性判定，通过灯光变化、声响或电流量数值变化等来判定电阻大小。电测法客观、直观，具有科学定性的特点，现在耳穴基础和临床研究中应用较广。

Электрометрический метод - это диагностика ушных точек посредством визуального осмотра и пальпации с применением электронных приборов. Обычно электрическое сопротивление ушных точек при отсутствии заболеваний несколько выше. Если взять сопротивление здоровых точек за норму, то сопротивление ушных точек с патологическими изменениями будет намного ниже нормы. Электрометрический метод основывается на оценке низкого электрического сопротивления точек, изменения освещения, звука и величины тока. Данный метод является объективным и наглядным, он имеет свои научные особенности; в настоящее время электрометрический метод широко используется в фундаментальных и клинических исследованиях ушных точек.

二、操作方法　　　2 Методы воздействия

1.取穴原则

2.1 Акупунктура

（1）根据相应部位取穴　根据人体的患病位置，在其与耳郭的对应反应点或分布区域来取穴，如胃病取胃穴，肩周炎取肩穴，胆囊炎、胆石症、胆道蛔虫症取胰胆穴等。此取穴方法简单、常用、有效，尤其是诸多疼痛性疾病、急性病，利用与患病部位与耳郭的对应反应点或分布区域来取相应耳穴，大多数都可以找到敏感点，利用此耳穴治疗可达到快速消除病痛的效果。

(1) Выбор точек в соответствии с частями тела.　В зависимости от расположения очага заболевания пациента выбирается соответствующая точка на ушной раковине: при заболеваниях желудка задействуется точка желудка, при периартрите плеча - точка плечей, при холецистите, желчнокаменной болезни и аскаридозе желчевыводящих путей используется точка поджелудочной железы и желчного пузыря, и т.д. Этот метод акупунктуры прост, распространен и эффективен, особенно для лечения болевых, острых заболеваний; используя соответствующие точки реакции и область заболевания, выбирают акупунктурные точки уха, большинство из них очень чувствительны, поэтому при помощи акупунктуры уха можно достичь быстрого устранения заболевания.

（2）根据脏腑病证取穴　根据脏腑学说的理论，按照各脏腑的生理功能表现进行辨证取穴，如胃病取胃穴，心病取心穴，肺病取肺穴等；也可按脏腑之间的关系及其与体表器官的关系来取相关脏腑之耳穴，例如："肾，其华在发"，取肾穴治疗脱发；"肺主皮毛"，故取肺穴治疗皮肤病；治疗心血管疾病时，因"心与小肠相表里"，故取小肠穴往往能取得满意的效果。

(2) Выбор точек согласно заболеваниям внутренних органов.　По теории внутренних органов, каждому из них соответствует акупунктурная точка: при заболеваниях желудка происходит воздействие на точку желудка, при заболеваниях сердца - на точку сердца, при заболеваниях легких - на точку легких и т.д.; также можно выбрать точку на основании взаимодействия внутренних органов с поверхностью тела, например, «от здоровья почек зависит состояние волос», поэтому при лечении выпадения волос выбирается точка почек; «от легких зависит состояние кожи», поэтому при лечении кожных заболеваний задействуется точка лег-

ких; при лечении сердечно-сосудистых заболеваний, поскольку «сердце взаимосвязано с тонкой кишкой», часто задействуется точка тонкой кишки для более эффективного лечения.

（3）根据经络理论取穴　根据经络循行部位取穴，例如：坐骨神经痛，属足太阳膀胱经的循行部位，取耳穴中膀胱穴治疗；偏头痛，其部位属足少阳胆经的循行部位，故取耳穴中胰胆穴治疗；下牙齿痛和颈肿时，可取耳穴中大肠穴治疗。

(3) Выбор точек согласно теории меридианов.　Выбор точки обусловлен расположением каналов, по которым циркулирует ци, например, при невралгии седалищного нерва задействован меридиан мочевого пузыря, поэтому при подборе точек обязательно включается точка мочевого пузыря; головная боль проходит по меридиану желчного пузыря, поэтому при лечении задействуется точка желчного пузыря и поджелудочной железы; при боли в зубах и отеке шеи нужно включать в лечение точку толстой кишки.

（4）根据西医学理论取穴　例如：胃肠疾患与交感神经有关，可取交感穴治疗；过敏患者、风湿炎症患者取肾上腺穴治疗。

(4) Выбор точек согласно теории западной медицины.　К примеру, желудочно-кишечные заболевания тесно связаны с симпатическим нервом, поэтому при лечении нужно задействовать симпатическую точку; пациентам с аллергией и ревматизмом рекомендуется стимулировать точку надпочечной железы.

（5）根据临床经验取穴　多是通过个人的临床实践验证后得来的，如腰腿痛取外生殖器穴，胃痛取腕穴，甲状腺病取肘穴，肝昏迷取耳尖穴、结节放血，老花眼取枕穴等。

(5) Выбор точек согласно клиническому опыту　Многие выводы получены в результате непосредственного клинического лечения, например выводы о том, что при боли в пояснице нужно задействовать точку наружных половых органов, при боли в желудке - точку запястья, при аденопатии щитовидной железы - точку локтя, при острой дистрофии печени необходимо использовать метод кровопускания в точке кончика уха и бугорка, при старческой дальнозоркости нужно стимулировать точку головы.

由此可见，对疾病的耳穴治疗，根据不同病证的需要，全面考虑后，合理组配，一般以2～6穴为宜，少而精，主要选取有效的刺激点。

Таким образом, при лечении заболеваний ушной акупунктурой необходимо уделять внимание всем симптомам и внешним факторам; обычно в процедуре задействовано 2-6 точек, чем меньше, тем лучше - главное, выбирать основные точки для более эффективной стимуляции.

2.常用操作方法

2.2 Распространенные методы воздействия

耳穴的刺激方法较多，如耳穴压丸法（采用材料是王不留行籽、磁珠、白芥子等）、耳毫针法（毫针刺激耳穴）、耳穴埋针法（皮内针埋于耳穴）、耳穴埋线法、耳穴电疗法、耳穴梅花针法、耳夹法（耳针夹代替毫针作用于耳穴）、耳灸法（艾灸刺激耳郭穴位）、耳穴药物注射法（使用生物制品和各种中药制剂等注射耳穴）、耳穴磁疗法（应用磁场作用于耳穴）、耳穴放血法（于耳郭的尖端部、隆起处或耳背静脉血管放血）、耳穴切割法、耳穴激光法和耳穴按摩法等，其中耳毫针法、耳穴压丸法、耳穴埋针法和耳穴放血法最为常用。

Существует огромное количество различных методов воздействия на точки ушей, среди них применение пилюль (используются семена тысячеголова посевного, ферритовый фильтр, семена белой горчицы и т.д.), иглоукалывание (стимуляция ушных точек с помощью иглы), вживление игл (под кожу в области ушных точек), электротерапия, воздействие молоточком с семью иглами, ушные зажимы (вместо игл для стимуляции ушных точек используются зажимы), метод прижигания (методика прогревания акупунктурных точек), инъекционный метод (введение лекарственных препаратов в точки путем инъекции), магнитотерапия (воздействие магнитного поля на ушные точки), кровопускание (на кончике уха, из верхушки или задней стороны ушных вен пускается кровь), сечение ушных точек, лазерная терапия и массаж; самыми распространенными считаются иглоукалывание, применение пилюль, вживление игл и кровопускание ушных точек.

（1）耳毫针法　是28～30号0.3～0.5寸的不锈钢毫针针刺耳穴，以治疗疾病的一种常用耳穴疗法。其操作程序如下：通过望耳法、触诊法或电测法选定耳穴作为刺激反射点，先用2.5%碘酒在耳穴反射区域消毒，再用75%的消毒酒精脱碘后针刺耳穴，一般患者取采用正坐位，年老体弱、病重或精神紧张者宜采用侧卧位。进针时，医生需用手指先托着耳背固定耳郭，这样操作可以控制针刺深度，减少疼痛，再按照选穴位置可以直刺、斜刺、横刺，从不同角度快速或慢速进针，刺入皮肤2～3分。毫针进入耳软骨站立不摇，局部针感强烈，症状即刻减轻为佳；若局部无针感，应即刻调整针刺角度和深度。留针时间一般20～25分钟，特殊患者可适当延长留针时间，可行针，10分钟1次，完毕后迅速将针拔出，消毒棉球压迫针眼可减少出血，必要时可再次使用碘酒消毒。

(1) Иглоукалывание это процедура, во время которой используются иголки из нержавеющей стали №28-30 по 0.3 - 0.5 цуня длиной для стимуляции акупунктурных точек ушей; является одним из видов терапии при лечении различных заболеваний. Процедура иглоука-

лывания: после визуального осмотра, пальпации или электрометрического осмотра ушей и получении данных о состоянии и реакции ушей, сперва область акупунктуры обрабатывается 2.5% раствором йода, затем 75% спиртовым раствором; пациент обычно находится в положении сидя, но при сильной слабости, тяжелых заболеваниях и беспокойном состоянии можно проводить процедуру в положении лежа. При введении иглы врач обязан поддерживать ухо, чтобы контролировать глубину введения, уменьшить болезненность процедуры; затем в соответствии с выбранной точкой можно прокалывать ухо под разным углом и с разной скоростью, в течение 2-3 минут. При введении иглы до хряща должно быть сильное ощущение иголки, тогда симптом заболевания будет устраняться; если же при введении нет острого ощущения, то нужно поменять угол и глубину иглоукалывания. Нужно оставить иглу на 20-25 минут, в особых случаях можно продлить процедуру, можно проводить процедуру подходами по 10 минут, после завершения нужно быстро вытащить иглу, и обработать отверстие (остановить кровь) раствором йода.

（2）耳穴压丸法　又称耳穴贴压法，即在耳穴表面敷贴质硬小粒压丸（王不留行籽、磁珠、白芥子、六神丸等）的一种临床操作简便的耳穴疗法。这种方法简便、安全、无任何副作用，深受广大患者喜爱，广泛用于临床。医生将带有小粒压丸的耳穴贴敷贴在对应耳穴，要求患者每日按摩5次，2分钟1次，双耳交替。

(2) Применение пилюль на ушных точках также является распространенным методом ушной акупунктуры, в ходе которой на поверхность точек прикладываются твердые зерновые пилюли (семена тысячеголова посевного, семена белой горчицы, люшэнь-вань и др.). Этот метод очень прост, безопасен и не имеет побочных эффектов; пользуется большой популярностью в клиническом лечении. Врач использует пилюлю, которая прикладывается на соответствующую точку уха, пациенту нужно массировать эту точку на обоих ушах 5 раз каждый день, по 2 минуты.

（3）耳穴埋针法　也是常用的耳穴疗法，是将皮内针埋在对应疾病的耳穴区域，可起到持续刺激作用，对于慢性疼痛疾病效果明显，长期使用可保持疗效长久。医生在耳穴区域严格消毒后，将皮内针针体的2/3快速刺入耳穴皮内，用胶布固定，双耳可交替埋针，患者每日按摩3次，1分钟1次。埋针处避免与水接触，防止感染。若耳穴埋针影响睡眠，可适当调整进针方向和深度。

(3) Метод вживления игл также является очень распространенным, он заключается в том, что игла вживляется под кожу в районе соответствующей точки, для непрерывной стимуляции точки; метод особенно эффективен при лечении хронических заболеваний, регулярное лечение по данному методу помогает сохранить долгосрочный эффект. После тщательной дезинфекции ушной раковины врач быстро вводит иглу на 2/3 длины под кожу ушной раковины,

затем фиксирует иглу пластырем, на другом ухе процедура идентична, пациенту нужно массировать эту точку 3 раза каждый день, по 1 минуте. Следует избегать контакта уха с водой, чтобы предотвратить занесение инфекции. Если вживленная игла влияет на качество сна, то можно отрегулировать направление и глубину иглы.

（4）耳穴刺血法　是指医生使用消毒的三棱针或小刀片在选定耳穴区域处或耳背静脉穿刺或切割放血的一种耳穴疗法。此法要求不论是针具还是选定耳穴区域都要严格消毒，一人一套针具，放血前要按摩耳郭，放血时要迅速、准确，出血量不宜多，放血后用消毒干棉球按压。

(4) Метод кровопускания - это процедура, в ходе которой врач при помощи стерилизованной трехгранной иглы или скальпеля делает небольшой прокол вен в выбранной зоне или на задней стороне уха. При использовании всех этих методов крайне важна тщательная дезинфекция выбранной зоны ушей, использование только индивидуальных инструментов для каждого пациента; перед процедурой кровопускания нужно помассировать ушную раковину, прокол осуществлять быстро, точным движением и не допускать большого кровотечения; после процедуры необходимо зажать рану ватным тампоном с дезинфицирующим средством.

3.注意事项

2.3 Меры предосторожности

（1）耳针治疗时应注意防止发生晕针，一旦发生应及时处理。

(1) Во время процедуры иглоукалывания необходимо обращать внимание на возникновение головокружения и своевременно принимать меры по его устранению.

（2）为防止耳部感染，耳穴疗法前必须对针具和耳郭严格消毒；治疗后如发现红肿表现，可涂2.5%碘酒，防止出现化脓性软骨膜炎。

(2) Чтобы предотвратить инфекционное заражение, перед процедурой иглоукалывания необходимо продезинфицировать поверхность уха; если после процедуры присутствует покраснение, обработайте ухо 2,5% раствором йода, чтобы предотвратить гнойное воспаление.

（3）运动障碍患者使用耳穴疗法后，要求患者适当活动患部，以提高疗效。

(3) Пациентам с дискинезией после процедуры иглоукалывания необходимо активизировать пораженный участок соответствующим образом, чтобы повысить эффективность лечения.

（4）大饥、过饱、酗酒、极度疲倦和耳郭冻伤的患者不宜使用耳穴疗法，孕妇5～9个月不宜对子宫、卵巢、内分泌等耳穴使用治疗方法，习惯性流产的孕妇禁耳穴疗法。

(4) Пациентам в состоянии голода, сытости, алкогольного опьянения, усталости и при

обморожении ушей не следует проходить процедуру иглоукалывания ушей; женщинам на 5 - 9 месяце беременности не рекомендуется применять иглоукалывание для лечения матки, яичников, эндокринной секреции и т.д., пациенткам с привычным выкидышем строго запрещено применять процедуру ушного иглоукалывания.

（5）患有重症和伴有严重贫血者不可使用耳毫针法。

(5) Пациентам с тяжелыми заболеваниями и малокровием также запрещено применять процедуру ушного иглоукалывания.

第三节 耳穴疗法的临床应用
Раздел 3 Клиническое применение метода ушной акупунктуры

| 一、内科疾病 | 1 Терапевтические заболевания |

1.感冒

1.1 Простуда

【处方】主穴是肺、咽喉、内鼻、气管、肾上腺、气管；配穴是耳尖、交感、颞、枕、支气管、平喘。

【Лечение】Основные акупунктурные точки: легкие, горло, внутренний нос, трахея, надпочечник; дополнительные точки: кончик уха, симпатическая точка, виски, затылок, бронхи, точка облегчения астмы.

【说明】感冒是最常见的疾病，临床主要以头痛、鼻塞、流鼻涕和发热为主证，中医学认为主要与风、寒、热有关，配穴能够解决相应的症状。

【Описание】Простуда является самым распространенным заболеванием, для которого характерны такие симптомы, как головная боль, заложенность носа, насморк, высокая температура тела; в китайской традиционной медицине считается, что основными причинами заболевания являются внешнее воздействие ветра и переохлаждение; процедура акупунктуры поможет устранить симптомы заболевания.

2.支气管炎

2.2 Бронхит

【处方】主穴是肺、支气管、神门、气管；配穴是脾、大肠、平喘、内分泌。

【Лечение】Основные акупунктурные точки: легкие, бронхи, Шэнь-мэнь, трахея; дополнительные точки: селезенка, толстая кишка, точка облегчения астмы, эндокринные железы.

【说明】支气管炎属于中医学"咳嗽"和"喘证"范畴，主要与和肺、脾、肾三脏密切相关。

【Описание】В традиционной китайской медицине бронхит относится к заболеваниям категории «кашель» и «хрипы»; заболевание тесно связано с тремя органами: легкими, селезенкой и почками.

3.胸痛

1.3 Боль в груди

【处方】主穴是肝、神门、枕、心、交感；配穴是内分泌、三焦。

【Лечение】Основные акупунктурные точки: печень, Шэнь-мэнь, голова, сердце, симпатическая точка; дополнительные точки: внутренняя секреция, три полости внутренних органов.

【说明】胸痛属于中医学"胸痹"范畴，主要是由于正气亏虚、肝郁气滞、痰浊内阻或外伤血瘀导致胸部经络不通而致。

【Описание】В китайской медицине боль в груди относится к категории «оцепенения груди» и вызывается дефицитом здоровой энергии ци, застоем ци печени, скоплением мокроты или застоем крови вследствие травмы, что, в свою очередь, ведет к нарушению работы энергетических потоков организма.

4.支气管哮喘

1.4 Бронхиальная астма

【处方】主穴是支气管、肺、神门、肾上腺、肾、内分泌；配穴是交感、平喘、胸、皮质下。

【Лечение】Основные акупунктурные точки: бронхи, легкие, Шэнь-мэнь, надпочечник, почки, внутренняя секреция; дополнительные точки: симпатическая точка, точка облегчения астмы, грудь, кора головного мозга.

【说明】本病属于中医学"哮证"和"喘证"范畴，由于肺失肃降，凝聚成痰，脾虚湿盛，肾不纳气导致喘证和哮证。

【Описание】В китайской медицине данное заболевание относится к категории «удушья» и «одышки»; вследствие нарушения работы легких, скопления мокроты, дефицита ци в селезенке и почках возникают одышка и ощущение удушья.

5.心律失常

1.5 Аритмия

【处方】主穴是心、交感、小肠、神门、皮质下；配穴是心脏点、胸、肝、肾上腺。

【Лечение】Основные акупунктурные точки: сердце, симпатическая точка, тонкая кишка, Шэнь-мэнь, кора головного мозга; дополнительные точки: точки сердца, груди, печени, надпочечника.

【说明】本病属于中医学"心悸""怔忡"范畴，由于气血不足、阴虚火旺、痰热上扰而导致，与心、肝、肾关系密切。

【Описание】В китайской медицине данное заболевание относится к категории «учащенное сердцебиение», оно вызвано дефицитом ци, жар органов из-за недостатка Инь, заболевание тесно связано с сердцем, печенью и почками.

6.冠状动脉心脏病

1.6 Ишемическая болезнь сердца

【处方】主穴是心、神门、小肠、胸、交感、脾；配穴是枕、皮质下、肝。

【Лечение】Основные акупунктурные точки: сердце, Шэнь-мэнь, тонкая кишка, грудь, симпатическая точка, селезенка; дополнительные точки: голова, кора головного мозга, печень.

【说明】本病属于中医学"心痛""胸痹""厥心痛"范畴，与肾气虚衰、情志不舒、思虑过度有关。

【Описание】В китайской медицине данное заболевание относится к категории «боль в груди» и «боль в сердце», тесно связано с недостатком ци почек, эмоциональным расстройством и состоянием тревожности.

7.糖尿病

1.7 Сахарный диабет

【处方】主穴是胰胆、肝、丘脑、内分泌、脾、三焦；配穴是渴点、脑垂体、饥点。

【Лечение】Основные акупунктурные точки: поджелудочная железа и желчный пузырь, печень, таламус, внутренняя секреция, селезенка, три полости внутренних органов; дополнительные точки: точка жажды, голода, гипофиз.

【说明】本病属于中医学"消渴病"范畴，分为上、中、下三消，是内分泌失调、代谢障碍性疾病，多与饮食不节、脾胃失调、肝郁化热、肝肾亏虚和三焦气化失常有关。

【Описание】В китайской медицине данное заболевание относится к категории «диабетических заболеваний», делится на 3 стадии и является расстройством эндокринной, пищеварительной системы, сопровождается дисфункцией селезенки и желудка, жаром печени, недостатком энергии печени и почек.

8.心肌炎

1.8 Миокардит

【处方】主穴是心、神门、小肠、肺、胸、内分泌；配穴是心脏点、皮质下、交感、枕。

【Лечение】Основные акупунктурные точки: сердце, Шэнь-мэнь, тонкая кишка, легкие, грудь, внутренняя секреция; дополнительные точки: точки сердца, коры головного мозга, головы, симпатическая точка

【说明】本病属于中医学"胸痹"范畴，由于正气虚衰，风寒化热，阻滞经络，耗伤气阴，气血不足，心失所养而导致，与心、肺关系密切。

【Описание】В китайской медицине данное заболевание относится к категории «оцепенения груди», возникает от недостатка жизненного ци, внутреннего жара, блокировки энергетических каналов, дефицита внутреннего Инь и ци крови, тесно связано с сердцем и легкими.

9.高血压和低血压

1.9 Гипертония и гипотония

【处方】高血压主穴是耳穴降压沟、额、皮质下、心、肝、肾上腺、交感；配穴是神门、枕、晕区、脑、肾、内分泌。低血压主穴是心、肝、肾上腺、升压点、内分泌、脑垂体、肾；配穴是晕区、枕、额、脾、皮质下、神门。

【Лечение】При высоком кровяном давлении основные акупунктурные точки: цзяня-гоу, лоб, кора головного мозга, сердце, печень, надпочечник, симпатическая точка; дополнительные точки: Шэнь-мэнь, голова, зона ареола, мозг, почки, внутренняя секреция. При низком давлении основные акупунктурные точки: сердце, печень, надпочечник, точка напряжения, внутренней секреции, мозгового придатка, почек; дополнительные точки: область ареола, голова, лоб, селезенка, кора головного мозга, Шэнь-мэнь.

【说明】高血压属于中医学"头痛""眩晕"范畴，一般与肝阳上亢和肝肾不足有关，会出现头痛、头晕、耳鸣、心悸等症状。低血压属于中医学"眩晕""虚损"范畴，主要是气血亏虚所致，与心、脾、肾关系密切。

【Описание】В китайской медицине высокое давление относится к категории «головная боль», обычно связано с гиперфункцией Ян печени и недостаточностью печени и почек, что приводит к таким симптомам, как головная боль, головокружение, шум в ушах, учащённое сердцебиение и др. Низкое давление относится к категории «головокружение», вызвано недостатком жизненной ци, тесно связано с сердцем, селезёнкой и почками.

10.胃溃疡和十二指肠溃疡

1.10　Язвенная болезнь желудка и двенадцатиперстной кишки

【处方】主穴：胃、贲门、脾、十二指肠、皮质下；配穴是心、皮质下、内分泌。

【Лечение】Основные акупунктурные точки: желудок, кардия, селезёнка, двенадцатиперстная кишка, кора головного мозга; дополнительные точки: сердце, кора головного мозга, внутренняя секреция.

【说明】胃溃疡和十二指肠溃疡多属于中医学"胃脘痛"范畴，肝气犯胃和脾胃虚弱会导致该病的发生。患者注意保持良好的心态，心情舒畅很重要。

【Описание】В китайской медицине язвенная болезнь желудка и двенадцатиперстной кишки относится к категории «боли в желудке», заболевание вызвано активностью ци печени и слабостью селезёнки и желудка. Пациентам необходимо поддерживать хорошее настроение и внутреннее состояние покоя.

11.胃炎

1.11　Гастрит

【处方】主穴是皮质下、胃、肝、神门、脾；配穴是三焦、十二指肠、内分泌、胆。

【Лечение】Основные акупунктурные точки: кора головного мозга, желудок, печень, Шэнь-мэнь, селезёнка; дополнительные точки: три полости внутренних органов, двенадцатиперстная кишка, внутренняя секреция, желчный пузырь.

【说明】胃炎属于中医学"胃脘痛""心痛"范畴，多由于饮食伤胃和肝气犯胃等原因引起。

【Описание】В китайской медицине гастрит относится к категории «боли в желудке» и «боль в сердце», данное заболевание вызвано нарушениями работы желудка и печени вследствие неправильного питания и другими факторами.

12.胃肠神经官能症

1.12 Желудочно-кишечный невроз

【处方】主穴是乙状结肠、交感、脾、胃、贲门；配穴是食道、皮质下、神门、心。

【Лечение】Основные акупунктурные точки: сигмообразная ободочная кишка, симпатическая точка, селезенка, желудок, кардия; дополнительные точки: пищевод, кора головного мозга, Шэнь-мэнь, сердце.

【说明】本病属于中医学"郁证"范畴，情志不畅、肝气郁结导致气机紊乱。

【Описание】В китайской медицине данное заболевание относится к категории «депрессии», вызвано резкими перепадами настроения; застой ци печени приводит к нарушению циркуляции ци в организме.

13.膈肌痉挛

1.13 Спазм диафрагмы

【处方】主穴是膈、胃、神门；配穴是交感、皮质下、耳中。

【Лечение】Основные акупунктурные точки: диафрагма, желудок, Шэнь-мэнь; дополнительные точки: симпатическая точка, кора головного мозга, центр уха.

【说明】膈肌痉挛是一种不自主的膈肌间歇性痉挛，主要是与膈肌受到刺激有关。本病属于中医学"呃逆"范畴，是胃气上逆或阳气衰竭的表现。

【Описание】Спазм диафрагмы - это непроизвольный прерывистый спазм в области диафрагмы, связанный с ее раздражением. В китайской медицине данное заболевание относится к категории «икота» и проявляется в резком возрастании энергии ци желудка или в истощении запасов Ян.

14.肠炎

1.14 Воспаление кишок

【处方】主穴是直肠、脾、大肠、交感、枕、神门；配穴是小肠、胃、内分泌。

【Лечение】Основные акупунктурные точки: прямая кишка, селезенка, толстая кишка, симпатическая точка, голова, Шэнь-мэнь; дополнительные точки: тонкая кишка, желудок, внутренняя секреция.

【说明】本病属于中医学"泄泻"范畴，由于饮食生冷或不洁，损伤脾胃。

【Описание】В китайской медицине данное заболевание относится к категории «диарея», и вызвано употреблением холодной или сырой пищи и нарушением работы селезенки и желудка.

15.肾小球肾炎

1.15 Гломерулонефрит

【处方】主穴是肾、肾上腺、肺、三焦、内分泌；配穴是尿道、脾、神门、交感、枕、心。

【Лечение】Основные акупунктурные точки: почки, надпочечная железа, легкие, три полости внутренних органов, внутренняя секреция; дополнительные точки: уретра, селезенка, Шэнь-мэнь, симпатическая точка, голова, сердце.

【说明】肾小球肾炎是泌尿系统的常见病之一，一般与自身免疫有关，属于中医学"水肿"范畴，与肺、脾、肾三脏功能失调和三焦气化失常有关。

【Описание】Гломерулонефрит - это одно из распространенных заболеваний мочевыделительной системы, обычно связано с работой аутоиммунной системы, в китайской медицине данное заболевание относится к категории «отеки», заболевание связано с работой легких, селезенки и функционированием трех полостей внутренних органов.

16.阳痿

1.16 Импотенция

【处方】主穴是肝、肾、皮质下、心、脾。

【Лечение】Основные акупунктурные точки: печень, почки, кора головного мозга, сердце, селезенка.

【说明】阳痿属于中医学"阳不举"范畴，多是因为放纵情欲，精气虚寒，命门火衰，或忧思伤脾，损伤心脾，或恐惧伤肾，或湿热下注，宗筋弛纵而痿。

【Описание】В китайской медицине импотенция относится к категории «отсутствия подъема Ян», заболевание вызвано беспорядочной половой жизнью, что ведет к «синдрому холода» жизненной ци, расстройству функции селезенки, которое нарушает работу сердца, нарушениям в работе почек, а также опусканию патогенной влаги и жара в нижнюю полость организма.

17.甲状腺功能亢进

1.17 Гипертиреоз

【处方】主穴是甲状腺、丘脑、神门、内分泌、脑垂体；配穴是颈、心、饥点、交感、脾。

【Лечение】Основные акупунктурные точки: щитовидная железа, таламус, Шэнь-мэнь, внутренняя секреция, гипофиз; дополнительные точки: шея, сердце, точка голода, симпатическая точка, селезенка.

【说明】甲状腺功能亢进属于中医学"瘿病"范畴，多因情志不舒，肝气郁结化火，心火内生，痰、气、火郁结而成。

【Описание】В китайской медицине гипертиреоз относится к категории «простой зоб», заболевание вызвано перепадами настроения, застоем ци печени, воспалением ци, а также нарушением циркуляции ци в организме (скопление мокроты, жар, застой ци).

18.瘿病

1.18 Истерия

【处方】主穴是心、神门、枕、额、脑、脑干；配穴是肝、内分泌、口。

【Лечение】Основные акупунктурные точки: сердце, Шэнь-мэнь, голова, лоб, мозг, мозговой ствол; дополнительные точки: печень, внутренняя секреция, рот.

【说明】瘿病在临床上多以情绪失常为主要临床表现，多因患者正气虚弱，郁怒伤肝，忧思伤脾，气血不足，心神不宁，气机失调而致。

【Описание】В клинической практике истерия чаще всего является проявлением психического расстройства, вызванным недостатком жизненной ци, нарушением работы печени и селезенки, беспокойством и нарушениями циркуляции ци в организме.

19.神经衰弱、失眠

1.19 Неврастения, бессонница

【处方】主穴是心、脾、神门、脑、神经衰弱区；配穴是肝、皮质下、交感、肾。

【Лечение】Основные акупунктурные точки: сердце, селезенка, Шэнь-мэнь, мозг, участок нервного расстройства; дополнительные точки: печень, кора головного мозга, симпатическая точка, почки.

【说明】神经衰弱是神经系统的常见病之一，由于长期脑力劳动，情志不畅，精神压力大导致一系列和神经系统有关的疾病，临床主要表现为失眠、心慌、多梦、多汗、乏力和记忆力减退。分为心脾两虚、痰热内扰、肝火扰心、心肾不交型，与心、肝、肾、脑有关。

【Описание】Неврастения является одним из самых распространенных заболеваний нервной системы, вызванным длительным умственным трудом, переменами настроения, сильным стрессом, клинически проявляется в таких симптомах, как бессонница, учащенное сердцебиение, частые сновидения, потливость, слабость и потеря памяти. Делится по степени недостаточности сердца и селезенки, уровню беспокойства и вспыльчивости, тесно связано с сердцем, печенью, почками и головным мозгом.

20.癫痫

1.21　Эпилепсия

【处方】主穴是癫痫点、皮质下、脑、神门；配穴是枕、颞神经点、脑干、肝、肾。

【Лечение】Основные акупунктурные точки: точка эпилепсии, кора головного мозга, мозг, Шэнь-мэнь; дополнительные точки: голова, ушно-височный нерв, мозговой ствол, печень, почки.

【说明】癫痫又称"羊痫风"，属中医学"痫证"范畴，本病多由于风、痰、火、瘀导致气机逆乱、蒙蔽清窍而致。

【Описание】Эпилепсия также называется «падучая болезнь», в китайской медицине данное заболевание относится к категории «эпилептический припадок» и проявляется в комплексном нарушении потоков ци, вызванном ветром, жаром и другими скрытыми факторами.

21.头痛和偏头痛

1.21　Головная боль и мигрень

【处方】主穴是皮质下、枕、颞、额、神门；配穴是交感、肝、心。

【Лечение】Основные акупунктурные точки: кора головного мозга, голова, виски, лоб, Шэнь-мэнь; дополнительные точки: симпатическая точка, печень, сердце.

【说明】本病属于中医学"头风"范畴，多与外感风寒、内伤七情、肝阳上亢和瘀血阻滞有关，从经络上划分为阳明经、少阳经、太阳经和厥阴经头痛。

【Описание】В китайской медицине данное заболевание относится к категории «головная боль»; вызвано внешним воздействием ветра и холода, внутренними травмами и переживаниями, гиперактивностью Ян печени и снижения функционирования ци; головная боль возникает при нарушении тока крови по каналам Янмин, Шаоян и Тайян.

22.三叉神经痛

1.22　Невралгия тройничного нерва

【处方】主穴是面颊、脑干、额、皮质下、耳颞神经刺激点；配穴是外耳、三焦、大肠。

【Лечение】Основные акупунктурные точки: щеки, мозговой ствол, лоб, кора головного мозга, точка стимуляции ушно-височного нерва; дополнительные точки: наружное ухо, три полости внутренних органов, толстая кишка.

【说明】本病属于中医学"面痛"和"头痛"范畴，由于外感和内伤七情，情志不调，正气衰弱后出现。

【Описание】В китайской медицине данное заболевание относится к категории «боль в лице» и «головная боль», связано с внешним проявлением эмоций и внутренними переживаниями, резкими сменами настроения и упадком жизненной ци.

23.面神经麻痹

1.23 Паралич лицевого нерва

【处方】主穴是皮质下、脑、脑干、内分泌、三焦；配穴是肝、肾上腺、脾、肾。

【Лечение】Основные акупунктурные точки: кора головного мозга, мозг, мозговой ствол, внутренняя секреция, три полости внутренних органов; дополнительные точки: печень, надпочечник, селезенка, почки.

【说明】面神经麻痹俗称"面瘫"，是临床常见疾病，属中医学"中风"范畴，由于正气虚衰导致气血虚弱，经络阻滞，出现口眼喎斜等表现。

【Описание】Паралич лицевого нерва, известный как «паралич лица», является довольно распространенным клиническим заболеванием, в китайской медицине относится к категории «инсульта», вызывается нарушением циркуляции крови вследствие упадка жизненной ци, блокирования энергетических каналов.

24.坐骨神经痛

1.24 Радикулит

【处方】主穴是坐骨神经、臀；配穴是肝、膀胱、神门。

【Лечение】Основные акупунктурные точки: седалищный нерв, ягодицы; дополнительные точки: печень, мочевой пузырь, Шэнь-мэнь.

【说明】坐骨神经痛属于中医学"痹证"范畴，主要是由于风寒或风湿之邪客于经络，阻滞经络所致。

【Описание】В китайской медицине радикулит относится к категории «паралич», в основном возникает из-за вредного воздействия ветра и холода на энергетические каналы, что ведет к застою ци.

二、外科、皮肤科疾病　2　Хирургические и дерматологические заболевания

1.颈椎病

2.1　Шейный спондилез

【处方】主穴是颈后三角、神门、肩三角、肝、肾；配穴是指、肩、晕区、枕、交感、皮质下。

【Лечение】Основные акупунктурные точки: треугольник на задней стороне шеи, Шэнь-мэнь, треугольник плеча, печень, почки; дополнительные точки: пальцы, плечо, зона ареола, голова, симпатическая точка, кора головного мозга.

【说明】颈椎病又称"颈椎综合征"，是中老年人的常见病、多发病。中医学认为，本病多因外伤、风寒湿邪侵袭、气血不和、经络不通等所致，头晕、目眩、耳鸣等症状则与痰浊、肝风、虚损有关。

【Описание】Шейный спондилез, также известный как «синдром шейных позвонков», является распространенным недугом среди людей преклонного возраста. В китайской медицине считается, что данное заболевание возникает из-за травм области шеи, вредного воздействия ветра и влажности, нарушений циркуляции ци и крови, застоя ци в каналах и выражается в головокружении, шуме в ушах и других симптомах.

2.落枕

2.1　Растяжение шейных жил

【处方】主穴是颈、颈椎、神门、枕、心；配穴是肾、肝、皮质下。

【Лечение】Основные акупунктурные точки: шея, шейный отдел позвоночника, Шэнь-мэнь, голова, сердце; дополнительные точки: почки, печень, кора головного мозга.

【说明】落枕又称"失枕"，是由于睡眠体位不当引起颈肩肌肉酸痛。有颈椎病的患者容易引发此病。本病属于中医学"痹证"范畴，与心神不宁、精神紧张及风、寒、湿等外在因素有关。

【Описание】Растяжение шейных мышц также имеет название «синдром жесткой шеи», и вызвано неправильным положением тела во время сна, которое приводит к болезненным ощущениям в мышцах шеи и плеч. Пациенты с цервикальным спондилезом наиболее подвержены риску этого заболевания. В китайской медицине оно относится к категории «паралич» и связано с состоянием беспокойства, психическим напряжением и воздействием таких внешних факторов, как ветер, холод и влажность.

3.肩关节周围炎

2.3 Периартрит плечевого сустава

【处方】主穴是肩、神门、肩关节、肩三点、锁骨；配穴是肝、脾。

【Лечение】Основные акупунктурные точки: плечо, Шэнь-мэнь, плечевой сустав, три точки плеча, ключица; дополнительные точки: печень, селезенка.

【说明】肩关节周围炎属于中医学"肩痹"范畴，多由于长期局部感受风、寒、湿邪，或过度劳累，或外伤，气血瘀阻，经络不通，正气虚衰而致。

【Описание】В китайской медицине периартрит плечевого сустава относится к категории «боль в плече» и вызван долгим воздействием внешней среды (ветер, холод, влажность) или переутомлением, застоем ци и крови, нарушением работы энергетических каналов и упадком жизненной ци.

4.疖、痈、蜂窝织炎

2.4 Фурункулы， карбункулы и целлюлит

【处方】主穴是枕、脾、神门、肾上腺、内分泌；配穴是肺、大肠、耳尖。

【Лечение】Основные акупунктурные точки: голова, селезенка, Шэнь-мэнь, надпочечная железа, внутренняя секреция; дополнительные точки: легкие, толстая кишка, кончик уха.

【说明】疖、痈、蜂窝织炎是外科常见的化脓性疾病。中医学认为，本病是由于饮食不节导致脏腑火毒积聚，火热之邪侵犯肌肤所致，与膏粱厚味有关，应当忌食辛辣和油腻之品。

【Описание】Фурункулы, карбункулы и целлюлит являются распространенными пиогенными хирургическими заболеваниями. В китайской медицине считается, что данные заболевания вызваны нарушениями питания, скоплением вредных веществ в органах, скоплением жара, пагубно влияющего на состояние кожи, и связаны с чрезмерным употреблением в пищу пряных и жирных продуктов.

5.足跟痛

2.5 Боль в пятке

【处方】主穴是足跟、肝、肾、神门、皮质下；配穴是内分泌、交感。

【Лечение】Основные акупунктурные точки: пятки, печень, почки, Шэнь-мэнь, кора головного мозга; дополнительные точки: внутренняя секреция, симпатическая точка.

【说明】足跟痛属于中医学"肾虚"范畴，多因肝肾亏虚，筋骨失养，复感风寒湿邪或慢性劳损导致经络瘀滞，气血运行受阻，筋骨肌肉失养而发。

【Описание】В китайской медицине боль в пятке относится к категории «почечная недостаточность» и вызвана недостатком ци печени и почек, нарушением эластичности мышц, негативным воздействием внешней среды (ветер, холод и влажность), которое ведет к застою ци в энергетических каналах, нарушениям циркуляции крови и недостаточному питанию мышц и сухожилий.

6.荨麻疹

2.6 Крапивница

【处方】主穴是肺、肾上腺、内分泌、神门、肝、脾、膈；配穴是大肠、小肠、胃。

【Лечение】Основные акупунктурные точки: легкие, надпочечник, внутренняя секреция, Шэнь-мэнь, печень, селезенка, диафрагма; дополнительные точки: толстая и тонкая кишка, желудок.

【说明】荨麻疹又称"风团块"，属于中医学"瘾疹"或"赤白游风"范畴，主要是由于感受风邪、胃肠积热、正气虚衰导致邪郁肌肤，经气不能从皮肤透发所致。

【Описание】Крапивница, также известная как «волдыри», в китайской медицине относится к категории «сыпь» или «острый ангионевротический отек», главным образом возникает под воздействием внешней среды, из-за скопления жара в желудочно-кишечном тракте, упадка жизненной ци, что вдет к нарушению работы мышц, и ци из каналов не может перейти из кожи к волосам.

7.带状疱疹

2.7 Опоясывающий лишай

【处方】主穴是风溪、肺、肝、胰胆、神门、肾上腺；配穴是内分泌、枕。

【Лечение】Основные акупунктурные точки: «ветреный ручей», легкие, печень, желчный пузырь, Шэнь-мэнь, надпочечная железа; дополнительные точки: внутренняя секреция, голова.

【说明】带状疱疹属于中医学"蛇串疮""缠腰龙"范畴，主要是由于外感或火毒内侵，正气虚衰，肝火内盛，湿热内蕴，郁积肌肤而致。

【Описание】В китайской медицине опоясывающий лишай относится к категориям «герпес», «воспаление в области поясницы». Данное заболевание вызвано воздействиями внешней среды или внутренним перегревом тела, упадком жизненной ци, нарастанием печеночного огня, скоплением влаги и нарушением работы мышц и состояния кожи.

8.痤疮

2.8 Акне

【处方】主穴是肺、脾、大肠、肾上腺、神门、耳尖；配穴是心、小肠、内分泌。

【Лечение】Основные акупунктурные точки: легкие, селезенка, толстая кишка, надпочечная железа, Шэнь-мэнь, кончик уха; дополнительные точки: сердце, тонкая кишка, внутренняя секреция.

【说明】痤疮俗称"粉刺""青春痘"，是一种常见的皮脂腺或毛囊炎症。中医学认为，本病主要是由于素体阳热偏盛，肺经蕴热，复受风邪，熏蒸面部而发；或过食辛辣肥甘厚味，肠胃湿热互结，上蒸颜面所致。

【Описание】Акне, также известное как «угри» и «прыщи», является распространенным воспалительным заболеванием сальных желез и волосяных фолликулов. В китайской медицине считается, что данное заболевание возникает при резком расцвете Ян тела, легкие накапливают тепло и становятся очень восприимчивы к воздействию внешней среды; также при употреблении острой и жирной пищи в желудке скапливается тепло и влага, что отражается на состоянии кожи лица.

9.酒齄鼻

2.9 Красные угри

【处方】主穴是外鼻、肺、小肠、内分泌、肾上腺；配穴是大肠、胃、脾。

【Лечение】Основные акупунктурные точки: наружный нос, легкие, тонкая кишка, внутренняя секреция, надпочечная железа; дополнительные точки: толстая кишка, желудок, селезенка.

【说明】酒齄鼻是炎性皮肤病，病位在鼻。多由于喜食辛辣食物，胃肠功能失调，脾胃湿热上蒸或风寒外侵鼻部，血瘀和热毒瘀结肌肤所致。

【Описание】Красные угри - это воспалительные образования на поверхности носа. В основном возникают от употребления острой пищи, которая ведет к нарушению функции желудочно-кишечного тракта, когда в селезенке и желудке скапливаются жар и влага; также могут возникать под воздействием холода, когда нарушенное кровоснабжение сказывается на состоянии кожи.

10.扁平疣

2.10 Плоские бородавки

【处方】主穴是肺、脾、内分泌、肾上腺；配穴是神门、肝、耳尖（放血）。

【Лечение】Основные акупунктурные точки: легкие, селезенка, внутренняя секреция, надпочечная железа; дополнительные точки: Шэнь-мэнь, печень, кончик уха (при кровопускании).

【说明】扁平疣属于中医学"扁瘊"范畴，多因肌肤气血不和，风热邪毒侵入，蕴于肌肤，热蕴日久则脉络不通，瘀血凝滞而成；或内有肝郁气血凝滞，或脾湿痰瘀阻于肌肤所致。

【Описание】В китайской медицине плоские бородавки относятся к категории «подошвенных бородавок»; заболевание возникает из-за дисбаланса ци кожи, повышенной температуры в мышцах, когда длительный жар приводит к застою крови и ци; также возникают из-за застоя ци печени или селезенки, что ведет к нарушению циркуляции ци на поверхности тела.

11.湿疹

2.11 Экзема

【处方】主穴是肺、脾、神门、内分泌、肾上腺、风溪；配穴是心、枕、膈、大肠、小肠。

【Лечение】Основные акупунктурные точки: легкие, селезенка, Шэнь-мэнь, внутренняя секреция, надпочечная железа, «ветреный ручей»; дополнительные точки: сердце, голова, диафрагма, толстая кишка, тонкая кишка.

【说明】湿疹属于中医学"湿疮"范畴，主要是由于先天禀赋不足，风、湿、热毒邪浸淫肌肤所致。

【Описание】В китайской медицине экзема относится к категории «кожных заболеваний» и возникает под влиянием врожденных патологий, а также под воздействием внешних факторов (ветра, влажности и жары).

12.脱发

2.12 Облысение

【处方】主穴是肺、肾、脾、内分泌、肾上腺、皮质下；配穴是肝、胰胆、大肠、神门、膀胱。

【Лечение】Основные акупунктурные точки: легкие, почки, селезенка, внутренняя секреция, надпочечник, кора головного мозга; дополнительные точки: печень, поджелудочная железа и желчный пузырь, толстая кишка, Шэнь-мэнь, мочевой пузырь.

【说明】脱发有突然脱发和渐进性脱发之分，也有局部脱发形成"斑秃"，如果全部脱发称为"全秃"。

【Описание】Облысение подразделяется на внезапную потерю волос и постепенное выпадение волос, также может происходить локально, образуя «круговую алопецию», если же выпадают все волосы, то образуется лысина, «полная алопеция».

三、五官科疾病   3 Заболевания органов чувств

1.急性结膜炎

3.1 Острый конъюнктивит

【处方】主穴是眼、肺、神门、肝、目1、目2、肾上腺；配穴是交感、皮质下、耳尖。

【Лечение】Основные акупунктурные точки: глаза, легкие, Шэнь-мэнь, печень, глаз 1, глаз 2, надпочечная железа; дополнительные точки: симпатическая точка, кончик уха.

【说明】急性结膜炎俗称"红眼病"，是常见的传染性眼病。本病属于中医学"目赤肿痛""天行赤眼"范畴，主要是由于外感时行疫毒或肺经蕴热上行导致的疾病。

【Описание】Острый конъюнктивит, также известный как «синдром красных глаз», является распространенным инфекционным заболеванием глаз. В китайской медицине данное заболевание относится к категории «покраснение и отек глаз», вызывается воздействием сезонных инфекций или заболеваниями, вызванными жаром в легких.

2.近视

3.2 Близорукость

【处方】主穴是眼、肝、肾、心、神门、交感；配穴是枕、脾、内分泌。

【Лечение】Основные акупунктурные точки: глаза, печень, почки, сердце, Шэнь-мэнь, симпатическая точка; дополнительные точки: голова, селезенка, внутренняя секреция.

【说明】近视是眼睛调节功能失调导致的疾病。本病属于中医学"能近怯远症"，多因先天禀赋不足，后天发育不良，劳心伤神而导致心肝肾气血亏虚，或长时间用眼不当而发病。

【Описание】Близорукость - это заболевание, вызванное нарушением функции регуляции зрения. В китайской медицине данное заболевание относится к категории «миопия», причиной которого является врожденная или приобретенная патология, нервное перенапряжение и, как следствие, упадок ци сердца, почек и печени, также может возникнуть из-за вредного воздействия на глаза.

3.青光眼

3.3　Глаукома

【处方】主穴是眼、肝、降压点、目1、目2、神门；配穴：肾、肾上腺、枕。

【Лечение】Основные акупунктурные точки: глаза, печень, точка снижения давления, глаз 1, глаз 2, Шэнь-мэнь; дополнительные точки: почки, надпочечная железа, голова.

【说明】青光眼是一种常见的眼病，根据发病原因，可分为先天性、原发性和继发性青光眼三种。本病属于中医学"五风内障"范畴，多因情志不舒，致肝胆火炽，风火上扰，或有阴虚火炎等，导致气血不和，目内气机阻滞，玄府闭塞，神水积滞为患。

【Описание】Глаукома является распространенным заболеванием глаз, которое в зависимости от причины может подразделяться на три вида: врожденную, первичную и вторичную. В китайской медицине данное заболевание относится к категории «катаракта» и вызвано переменами настроения, возрастанием жара печени и желчного пузыря или нехваткой Инь, что приводит к нарушениям циркуляции ци и крови, застою ци внутри глаза, блокировке потовых желез и застою жидкости в организме.

4.中耳炎

3.4　Отит среднего уха

【处方】主穴是内耳、外耳、肾、肾上腺、肝、内分泌、神门；配穴是枕、皮质下、胰胆、目。

【Лечение】Основные акупунктурные точки: внутреннее ухо, наружное ухо, почки, надпочечная железа, печень, внутренняя секреция, Шэнь-мэнь; дополнительные точки: изголовье, кора головного мозга, поджелудочная железа и желчный пузырь, глаза.

【说明】中耳炎属于中医学"脓耳""耳闭"范畴，多因外感风热或肝胆火热等引起。如果是化脓性中耳炎，可采用耳尖放血法治疗。

【Описание】В традиционной китайской медицине отит среднего уха относится к заболеваниям «закрытого уха», «гнойного уха», вызванным воздействием внешней среды (простуда, жар) или жаром печени и желчного пузыря. При лечении гнойной формы отита среднего уха можно использовать метод кровопускания кончика уха.

5.鼻炎和鼻窦炎

3.5　Ринит и синусит

【处方】主穴是内鼻、外鼻、肾上腺、肺、大肠、脾、肾、外耳；配穴是风溪、神门和内分泌，用于治疗过敏性鼻炎。

【Лечение】Основные акупунктурные точки: внутренний нос, наружный нос, надпочечник, легкие, толстая кишка, селезенка, почки, наружное ухо; дополнительные точки: «ветреный ручей», Шэнь-мэнь и внутренняя секреция, используемые при лечении аллергического ринита.

【说明】鼻炎和鼻窦炎属于中医学"伤风""感冒""鼻窒息"范畴，主要是由于外感风寒，或肺、脾、肾气虚或邪毒引起肺气虚损而发病。

【Описание】В китайской медицине ринит и синусит относятся к категориям «насморк», «простуда» и «хронический насморк» причинами заболеваний является вредное воздействие внешней среды (ветер и холод), или же недостаточность ци легких, селезенки и почек, а также влияние вредных веществ в организме на состояние легких.

6.扁桃体炎

3.6 Тонзиллит

【处方】主穴是扁桃体、咽喉、肺、气管、肺、胃、内分泌；配穴是耳尖、肾。

【Лечение】Основные акупунктурные точки: миндалины, горло, легкие, трахея, желудок, внутренняя секреция; дополнительные точки: кончик уха, почки.

【说明】本病属于中医学"乳蛾"范畴，多是由于外感风热、邪毒，或饮食不节，辛辣过度，导致肺、胃火热上蒸，热毒积聚喉咙而发。

【Описание】В китайской медицине данное заболевание относится к категории «воспаление глоточных миндалин» и вызвано воздействием ветра и холода, вредных веществ, или же неправильным питанием, чрезмерным употреблением острой пищи, что приводит к повышению жара в легких и желудке, а также к скоплению вредных веществ в горле.

7.牙周炎

3.7 Периодонтит

【处方】主穴是口、大肠、胃、小肠、肾上腺、肾；配穴是神门、耳尖。

【Лечение】Основные акупунктурные точки: рот, толстая кишка, желудок, тонкая кишка, надпочечная железа, почки; дополнительные точки: Шэнь-мэнь, кончик уха.

【说明】本病属于中医学"牙痛""牙龈肿痛"范畴，多因过食辛辣厚味，饮食不节，脾胃内伤，湿热蕴而化火，火热循经上蒸齿龈引发本病。

【Описание】В китайской медицине данное заболевание относится к категории «зубная боль» или «воспаление десен», и вызвано оно чрезмерным употреблением острой пищи, несбалансированным питанием, нарушением работы селезенки и желудка, из-за чего внутренняя влажность переходит в жар, жар циркулирует по телу и концентрируется в деснах, от чего и возникает данное заболевание.

四、妇科疾病   4 Гинекологические заболевания

1.月经不调

4.1 Нарушение менструального цикла

【处方】主穴是子宫、卵巢、脑垂体、肝、肾；配穴是丘脑、脾、肾上腺、交感、皮质下。

【Лечение】Основные акупунктурные точки: матка, яичники, гипофиз, печень, почки; дополнительные точки: таламус, селезенка, надпочечная железа, симпатическая точка, кора головного мозга.

【说明】中医学认为，月经不调与肝、脾、肾关系密切，也与冲脉和任脉的气血失调、肝郁气滞和肾气虚衰有关。

【Описание】В китайской медицине считается, что нарушение менструального цикла тесно связано с работой печени, селезенки и почек, а также с нарушениями ци меридиана Чун-май и «артерии беременности» Жэнь-май, застоем ци печени и почек.

2.痛经

4.2 Менструальные боли

【处方】主穴是子宫、内分泌、卵巢、肝、下焦；配穴是肝、肾。

【Лечение】Основные акупунктурные точки: матка, внутренняя секреция, яичники, печень, «нижний центр»; дополнительные точки: печень, почки.

【说明】痛经属于中医学"经行腹痛"范畴，与肝、肾功能失调有关。

【Описание】В китайской медицине менструальные боли относятся к категории «менструальная боль в животе» и тесно связаны с нарушением функций печени и почек.

3.闭经

4.3 Аменорея

【处方】主穴是子宫、卵巢、脑垂体、肾、内分泌；配穴：肝、交感、皮质下。

【Лечение】Основные акупунктурные точки: матка, яичники, гипофиз, почки, внутренняя секреция; дополнительные точки: печень, симпатическая точка, кора головного мозга.

【说明】闭经属于中医学"月事不来"或"经水不通"范畴，由于肝肾不足，气血亏虚或气滞血瘀，导致经水不通。

【 Описание 】 В китайской медицине аменорея относится к категориям «отсутствие менструации» или «нерегулярные менструации», данное заболевание вызвано недостаточностью печени и почек, дефицитом ци и крови или застоем ци, что ведет к нерегулярности менструальных выделений.

4.不孕症

4.4 Бесплодие

【 处方 】 主穴是卵巢、内分泌、神门、肾、皮质下；配穴是子宫、输卵管、肝、交感、脑垂体。

【 Лечение 】 Основные акупунктурные точки: яичники, внутренняя секреция, Шэнь-мэнь, почки, кора головного мозга; дополнительные точки: матка, маточная труба, печень, симпатическая точка, гипофиз.

【 说明 】 不孕症属于中医学"绝嗣不生""全不产"范畴，主要是由于先天肾气亏虚，冲任血虚，气滞血瘀，痰湿阻滞而致。

【 Описание 】 В китайской медицине бесплодие относится к категориям «нестабильная беременность» или «отсутствие репродуктивной функции». Главным образом заболевание вызвано врожденной почечной недостаточностью, нехваткой крови, застоем ци и крови.

5.盆腔炎

4.5 Воспаление тазовых органов

【 处方 】 主穴是盆腔、内分泌、肾、肾上腺、肝、脾；配穴是神门、下焦。

【 Лечение 】 Основные акупунктурные точки: тазовая полость, внутренняя секреция, почки, надпочечная железа, печень, селезенка; дополнительные точки: Шэнь-мэнь, «нижний центр».

【 说明 】 盆腔炎属于中医学"带下"或"癥瘕"范畴。由于肝肾不足，正气亏虚，湿热和瘀毒下注于下焦所致。

【 Описание 】 В китайской медицине воспаление тазовых органов относится к категории «бели» или «запор». Из-за недостаточности печени и почек наблюдаются опускание патогенной влаги и жара в нижнюю полость организма и упадок жизненной ци.

6.更年期综合征

4.6 Синдром менопаузы

【 处方 】 主穴是内分泌、子宫、卵巢、脑垂体、丘脑、肾、神门；配穴是肝、交感、心、皮质下。

【Лечение】Основные акупунктурные точки: внутренняя секреция, матка, яичники, гипофиз, таламус, почки, Шэнь-мэнь; дополнительные точки: печень, симпатическая точка, сердце, кора головного мозга.

【说明】本病属于中医学"绝经前后诸证"范畴。由于女性自然衰老，出现肾气亏虚，精血不足，冲任亏损而导致一系列症状的发生，如自主神经功能紊乱、生殖系统萎缩等，还可能出现一系列生理和心理方面的变化，如焦虑、抑郁和睡眠障碍等。

【Описание】В китайской медицине данное заболевание относится к категории «климакс». В процессе естественного старения у женщин возникает дефицит ци почек, жизненной энергии, что ведет к возникновению ряда симптомов, таких как вегетативные расстройства, атрофия репродуктивной системы и т. д.; также может произойти ряд физиологических и психологических изменений: состояние тревоги, депрессия и нарушения сна.

7.子宫脱垂

4.7 Опущение матки

【处方】主穴是子宫、交感、子宫颈、下焦、脾、肾；配穴是肝、腹、交感、皮质下。

【Лечение】Основные акупунктурные точки: матка, симпатическая точка, шейка матки, «нижний центр», селезенка, почки; дополнительные точки: печень, живот, симпатическая точка, кора головного мозга.

【说明】子宫脱垂属于中医学"阴挺"或"阴脱"范畴，主要是由于脾肾气虚、湿热下注而致。

【Описание】В китайской медицине опущение матки относится к категории «выпадение матки» или «истощение Инь», заболевание вызвано недостатком ци селезенки и почек, а также опусканием патогенной влаги и жара в нижнюю полость организма.

第三章　三餐养生

Глава 3 Трехразовое питание

一日三餐是提供人体所需营养物质的重要途径。膳食养生就是在中医理论的指导下，合理科学地进行营养配餐的养生方式；同时在膳食中加入一些中药材，能够调理人体阴阳气血，达到预防疾病的目的。每种药材都有四气五味的不同，因而具有不同的治疗作用。四气是指寒热温凉四种不同的药性，又称四性；五味是指药物有酸、苦、甘、辛、咸不同的药味。中医药膳是通过运用药物和食材的四性五味，将不同性质和味道对人体的调整进行合理搭配，从而完成调节人体阴阳的目的。以膳食的方式进行养生保健，由于其色香味俱全，深受人们的喜爱。

Прием пищи три раза в день является важным элементом обеспечения организма необходимыми питательными веществами. Согласно учению традиционной китайской медицины, нужно придерживаться рационального подхода к режиму питания; кроме того, необходимо дополнять питание травяными добавками, которые помогут регулировать баланс Инь и Ян, циркуляцию ци и крови, а также способствуют профилактике различных заболеваний. Каждый вид трав обладает своими энергетическими и вкусовыми характеристиками (4 свойства и 5 вкусов), а также разными лечебными характеристиками. К четырем свойствам относятся жара, холод, тепло и прохлада, на взаимодействие с которыми направлены различные целебные свойства трав; под пятью вкусами подразумеваются: кислый, горький, сладкий, острый и соленый. Лечебное питание в традиционной китайской медицине сочетает в себе употребление питательных ингредиентов и травяных добавок 4-х свойств и 5-ти в различных комбинациях, которые помогают регулировать баланс энергии Инь и Ян в организме. Здоровое питание включает в себя огромное количество вкусовых сочетаний и пользуется в народе большой популярностью.

第一节 药膳常用食物

Раздел 1 Наиболее распространенные продукты лечебного питания

食物与药物都具有四性五味，只是食物的性味比较缓和，能够缓慢地调节人体的阴阳气血，大量服用不会对人体产生毒副作用，所以使用剂量并不十分严苛。了解不同食物的性味、功效与主治，是学习药膳制作与配伍的第一步。

Пища, как и лекарства, обладает «4-мя свойствами» и пятью вкусами, вот только вкус пищи более мягкий, он способен оказывать умеренное воздействие на потоки Инь и Ян, ци и крови; к тому же употребление лечебной пищи в больших количествах не может оказать побочных токсичных эффектов на организм, поэтому в питании не существует строгих ограничений относительно порций. Понимание свойств и вкуса продуктов, их воздействие на организм при лечении заболеваний - первый шаг в изучении режима питания и совместимости лекарственных препаратов с диетой.

一、动物类食材　　1 Продукты животного происхождения

1.羊肉

1.1 Баранина

【性味】甘，热。

【Вкус и свойство】Сладкий, горячий.

【功效】温中健脾，补肾壮阳，益气养血。

【Эффект】Прогрев и укрепление селезенки и желудка, восстановление функции почек, укрепление Ян, восполнение крови и ци.

【主治】脾胃虚寒，食少反胃，泻痢，肾阳不足，气血亏虚，虚劳羸瘦，腰膝酸软，阳痿，寒疝，产后虚羸少气，缺乳。

【Показания к лечению】Недостаточность селезенки и желудка, снижение аппетита и тошнота, понос, недостаток Ян в почках, недостаточность ци и крови, истощение, слабость в пояснице и в коленях, мужская импотенция, околопупочная колика, послеродовая недостаточность ци, отсутствие лактации.

2.羊肚

1.2 Бараний желудок

【性味】甘，温。

【Вкус и свойство】Сладкий, теплый.

【功效】健脾胃，补虚损。

【Эффект】Восстановление функций селезенки и желудка, восполнение недостаточности.

【主治】脾胃虚弱，虚劳羸瘦，纳呆，反胃，自汗，盗汗，消渴，尿频。

【Показания к лечению】Недостаточность селезенки и желудка, общее истощение, анорексия, тошнота, потливость, ночная потливость, диабет, учащенное мочеиспускание.

3.羊肝

1.3 Баранья печень

【性味】甘、苦，凉。

【Вкус и свойство】Сладкий, горький; прохладный.

【功效】养血，补肝，明目。

【Эффект】Питание крови, восстановление функции печени, улучшение зрения.

【主治】血虚萎黄，羸瘦乏力，肝虚目暗，雀目，青盲，障翳。

【Показания к лечению】Недостаточность крови, истощение, потемнение в глазах от печеночной недостаточности, куриная слепота, глаукома, потеря зрения.

4.羊乳

1.4 Овечье молоко

【性味】甘，温。

【Вкус и свойство】Сладкий, теплый.

【功效】温润补虚。

【Эффект】Восполнение пустоты теплом и влагой.

【主治】治虚劳羸弱，消渴，反胃，哕逆，口疮，漆疮。

【Показания к лечению】Истощение и слабость, диабет, рвота, катаральный стоматит, язвы.

5.牛肉

1.5 Говядина

【性味】甘，平。

【Вкус и свойство】Сладкий, нейтральной температуры.

【功效】补脾胃，益气血，强筋骨。

【Эффект】Восполнение селезенки и желудка, стимуляция ци и крови, укрепление сухожилий и костей.

【主治】治虚损羸瘦，消渴，脾弱不运，痞积，水肿，腰膝酸软。

【Показания к лечению】Истощение, диабет, селезеночная недостаточность, уплотненная масса в желудке, отеки, слабость в пояснице и коленях.

6.牛乳

1.6 Коровье молоко

【性味】甘，微寒。

【Вкус и свойство】Сладкий, слегка прохладный.

【功效】补虚损，益肺胃，养血，生津润燥，解毒。

【Эффект】Восполнение недостаточности, стимулирование работы легких и желудка, восполнение жизненных сил, стимулирование секреции жидкостей организма, детоксикация.

【主治】虚弱劳损，反胃噎膈，消渴，血虚便秘，气虚下痢，黄疸。

【Показания к лечению】Слабость и переутомление, тошнота, диабет, недостаточность крови и запор, диарея, желтуха.

7.猪肉

1.7 Свинина

【性味】甘、咸，微寒。

【Вкус и свойство】Сладкий, соленый; охлажденный.

【功效】补肾滋阴，养血润燥，益气，消肿。

【Эффект】Стимулирование почек и восполнение Инь, восполнение крови, восстановление потоков ци, снятие отеков.

【主治】肾虚羸瘦，血燥津枯，燥咳，消渴，便秘，虚肿。

【Показания к лечению】Истощение из-за почечной недостаточности, нехватка крови и других жидкостей организма, сухой кашель, жажда, запор, отечность.

8.猪肝

1.8 Свиная печень

【性味】甘、苦，温。

【Вкус и свойство】Сладкий, горький; теплый.

【功效】养肝明目，补气健脾。

【Эффект】Восстановление функции печени и улучшение зрения, питание ци и стимулирование работы селезенки.

【主治】肝虚目昏，夜盲，疳眼，脾胃虚弱，小儿疳积，脚气浮肿，水肿，久痢脱肛，带下。

【Показания к лечению】Ухудшение зрения, куриная слепота, слабость селезенки и желудка, глистная болезнь у детей, дерматомикоз ног, отеки, затяжная дизентерия и выпадение кишки, бели.

9.猪脑

1.9 Свиной мозг

【性味】甘，寒。

【Вкус и свойство】Сладкий, холодный.

【功效】补益脑髓，疏风，润泽生肌。

【Эффект】Стимулирование работы мозга, повышенное потоотделение, увлажнение и восстановление тканей организма.

【主治】头痛，眩晕，失眠，手足皲裂，痈肿，冻疮。

【Показания к лечению】Головная боль, головокружение, бессонница, трещины на коже рук и ног, гнойники, отморожение.

10.猪肚

1.10 Свиной желудок

【性味】甘，温。

【Вкус и свойство】Сладкий, теплый.

【功效】补虚损，健脾胃。

【Эффект】Восполнение недостаточности, оздоровление селезенки и желудка.

【主治】虚劳羸瘦，劳瘵咳嗽，脾虚食少，消渴尿多，泄泻，水肿脚气，妇人赤白带下，小儿疳积。

【Показания к лечению】Истощение, туберкулез, недостаточность селезенки и снижение аппетита, диабет и частое мочеиспускание, диарея, отеки и дерматомикоз ног, лейкорея с кровянистыми выделениями, глистная болезнь у детей.

11.狗肉

1.11 Мясо собаки

【性味】咸、酸，温。

【Вкус и свойство】Соленый, кислый; теплый.

【功效】补脾暖胃，温肾壮阳，填精。

【Эффект】Восстановление функции селезенки и прогрев желудка, активизация Ян почек, восполнение секреции жидкостей организма.

【主治】脘腹胀满，浮肿，腰痛膝软，阳痿，寒疟。

【Показания к лечению】Вздутие живота, отеки, боль в пояснице и коленях, импотенция, алгидная малярия.

12.鸡肉

1.12 Курятина

【性味】甘，温。

【Вкус и свойство】Сладкий, теплый.

【功效】温中益气，补精填髓。

【Эффект】Прогрев селезенки и желудка, восполнение ци, восстановление жизненных сил.

【主治】虚劳羸瘦，病后体虚，食少纳呆，反胃，腹泻下痢，消渴，水肿，小便频数，崩漏带下，产后乳少。

【Показания к лечению】Истощение, слабость, снижение аппетита, анорексия, диарея, тошнота, диабет, отеки, учащенное мочеиспускание, метроррагия, отсутствие лактации после родов.

13.鸡肝

1.13 Куриная печень

【性味】甘，温。

【Вкус и свойство】Сладкий, теплый.

【功效】补肝肾，明目，消疳，杀虫。

【Эффект】Восстановление функции печени и почек, улучшение зрения, устранение язв, дезинсекция.

【主治】肝虚目暗，目翳，夜盲，小儿疳积，妊娠胎漏，小儿遗尿，妇人阴蚀。

【Показания к лечению】Потемнение в глазах вследствие печеночной недостаточности, куриная слепота, бельмо на глазу, глистная болезнь у детей, вагинальное кровотечение во время беременности, детское недержание мочи, лейкоплакия вульвы.

14.鸡子黄

1.14 Яичный желток

【性味】甘，平。

【Вкус и свойство】Сладкий, нейтральной температуры.

【功效】滋阴润燥，养血息风。

【Эффект】Питание Инь, восполнение жизненных сил.

【主治】心烦不得眠，热病痉厥，虚劳吐血，呕逆，下痢，烫伤，热疮，肝炎，小儿消化不良。

【Показания к лечению】Тревога и бессонница, простуда, кровавая рвота и истощение, частая рвота, диарея, ожог, герпес, гепатит, детское несварение желудка.

15.鸡子白

1.15 Яичный белок

【性味】甘，凉。

【Вкус и свойство】Сладкий, прохладный.

【功效】润肺利咽，清热解毒。

【Эффект】Смягчение легких и уменьшение боли в горле, снижение температуры и детоксикация.

【主治】伏热咽痛，失音，目赤，烦满咳逆，下痢，黄疸，疮痈肿毒，烧烫伤。

【Показания к лечению】Боль в горле, потеря голоса, гиперемия конъюнктивы, одышка, диарея, желтуха, язвы и гнойные опухоли, ожог.

16.鸭肉

1.16 Мясо утки

【性味】甘、微咸，平。

【Вкус и свойство】Сладкий, слегка соленый; нейтральной температуры.

【功效】补益气阴，利水消肿。

【Эффект】Восполнение Инь, устранение отеков.

【主治】虚劳骨蒸，咳嗽，水肿。

【Показания к лечению】Истощение от туберкулеза, кашель, отеки.

17.鹌鹑

1.17　Перепел

【性味】甘，平。

【Вкус и свойство】Сладкий, нейтральной температуры.

【功效】益中气，止泻痢，壮筋骨。

【Эффект】Восполнение ци, устранение диареи, укрепление сухожилий и костей.

【主治】脾虚泻痢，小儿疳积，风湿痹证，咳嗽。

【Показания к лечению】Диарея, глистная болезнь у детей, боль в суставах, кашель.

18.黄鳝

1.18　Белобрюхий угорь

【性味】甘，温。

【Вкус и свойство】Сладкий, теплый.

【功效】益气血，补肝肾，强筋骨，祛风湿。

【Эффект】Восполнение ци и крови, восстановление функции печени и почек, укрепление сухожилий и костей, облегчение ревматических болей.

【主治】虚劳，疳积，阳痿，腰痛，腰膝酸软，风寒湿痹，产后淋沥，久痢脓血，痔瘘，臁疮。

【Показания к лечению】Общее истощение, глистная болезнь, мужская импотенция, боль в пояснице, ломота и слабость в пояснице и коленях, ревматизм от холода и влажности, недержание мочи после родов, затяжная дизентерия, геморрой, язвы на ногах.

二、植物类食材 2 Продукты растительного происхождения

1.糯米

2.1 Клейкий рис

【性味】甘，温。

【Вкус и свойство】Сладкий, теплый.

【功效】补中益气，健脾止泻，缩尿，敛汗，解毒。

【Эффект】Восполнение ци, оздоровление селезенки и устранение диареи, борьба с обильным мочеиспусканием и потоотделением.

【主治】脾胃虚寒泄泻，霍乱吐逆，消渴尿多，自汗，痘疮，痔疮。

【Показания к лечению】Диарея вследствие недостаточности селезенки и желудка, рвота, частое мочеиспускание на фоне диабета, потливость, оспа, геморрой.

2.粳米

2.2 Круглозерный рис

【性味】甘，平。

【Вкус и свойство】Сладкий, нейтральной температуры.

【功效】补气健脾，除烦渴，止泻痢。

【Эффект】Восполнение ци селезенки, устранение жажды, устранение диареи.

【主治】脾胃气虚，食少纳呆，倦怠乏力，心烦口渴。

【Показания к лечению】Недостаточность селезенки и желудка, снижение аппетита, слабость, состояние тревожности и жажда.

3.绿豆

2.3 Зеленая фасоль

【性味】甘，寒。

【Вкус и свойство】Сладкий, холодный.

【功效】清热，消暑，利水，解毒。

【Эффект】Снятие жара, устранение задержки жидкости, детоксикация.

【主治】暑热烦渴，感冒发热，霍乱吐泻，痰热哮喘，头痛目赤，口舌生疮，水肿尿少，疮疡痈肿，风疹丹毒，药物及食物中毒。

【Показания к лечению】Жажда в летнюю жару, жар при простуде, рвота и понос, одышка, головная боль и гиперемия конъюнктивы, язвы в полости рта, отеки, недостаток мочи, фурункул, краснуха, пищевое и лекарственное отравление.

4.薏苡仁

2.4 Бусенник

【性味】甘、淡，凉。

【Вкус и свойство】Сладкий, пресный; прохладный.

【功效】健脾渗湿，除痹止泻，清热排脓。

【Эффект】Увлажнение и оздоровление селезенки, устранение диареи путем лечения ревматизма, избавление от жара при выделении гноя.

【主治】水肿，脚气，小便不利，湿痹拘挛，脾虚泄泻，肺痈，肠痈。

【Показания к лечению】Отеки, авитаминоз, нарушения мочеиспускания, ревматизм, диарея вследствие недостаточности селезенки, отек легких, аппендицит.

5.黑芝麻

2.5 Семена черного кунжута

【性味】甘，平。

【Вкус и свойство】Сладкий, нейтральной температуры.

【功效】补肝肾，益精血，润肠燥。

【Эффект】Восстановление функций печени и почек, восполнение крови и внутренней секреции, увлажнение кишечника.

【主治】精血亏虚，头晕眼花，耳鸣耳聋，须发早白，病后脱发，肠燥便秘。

【Показания к лечению】Нехватка крови и внутренней секреции, головокружение и рябь в глазах, шум в ушах, ранняя седина, выпадение волос после болезни, запор вследствие сухости кишечника.

6.莲子肉

2.6 Мякоть семян лотоса

【性味】甘、涩，平。

【Вкус и свойство】Сладкий, терпкий; нейтральной температуры.

【功效】补脾止泻，止带，益肾涩精，养心安神。

【Эффект】Восстановление работы селезенки и устранение диареи, восполнение энергии почек и контроль над семяизвержением, регулирование эмоционального фона.

【主治】脾虚泄泻，带下，遗精，心悸失眠。

【Показания к лечению】Диарея, бели, непроизвольное семяизвержение, учащенное сердцебиение и бессонница.

7.山药（薯蓣）

2.7 Диоскорея (ямс китайский)

【性味】甘，平。

【Вкус и свойство】Сладкий, нейтральной температуры.

【功效】补脾养胃，生津益肺，补肾涩精。

【Эффект】Восполнение функции селезенки и желудка, стимулирование секреции жидкости организма и восстановление функции легких, тонизация почек и контроль над семяизвержением.

【主治】脾虚食少，久泄不止，肺虚喘咳，肾虚遗精，带下尿频，虚热消渴。

【Показания к лечению】Снижение аппетита вследствие недостаточности селезенки, диарея, одышка с кашлем на фоне недостаточности легких, почечная недостаточность, бели и учащенное мочеиспускание, диабет.

8.大枣

2.8 Китайский финик

【性味】甘，温。

【Вкус и свойство】Сладкий, теплый.

【功效】补中益气，养血安神。

【Эффект】Восполнение ци и крови, питание крови и регулирование эмоционального фона.

【主治】脾虚食少，乏力便溏，妇人脏躁。

【Показания к лечению】Снижение аппетита вследствие недостаточности селезенки, слабость и жидкий стул, истерика.

9.山楂肉

2.9 Мякоть боярышника

【性味】酸、甘，微温。

【Вкус и свойство】Кислый, сладкий; слегка теплый

【功效】消食健胃，行气散瘀，化浊降脂。

【Эффект】Укрепление желудка, устранение застоя крови, детоксикация.

【主治】肉食积滞，胃脘胀满，泻痢腹痛，瘀血经闭，产后瘀阻，心腹刺痛，胸痹心痛，疝气疼痛，高脂血症。

【Показания к лечению】Несварение желудка, вздутие живота, понос и боль в животе, застой крови и задержка менструации, осложнения после родов, колющая боль в груди и животе, оцепенение груди, грыжа, гиперлипидемия.

10.白萝卜

2.10 Белая морковь

【性味】甘、辛，平。

【Вкус и свойство】Сладкий, острый; нейтральной температуры.

【功效】健脾和中，滋肝明目，化痰止咳，清热解毒。

【Эффект】Укрепление селезенки, питание печени и улучшение зрения, устранение мокроты и кашля, снижение жара и детоксикация организма.

【主治】脾虚食少，体虚乏力，脘腹痛，泻痢，视物昏花，雀目，咳喘，百日咳，咽喉肿痛，麻疹，水痘，疖肿，烫火伤，痔瘘。

【Показания к лечению】Снижение аппетита на фоне недостаточности селезенки, слабость, боль в животе, понос, ухудшение зрения, куриная слепота, кашель и одышка, коклюш, воспаление горла, корь, ветряная оспа, фурункул, ожог, геморрой.

11.冬瓜

2.11 Зимняя тыква

【性味】甘、淡，微寒。

【Вкус и свойство】Сладкий, пресный; слегка прохладный.

【功效】利尿，清热，化痰，生津，解毒。

【Эффект】Выведение мочи, снижение жара, устранение мокроты, стимулирование секреции, детоксикация.

【主治】水肿胀满，淋病，脚气，痰喘，暑热烦闷，消渴，痈肿，痔瘘，解丹石毒、鱼毒、酒毒。

【Показания к лечению】Отечность, гонорея, дерматомикоз ног, астматическая одышка, подавленное состояние во время жары, диабет, гнойная опухоль, геморрой, выведение различных токсинов из организма.

12.蘑菇

2.12 Грибы

【性味】甘，平。

【Вкус и свойство】Сладкий, нейтральной температуры.

【功效】健脾开胃，平肝提神。

【Эффект】Укрепление селезенки и улучшение пищеварения желудка, регулирование работы печени и улучшение эмоционального фона.

【主治】饮食不消，纳呆，乳汁不足，高血压，神倦欲眠。

【Показания к лечению】Нарушение режима питания, анорексия, дефицит молока, высокое кровяное давление, усталость и сонливость.

13.黄花菜

2.13 Лилейник желтый

【性味】甘、辛，温，有毒。

【Вкус и свойство】Сладкий, острый; теплый, ядовитый.

【功效】散瘀消肿，祛风止痛，生肌疗疮。

【Эффект】Устранение застоя крови и снятие отеков, облегчение ревматических болей, восстановление и заживление тканей.

【主治】跌打肿痛，劳伤腰痛，疝气疼痛，头痛，痢疾，疮疡溃烂，耳尖流脓，眼红痒痛，白带淋浊。

【Показания к лечению】Боль и опухоль при ушибе, боль в пояснице, грыжа, головная боль, острый понос, фурункул, нагноение на кончике уха, покраснение глаз, лейкорея.

14.银耳

2.14 Серебристый древесный гриб

【性味】甘、淡，平。

【Вкус и свойство】Сладкий, пресный; нейтральной температуры.

【功效】滋补生津，润肺养胃。

【Эффект】Питание секреции внутренних жидкостей организма, смягчение легких и укрепление желудка.

【主治】虚劳咳嗽，痰中带血，津少口渴，病后体虚，气短乏力。

【Показания к лечению】Общее истощение и кашель, мокрота с кровью, дефицит жидкости в организме и жажда, слабость после болезни, одышка.

15.蜂蜜

2.15 Мед

【性味】甘, 平。

【Вкус и свойство】Сладкий, нейтральной температуры.

【功效】补中, 润燥, 止痛, 解毒；外用生肌敛疮。

【Эффект】Укрепление, увлажнение внутренних органов, устранение боли, детоксикация организма; восстановление тканей при внешних повреждениях.

【主治】脘腹虚痛, 肺燥干咳, 肠燥便秘, 解乌头类药毒；外用治疮疡不敛, 水火烫伤。

【Показания к лечению】Боль в животе, сухой кашель, запор, лекарственный токсикоз заживление тканей при образовании фурункулов, а также при ожогах.

16.生姜

2.16 Имбирь

【性味】辛, 微温。

【Вкус и свойство】Острый, слегка теплый.

【功效】解表散寒, 温中止呕, 化痰止咳, 解鱼蟹毒。

【Эффект】Облегчение поверхностных синдромов, выведение мокроты и устранение кашля, прогрев селезенки и желудка, детоксикация.

【主治】风寒感冒, 胃寒呕吐, 寒痰咳嗽, 鱼蟹中毒。

【Показания к лечению】Простуда, рвота, мокрый кашель, отравление морепродуктами.

17.肉桂

2.17 Корица

【性味】辛、甘, 大热。

【Вкус и свойство】Острый, сладкий; горячий.

【功效】补火助阳, 引火归元, 散寒止痛, 温通经脉。

【Эффект】Восполнение Ян, устранение боли, прогрев энергетических каналов.

【主治】阳痿宫冷, 腰膝冷痛, 肾虚作喘, 虚阳上浮, 眩晕目赤, 心腹冷痛, 虚寒吐泻, 寒疝腹痛, 痛经经闭。

【Показания к лечению】Мужская импотенция, боль в суставах от холода, одышка вследствие почечной недостаточности, дефицит Ян, головокружение, гиперемия конъюнктивы, боль в груди и животе от холода, рвота и понос при синдроме «пустого холода», боль в животе, задержка менструации.

18.川椒

2.18 Зантоксилюм перечный

【性味】辛，温，有小毒。

【Вкус и свойство】Острый; теплый, слегка ядовитый.

【功效】温中止痛，除湿止泻，杀虫止痒。

【Эффект】Прогрев селезенки и желудка, снятие боли, устранение диареи, уменьшение кожного зуда.

【主治】脾胃虚寒之脘腹冷痛，蛔虫腹痛，呕吐泄泻，肺寒咳喘，龋齿牙痛，阴痒带下，湿疹皮肤瘙痒。

【Показания к лечению】Боль в животе при недостаточности селезенки и желудка, боль в животе при аскаридах, кашель и одышка, зубная боль, зуд во влагалище, кожный зуд.

19.葱白

2.19 Лук татарка

【性味】辛，温。

【Вкус и свойство】Острый, теплый.

【功效】发表，通阳，解毒，杀虫。

【Эффект】Устранение внешних симптомов, активизация Ян, детоксикация, дезинсекция.

【主治】风寒感冒，阴寒腹痛，二便不通，痢疾，疮痈肿痛，虫积腹痛。

【Показания к лечению】Простуда, боль в животе, дисбактериоз, дизентерия, фурункул, гнойная опухоль, боль в животе от глистной инвазии.

第二节 药膳常用中药

Раздел 2 Наиболее распространенные средства китайской медицины в лечебном питании

药膳是膳与药的结合，是美食与中药的融合。在了解常用食材的四性五味的基础上，进一步学习常用药食两用药物的作用，一方面是药膳配伍的需要，另一方面也是掌握中药材治疗特点进行调治的要求。以下根据功效的不同，将常用的药食同源中药分为17类。只有掌握这些中药的性味和主治，才能为药膳组方调治疾病打下良好的基础。

Лечебное питание - это сочетание пищи и лекарственных добавок, кулинарии и китайской медицины. На основе понимания основных свойств и вкусов продуктов питания можно изучить эффективность лекарственных добавок в пище, ведь употребление лечебных ингредиентов является необходимым, поэтому нужно задействовать их целебные свойства для эффективного лечения соответствующих заболеваний. Ниже представлены 17 видов наиболее распространенных средств китайской медицины, разделенных по эффективности и назначению. Ознакомление со вкусами и свойствами данных продуктов поможет заложить хорошую основу для составления подходящего режима лечебного питания.

一、解表类 　　1 Средства, снимающие симптомы

（一）发散风寒 　　1.1 Избавление от простуды

1.紫苏

1.1.1 Перилла нанкинская

【性味】辛，温。

【Вкус и свойство】Острый, теплый.

【功用】散寒解表，理气宽中。

【Эффект】Рассеивание холода из органов и каналов, регулирование ци.

【主治】风寒感冒，头痛，咳嗽，胸腹胀满。

【Показания к лечению】Простуда, головная боль, кашель, вздутие живота и груди.

2.香薷

1.1.2 Эльсгольция Патрэна

【性味】辛，微温。

【Вкус и свойство】Острый, слегка теплый.

【功用】发汗解表，和中利湿。

【Эффект】Стимулирование потоотделения и мочеиспускания для понижения жара.

【主治】暑湿感冒，恶寒发热，头痛无汗，腹痛吐泻，小便不利。

【Показания к лечению】Простуда, жар, головная боль без потоотделения, боль в животе, рвота, недостаточное мочеиспускание.

3.白芷

1.1.3 Дудник даурский

【性味】辛，温。

【Вкус и свойство】Острый, теплый.

【功用】散风除湿，通窍止痛，消肿排脓。

【Эффект】Устранение избытка влаги в организме, снятие боли, устранение опухоли при выделении гноя.

【主治】感冒头痛，眉棱骨痛，鼻塞，鼻渊，牙痛，白带，疮疡肿痛。

【Показания к лечению】Головная боль при простуде, боль в области бровей, заложенность носа, хронический насморк, зубная боль, бели, фурункулы и опухоль.

4.芫荽

1.1.4 Кориандр

【性味】辛，温。

【Вкус и свойство】Острый, теплый.

【功用】发表透疹，健胃。

【Эффект】Устранение сыпи и внешних симптомов, укрепление желудка.

【主治】麻疹不透，感冒无汗；消化不良，食欲不振。

【Показания к лечению】Корь, отсутствие потоотделения при простуде; несварение желудка, отсутствие аппетита.

（二）发散风热　　1.2 Снижение жара при простуде

1.薄荷

1.2.1 Мята

【性味】辛，凉。

【Вкус и свойство】Острый, прохладный.

【功用】宣散风热，清头目，透疹。

【Эффект】Снижение жара, прояснение сознания, устранение кожных высыпаний.

【主治】风热感冒，风温初起，头痛，目赤，喉痹，口疮，风疹，麻疹，胸胁胀闷。

【Показания к лечению】Жар при простуде, головная боль, гиперемия конъюнктивы, фарингит, катаральный стоматит, краснуха, корь, давление в груди и ребрах.

2.桑叶

1.2.2 Лист шелковицы

【性味】甘、苦，寒。

【Вкус и свойство】Сладкий, горький; холодный.

【功用】疏散风热，清肺润燥，清肝明目。

【Эффект】Снижение жара, очищение и увлажнение легких, очищение печени и улучшение зрения.

【主治】风热感冒，肺热燥咳，头晕头痛，目赤昏花。

【Показания к лечению】Жар при простуде, сухой кашель вследствие жара в легких, головокружение и головная боль, помутнение зрения.

3.菊花

1.2.3 Хризантема

【性味】甘、苦，微寒。

【Вкус и свойство】Сладкий, горький; слегка прохладный.

【功用】散风清热，平肝明目。

【Эффект】Снижение жара, нормализация работы печени и улучшение зрения.

【主治】风热感冒，头痛眩晕，目赤肿痛，眼目昏花。

【Показания к лечению】Жар при простуде, головная боль и головокружение, покраснение и отек глаз, помутнение зрения.

4.葛根

1.2.4 Корень пуэрарии волосистой

【性味】甘、辛，凉。

【Вкус и свойство】Сладкий, острый; прохладный.

【功用】解肌退热，生津，透疹，升阳止泻。

【Эффект】Расслабление мышц для снижения температуры тела, стимулирование секреции внутренних желез, активизация Ян и устранение диареи.

【主治】外感发热头痛、项背强痛，热病口渴，消渴，麻疹不透，热泻热痢，脾虚泄泻，中风偏瘫，胸痹心痛，眩晕头痛，酒毒伤中，高血压。

【Показания к лечению】Головная боль от жары окружающей среды, боль в шее и спине, простуда и жажда, диабет, корь, диарея вследствие перегрева, диарея вследствие недостаточности селезенки, кровоизлияние в мозг и паралич мышц тела, оцепенение груди, головокружение и головная боль, алкогольное отравление, повышенное кровяное давление.

5.淡豆豉

1.2.5 Ферментированные соевые бобы

【性味】苦、辛，凉。

【Вкус и свойство】Горький, острый; прохладный.

【功用】解表，除烦，宣发郁热。

【Эффект】Облегчение поверхностных симптомов, устранение беспокойства, снятие жара.

【主治】感冒、寒热头痛，烦躁胸闷，虚烦不眠。

【Показания к лечению】Простуда, перемежающаяся лихорадка и головная боль, ощущение удушья, тревога и бессонница.

二、清热类 — 2 Жаропонижающие средства

（一）清热泻火 — 2.1 Снятие жара слабительными средствами

1.芦根

2.1.1 Корень тростника

【性味】甘，寒。

【Вкус и свойство】Сладкий, холодный.

【功用】清热生津，除烦，止呕，利尿。

【Эффект】Снятие жара и стимуляция секреции внутренних жидкостей организма, устранение беспокойства, предотвращение рвоты, выведение мочи.

【主治】热病烦渴，胃热呕哕，肺热咳嗽，肺痈吐脓，热淋涩痛。

【Показания к лечению】Жар и жажда, жар желудка и рвота, кашель вследствие жара в легких, отек легких и рвота, лихорадочная странгурия.

2.淡竹叶

2.1.2 Настойка на соке бамбуковых листьев

【性味】甘、淡，寒。

【Вкус и свойство】Сладкий, пресный; холодный.

【功用】清热除烦，利尿。

【Эффект】Снятие жара и устранение беспокойства, выведение мочи.

【主治】热病烦渴，小便赤涩淋痛，口舌生疮。

【Показания к лечению】Жар и жажда, горячая моча и боль при мочеиспускании, язвы в полости рта.

3.栀子

2.1.3 Гардения жасминовидная

【性味】苦，寒。

【Вкус и свойство】Горький, холодный.

【功用】泻火除烦，清热利尿，凉血解毒。

【Эффект】Снятие жара и слабительный эффект, выведение мочи, охлаждение крови для выведения токсинов.

【主治】热病心烦，黄疸尿赤，血淋涩痛，血热吐衄，目赤肿痛，火毒疮疡；外用治扭挫伤痛。

【Показания к лечению】Жар и беспокойство, бурая моча, кровоизлияние в уретру, кровь из носа, покраснение и отек глаз, язвы на коже; вывихи и ушибы конечностей.

4.夏枯草

2.1.4 Высушенные соцветия черноголовки

【性味】辛、苦，寒。

【Вкус и свойство】Острый, горький; холодный.

【功用】清火，明目，散结，消肿。

【Эффект】Снятие жара, улучшение зрения, устранение застоя в энергетических каналах (меридианах), снятие отечности.

【主治】目赤肿痛，目珠夜痛，头痛眩晕，瘰疬，瘿瘤，乳痈肿痛；甲状腺肿大，淋巴结结核，乳腺增生，高血压。

【Показания к лечению】Покраснение и отек глаз, никталгия, головная боль и головокружение, золотуха, опухоль на шее, мастит, воспаление щитовидной железы, туберкулез лимфатических узлов, гиперплазия молочных желез, повышенное кровяное давление.

5.决明子

2.1.5 Семена кассии

【性味】甘、苦、咸，微寒。

【Вкус и свойство】Сладкий, горький, соленый; слегка прохладный.

【功用】清热明目，润肠通便。

【Эффект】Снятие жара и улучшение зрения, расслабление кишечника и нормализация стула.

【主治】目赤涩痛，羞明多泪，头痛眩晕，目暗不明，大便秘结。

【Показания к лечению】Воспаление глаз, повышенное слезоотделение при свете, головная боль и головокружение, ухудшение зрения, запор.

（二）清热解毒　　　2.2 Снятие жара и детоксикация организма

1.金银花

2.2.1 Жимолость японская

【性味】甘，寒。

【Вкус и свойство】Сладкий, холодный.

【功用】清热解毒，凉散风热。

【Эффект】Снятие жара и детоксикация организма, охлаждение тела и распределение жара.

【主治】痈肿疔疮，喉痹，丹毒，热毒血痢，风热感冒，温病发热。

【Показания к лечению】Гнойная опухоль, фарингит, рожистое воспаление, кровавый понос, простуда, жар.

2.蒲公英

2.2.2 Одуванчик

【性味】苦、甘，寒。

【 Вкус и свойство 】 Горький, сладкий; холодный.

【功用】清热解毒，消肿散结，利尿通淋。

【 Эффект 】 Снятие жара и детоксикация организма, снятие отечности, выведение мочи.

【主治】疔疮肿毒，乳痈，瘰疬，目赤，咽痛，肺痈，肠痈，湿热黄疸，热淋涩痛。

【 Показания к лечению 】 Чирей и опухоли, мастит, золотуха, гиперемия конъюнктивы, фарингит, отек легких, кишечная язва, желтуха от влажного жара, лихорадочная странгурия.

3.土茯苓

2.2.3 Корневище смилакса голого

【性味】甘、淡，平。

【 Вкус и свойство 】 Сладкий, пресный; нейтральной температуры.

【功用】除湿，解毒，通利关节。

【 Эффект 】 Выведение избытка влаги из организма, детоксикация, улучшение состояния суставов.

【主治】湿热淋浊，带下，痈肿，瘰疬，疥癣，梅毒及汞中毒所致的肢体拘挛、筋骨疼痛。

【 Показания к лечению 】 Странгурия с мутной мочой, гнойная опухоль, бели, золотуха, чесотка, сифилис, отравление ртутью и другие заболевания, в ходе которых конечности сводит судорогой и возникает боль в мышцах и суставах.

4.青果

2.2.4 Китайская олива

【性味】甘、酸，平。

【 Вкус и свойство 】 Сладкий, кислый; нейтральной температуры.

【功用】清热，利咽，生津，解毒。

【 Эффект 】 Снятие жара, облегчение боли в горле, стимулирование секреции внутренних жидкостей организма, детоксикация.

【主治】咽喉肿痛，咳嗽，烦渴，鱼蟹中毒。

【Показания к лечению】Воспаление горла, кашель, жажда, отравление морепродуктами.

5.余甘子

2.2.5 Плоды филлантуса

【性味】甘、酸、涩，凉。

【Вкус и свойство】Сладкий, кислый, терпкий; нейтральной.

【功用】清热凉血，消食健胃，生津止咳。

【Эффект】Снятие жара и охлаждение крови, нормализация пищеварения и укрепление желудка, стимулирование внутренней секреции и устранение кашля.

【主治】血热血瘀，消化不良，腹胀，咳嗽，喉痛，口干。

【Показания к лечению】Застой горячей крови, несварение желудка, вздутие живота, кашель, боль в гортани, сухость во рту.

6.荷叶

2.2.6 Листья лотоса

【性味】苦，平。

【Вкус и свойство】Горький, нейтральной температуры.

【功用】清热解暑，升发清阳，凉血止血。

【Эффект】Охлаждение тела в жару, активизация Ян, охлаждение крови и остановка кровотечения.

【主治】暑热烦渴，暑湿泄泻，脾虚泄泻，血热吐衄，便血崩漏；荷叶炭收涩化瘀止血，治多种出血证及产后血晕。

【Показания к лечению】Жажда в летнюю жару, диарея на фоне жаркой погоды, диарея на фоне недостаточности селезенки, кровь из носа, кровь в стуле и моче; с помощью угля листьев лотоса нормализуется работа органов и останавливается кровотечение, лечатся многие заболевания, связанные с внутренними кровотечениями и послеродовыми осложнениями.

三、泻下类   3 Слабительные средства

1.火麻仁

3.1 Конопляное семя

【性味】甘，平。

【Вкус и свойство】Сладкий, нейтральной температуры.

【功用】润肠通便。

【Эффект】Расслабление кишечника и нормализация стула.

【主治】血虚津亏，肠燥便秘。

【Показания к лечению】Недостаточность крови, сухость кишечника и запор.

2.郁李仁

3.2 Высушенные ядра японской вишни

【性味】辛、苦、甘，平。

【Вкус и свойство】Острый, горький, сладкий; нейтральной температуры.

【功用】润燥滑肠，下气，利水。

【Эффект】Увлажнение внутренних органов и слабительный эффект, выведение газов из кишечника (опускание ци), устранение задержки жидкости в организме.

【主治】津枯肠燥，食积气滞，腹胀便秘，水肿，脚气，小便不利。

【Показания к лечению】Сухость в желудке, несварение желудка и застой ци, вздутие живота и запор, отек, дерматомикоз ног, затрудненное мочеиспускание.

四、祛风湿类   4 Средства, облегчающие ревматические боли

1.乌梢蛇

4.1 Чернохвостая змея

【性味】甘、咸，平。

【Вкус и свойство】Сладкий, соленый; нейтральной температуры.

【功用】祛风湿，通经络。

【Эффект】Облегчение ревматических болей, повышение проходимости энергетических каналов.

【主治】风湿顽痹，肌肤不仁，骨、关节结核，风疹疥癣，麻风，破伤风，小儿麻痹症。

【Показания к лечению】Ревматизм, мышечное онемение, туберкулез костей и суставов, краснуха, чесотка, корь, столбняк, полиомиелит.

2.蕲蛇

4.2 Китайский щитомордник

【性味】甘、咸，温，有毒。

【Вкус и свойство】Сладкий, соленый; теплый, ядовитый.

【功用】祛风，通络，止痉。

【Эффект】Облегчение ревматических болей, повышение проходимости энергетических каналов, устранение спазмов и судорог.

【主治】风湿顽痹，麻木拘挛，中风口眼㖞斜，半身不遂，抽搐痉挛，破伤风，麻风疥癣。

【Показания к лечению】Ревматизм, онемение и судороги конечностей, паралич лицевого нерва вследствие инсульта, паралич мышц половины тела, судороги, столбняк, корь, краснуха, чесотка.

五、化湿类 5 Средства для рассасывания влаги

1.藿香

5.1 Многоколосник морщинистый

【性味】辛，微温。

【Вкус и свойство】Острый, слегка теплый.

【功用】祛暑解表，化湿和胃。

【Эффект】Облегчение поверхностных симптомов, выведение лишней жидкости и нормализация работы желудка.

【主治】夏令感冒，寒热头痛，胸脘痞闷，呕吐泄泻，妊娠呕吐，鼻渊，手、足癣。

【Показания к лечению】Простуда в летний сезон, жар и головная боль, стеснение в груди, рвота и диарея, тошнота при беременности, хронический насморк, плесневой микоз рук и ног.

2.砂仁

5.2 Плоды амомума

【性味】辛，温。

【Вкус и свойство】Острый, теплый.

【功用】化湿开胃，温脾止泻，理气安胎。

【Эффект】Выведение лишней жидкости и улучшение аппетита, прогрев селезенки и устранение диареи, стабилизация ци и сохранение беременности.

【主治】湿浊中阻，脘痞不饥，脾胃虚寒，呕吐泄泻，妊娠恶阻，胎动不安。

【Показания к лечению】Застой ци, снижение аппетита, недостаточность селезенки и желудка, рвота и диарея, рвота во время беременности, беспокойство плода в утробе.

3.草果

5.3 Кардамон

【性味】辛，温。

【Вкус и свойство】Острый, теплый.

【功用】燥湿温中，除痰截疟。

【Эффект】Выведение лишней влаги, прогрев селезенки и желудка, выведение мокроты.

【主治】寒湿内阻，脘腹胀痛，痞满呕吐，疟疾寒热。

【Показания к лечению】Внутреннее сопротивление холоду и влажности, боль в желудке, несварение и рвота, перемежающаяся лихорадка.

4.松花粉

5.4 Сосновая пыльца

【性味】甘，温。

【Вкус и свойство】Сладкий, теплый.

【功用】燥湿，收敛止血。

【Эффект】Выведение лишней влаги, остановка кровотечения.

【主治】湿疹，黄水疮，皮肤糜烂，脓水淋沥，外伤出血。

【Показания к лечению】Экзема, гнойничковое заболевание кожи, кожные нарывы, выделение гноя, кровоточащая рана.

5.松节

5.5 Узловатые ветви сосны

【性味】苦，温。

【Вкус и свойство】Горький, теплый.

【功用】祛风，燥湿，舒筋，通络。

【Эффект】Снятие жара, выведение лишней влаги, улучшение состояния сухожилий, нормализация работы энергетических каналов.

【主治】历节风痛，转筋挛急，脚气痿软，鹤膝风，跌损瘀血。

【Показания к лечению】Сезонные ревматические боли, судороги и мышечный спазм, дерматомикоз ног, воспаление коленного сустава, застой крови при ушибе.

六、利水渗湿类　　6 Мочегонные средства для выведения лишней влаги из организма

1.茯苓

6.1 Пория кокосовидная

【性味】甘、淡，平。

【Вкус и свойство】Сладкий, пресный; нейтральной температуры.

【功用】利水渗湿，健脾宁心。

【Эффект】Выведение лишней жидкости через мочеиспускание, нормализация работы селезенки и устранение беспокойства.

【主治】水肿尿少，痰饮目眩心悸，脾虚食少，便溏泄泻，心神不安，惊悸失眠。

【Показания к лечению】Отечность тела при скудном мочеиспускании, отхождение мокроты, рябь в глазах и учащенное сердцебиение, недостаточность селезенки и ухудшение аппетита, частый жидкий стул, беспокойство, бессонница.

2.枳椇子

6.2 Семена ховении сладкой

【性味】甘，平。

【Вкус и свойство】Сладкий, нейтральной температуры.

【功用】解酒毒，止渴除烦，止呕，利大小便。

【Эффект】Выведение алкогольных ядов из организма, утоление жажды и устранение беспокойства, прекращение рвоты, стимулирование большой и малой нужды.

【主治】醉酒，烦渴，呕吐，二便不利。

【Показания к лечению】Алкогольное опьянение, сильная жажда, рвота, затрудненные мочеиспускание и дефекация.

3.布渣叶

6.3 Микрокос метельчатый

【性味】淡、微酸，平。

【Вкус и свойство】Пресный, кисловатый; нейтральной температуры.

【功用】清暑，消食，化痰。

【Эффект】Снятие жара, нормализация пищеварения, выведение мокроты.

【主治】感冒，中暑，食滞，消化不良，腹泻。

【Показания к лечению】Простуда, тепловой удар, застойные явления пищеварения, несварение желудка, диарея.

七、温里类　　　　7 Согревающие средства

1.丁香

7.1 Гвоздика

【性味】辛，温。

【Вкус и свойство】Острый, теплый.

【功用】温中降逆，补肾助阳。

【Эффект】Прогрев энергетических каналов и стимулирование ци, питание почек и активизация внутреннего Ян.

【主治】脾胃虚寒，呃逆呕吐，食少吐泻，心腹冷痛，肾虚阳痿。

【Показания к лечению】Недостаточность селезенки и желудка, икота и рвота, снижение аппетита, понос, боль в груди и животе при воздействии холода, недостаточность почек на фоне дефицита Ян.

2.高良姜

7.2 Альпиния китайская

【性味】辛，热。

【**Вкус и свойство**】Острый, горячий.

【功用】温胃散寒，消食止痛。

【**Эффект**】Прогрев желудка и рассеивание внутреннего холода, нормализация пищеварения и устранение боли.

【主治】脘腹冷痛，胃寒呕吐，嗳气吞酸。

【**Показания к лечению**】Боль в животе от воздействия холода, рвота, изжога.

3.干姜

7.3 Сушеный имбирь

【性味】辛，热。

【**Вкус и свойство**】Острый, горячий.

【功用】温中散寒，回阳通脉，燥湿消痰。

【**Эффект**】Прогрев селезенки и желудка и рассеивание внутреннего холода, активизация ян и повышение проходимости энергетических каналов, выведение лишней влаги из организма.

【主治】脘腹冷痛，呕吐泄泻，肢冷脉微，痰饮喘咳。

【**Показания к лечению**】Боль в желудке от воздействия холода, рвота и понос, холодные конечности и слабый пульс, патологическое отхождение мокроты и одышка с кашлем.

4.荜茇

7.4 Перец длинный

【性味】辛，热。

【**Вкус и свойство**】Острый, горячий.

【功用】温中散寒，下气止痛。

【**Эффект**】Прогрев селезенки и желудка и рассеивание внутреннего холода, выведение газов из кишечника (опускание ци) и снятие боли.

【主治】脘腹冷痛，呕吐，泄泻，偏头痛；外用治牙痛。

【**Показания к лечению**】Боль в желудке от воздействия холода, рвота, диарея, мигрень; зубная боль.

八、理气类　　　　8 Средства, регулирующие ци

1.陈皮

8.1　Сушеная цедра

【性味】苦、辛，温。

【 Вкус и свойство 】Горький, острый; теплый.

【功用】理气健脾，燥湿化痰。

【 Эффект 】Нормализация ци и укрепление селезенки, выведение лишней влаги и мокроты.

【主治】胸脘胀满，食少吐泻，咳嗽痰多。

【 Показания к лечению 】Вздутие живота и груди, снижение аппетита, рвота и диарея, кашель с обильным выделением мокроты.

2.佛手

8.2　Бергамот

【性味】辛、苦、酸，温。

【 Вкус и свойство 】Острый, горький, кислый; теплый.

【功用】疏肝理气，和胃止痛。

【 Эффект 】Устранение застоя ци печени и нормализация ее работы, снятие боли в желудке.

【主治】肝胃气滞，胸胁胀痛，胃脘痞满，食少呕吐。

【 Показания к лечению 】Застой ци печени и желудка, распирающая боль в груди и в боку, несварение желудка, снижение аппетита и тошнота.

3.香橼

8.3　Цитрон

【性味】辛、苦、酸，温。

【 Вкус и свойство 】Острый, горький, кислый; теплый.

【功用】疏肝理气，宽中，化痰。

【 Эффект 】Устранение застоя ци печени и нормализация ее работы, стимулирование ци, устранение мокроты.

【主治】肝胃气滞，胸胁胀痛，脘腹痞满，呕吐噫气，痰多咳嗽。

【Показания к лечению】Застой ци печени и желудка, распирающая боль в груди и в боку, несварение желудка, тошнота и рвота, мокрый кашель.

4.玫瑰花

8.4　Роза

【性味】甘、微苦，温。

【Вкус и свойство】Сладкий, слегка горький; теплый.

【功用】行气解郁，和血，止痛。

【Эффект】Нормализация потоков ци, стимулирование кровообращения, снятие боли.

【主治】肝胃气痛，食少呕恶，月经不调，跌仆伤痛。

【Показания к лечению】Боль в печени и желудке, снижение аппетита и тошнота, нарушение менструального цикла, подавленное эмоциональное состояние.

5.代代花

8.5　Горький померанец

【性味】辛、甘、微苦，平。

【Вкус и свойство】Острый, сладкий, слегка горький; нейтральной температуры.

【功用】疏肝，和胃，理气。

【Эффект】Нормализация работы печени и желудка, регулирование ци.

【主治】胸中痞闷，脘腹胀痛，呕吐少食。

【Показания к лечению】Ощущение давления в груди, распирающая боль в животе, тошнота и отсутствие аппетита.

6.薤白

8.6　Луковица лука крупнотычинкового

【性味】辛、苦，温。

【Вкус и свойство】Острый, горький; теплый.

【功用】通阳散结，行气导滞。

【Эффект】Активация энергии Ян, стимулирование потоков ци.

【主治】胸痹疼痛，痰饮咳喘，泻痢后重。

【Показания к лечению】Боль в груди, патологическое отхождение мокроты и кашель, диарея.

7.山奈

8.7 Галанговый корень

【性味】辛，温。

【Вкус и свойство】Острый, теплый.

【功用】行气温中，消食，止痛。

【Эффект】Прогрев селезенки и желудка, активация ци, нормализация пищеварения, снятие боли.

【主治】胸膈胀满，脘腹冷痛，饮食不消。

【Показания к лечению】Ощущение давления в груди, боль в животе от воздействия холода, нарушение режима питания.

九、消食类　9 Средства, нормализующие пищеварение

1.麦芽

9.1 Высушенные зерновки ячменя

【性味】甘，平。

【Вкус и свойство】Сладкий, нейтральной температуры.

【功用】行气消食，健脾开胃，退乳消胀。

【Эффект】Нормализация пищеварения и движения ци, укрепление селезенки и желудка, снятие отеков молочных желез.

【主治】食积不消，脘腹胀痛，脾虚食少，乳汁郁积，乳房胀痛，妇女断乳。

【Показания к лечению】Несварение желудка, распирающая боль в животе, недостаточность селезенки и снижение аппетита, снижение количества молока при лактации, боль в молочных железах, прекращение лактации.

2.莱菔子

9.2 Семена редьки

【性味】辛、甘，平。

【Вкус и свойство】Острый, сладкий; нейтральной температуры.

【功用】消食除胀，降气化痰。

【Эффект】Нормализация пищеварения и устранение вздутия живота, снижение активной ци и выведение мокроты.

【主治】饮食停滞，脘腹胀痛，大便秘结，积滞泻痢，痰壅喘咳。

【Показания к лечению】Несварение желудка, вздутие живота, запор, понос, мокрый кашель.

3.鸡内金

9.3 Внутренняя оболочка куриного желудка

【性味】甘，平。

【Вкус и свойство】Сладкий, нейтральной температуры.

【功用】健胃消食，涩精止遗。

【Эффект】Нормализация пищеварения и укрепление желудка, восстановление контроля над семяизвержением.

【主治】食积不消，呕吐泻痢，小儿疳积，遗尿，遗精。

【Показания к лечению】Несварение желудка, рвота, диарея, глистная болезнь у детей, недержание мочи, непроизвольное семяизвержение.

4.木瓜

9.4 Папайя

【性味】酸，温。

【Вкус и свойство】Кислый, теплый.

【功用】平肝舒筋，和胃化湿。

【Эффект】Нормализация работы печени и улучшение состояния сухожилий, увлажнение желудка.

【主治】湿痹拘挛，腰膝关节酸重疼痛，吐泻转筋，脚气水肿。

【Показания к лечению】Ревматизм и судороги, боль в пояснице и коленных суставах, тошнота и рвота, дерматомикоз ног.

十、止血类　10 Средства для остановки кровотечения

1.槐花

10.1 Цветок софоры

【性味】苦，微寒。

【Вкус и свойство】Горький, слегка прохладный.

【功用】凉血止血，清肝泻火。

【Эффект】Охлаждение крови и остановка кровотечения, очищение печени от лишнего жара.

【主治】便血，痔血，血痢，崩漏，吐血，衄血，肝热目赤，头痛眩晕。

【Показания к лечению】Кровь в стуле, моче, вагинальное кровотечение, кровь в рвоте, кровь из носа, ухудшение зрения на фоне печеночного жара, головная боль и головокружение.

2.白茅根

10.2 Корень императы

【性味】甘，寒。

【Вкус и свойство】Сладкий, холодный.

【功用】凉血止血，清热利尿。

【Эффект】Охлаждение крови и остановка кровотечения, выведение лишнего жара из организма путем мочеиспускания.

【主治】血热吐血，衄血，尿血，热病烦渴，黄疸，水肿，热淋涩痛，急性肾炎水肿。

【Показания к лечению】Кровавая рвота, кровь из носа, кровь в моче, высокая температура и жажда, желтуха, отек, лихорадочная странгурия, острый нефрит.

十一、活血化瘀类 | 11 Средства, активизирующие кровообращение

1.姜黄

11.1 Куркума

【性味】辛、苦，温。

【Вкус и свойство】Острый, горький; теплый.

【功用】破血行气，通经止痛。

【Эффект】Стабилизация движения ци путем кровопускания, очищение энергетических каналов и снятие боли.

【主治】胸胁刺痛，闭经，癥瘕癖，风湿肩臂疼痛，跌仆肿痛。

【Показания к лечению】Колющая боль в груди и ребрах, аменорея, запор, боль в предплечьях, воспаление при ушибе или вывихе.

2.桃仁

11.2 Ядро персиковой косточки

【性味】苦、甘，平。

【Вкус и свойство】Горький, сладкий; нейтральной температуры.

【功用】活血祛瘀，润肠通便。

【Эффект】Активизация кровообращения и устранение застоя крови, расслабление кишечника и нормализация стула.

【主治】经闭，痛经，癥瘕痞块，跌仆损伤，肠燥便秘。

【Показания к лечению】Задержка менструации, менструальные боли, запор, ушиб или другое внешнее повреждение, сухость кишечника.

十二、化痰止咳类   12 Средства для выведения мокроты и лечения кашля

1.桔梗

12.1 Корень ширококолокольчика

【性味】苦、辛，平。

【Вкус и свойство】Горький, острый; нейтральной температуры.

【功用】宣肺，利咽，祛痰，排脓。

【Эффект】Повышение рассеивающей функции легких, устранение боли в горле, выведение мокроты и гноя.

【主治】咳嗽痰多，胸闷不畅，咽痛，音哑，肺痈吐脓，疮疡脓成不溃。

【Показания к лечению】Мокрый кашель, ощущение удушья в груди, боль в горле, потеря голоса, отек легких и рвота гнойным содержимым, гнойные язвы без выделения гноя.

2.胖大海

12.2 Семена стеркулии

【性味】甘，寒。

【Вкус и свойство】Сладкий, холодный.

【功用】清热润肺，利咽解毒，润肠通便。

【Эффект】Увлажнение легких и очищение от лишнего жара, детоксикация и устранение боли в горле, расслабление кишечника и нормализация стула.

【主治】肺热声哑，干咳无痰，咽喉干痛，热结便闭，头痛目赤。

【Показания к лечению】Жар в легких и потеря голоса, сухой кашель, боль и сухость в горле, высокая температура и запор, головная боль и воспаление конъюнктивы.

3.沙棘

12.3　Облепиха

【性味】酸、涩，温。

【Вкус и свойство】Кислый, терпкий; теплый.

【功用】止咳祛痰，消食化滞，活血散瘀。

【Эффект】Выведение мокроты и устранение кашля, нормализация пищеварения, стимулирование кровообращения.

【主治】咳嗽痰多，消化不良，食积腹痛，瘀血经闭，跌仆瘀肿。

【Показания к лечению】Мокрый кашель, несварение желудка, боль в животе, задержка менструации или застой менструальных выделений, опухоль в результате ушиба или другого внешнего повреждения.

4.芥子

12.4　Семена горчицы

【性味】辛，温。

【Вкус и свойство】Острый, теплый.

【功用】温肺豁痰利气，散结通络止痛。

【Эффект】Прогрев легких и стимулирование ци, улучшение проводимости энергетических каналов и устранение боли.

【主治】寒痰喘咳，胸胁胀痛，痰滞经络，关节麻木、疼痛，痰湿流注，阴疽肿毒。

【Показания к лечению】Одышка с кашлем, распирающая боль в груди и ребрах, скопление мокроты и застой в энергетических каналах, онемение и боль в суставах, натечный абсцесс, гнойная опухоль.

十三、止咳平喘类 — 13 Средства от кашля и одышки

1.杏仁

13.1 Миндаль

【性味】苦，温，有毒。

【Вкус и свойство】Горький; теплый, ядовитый.

【功用】祛痰止咳，平喘，润肠。

【Эффект】Выведение мокроты и устранение кашля, одышки, увлажнение кишечника.

【主治】外感咳嗽，喘满，喉痹，肠燥便秘。

【Показания к лечению】Кашель, одышка, фарингит, сухость в кишечнике и запор.

2.紫苏子

13.2 Семена периллы

【性味】辛，温。

【Вкус и свойство】Острый, теплый.

【功用】降气消痰，平喘，润肠。

【Эффект】Понижение ци и выведение мокроты, устранение одышки, увлажнение кишечника.

【主治】痰壅气逆，咳嗽气喘，肠燥便秘。

【Показания к лечению】Увеличение количества мокроты на фоне повышения ци, кашель и одышка, сухость в кишечнике и запор.

十四、安神类 — 14 Успокоительные средства

酸枣仁

Зизифус

【性味】甘、酸，平。

【Вкус и свойство】Сладкий, кислый; нейтральной температуры.

【功用】补肝，宁心，敛汗，生津。

【Эффект】Питание печени, успокоительный эффект, снижение потоотделения, регулирование внутренней секреции.

【主治】虚烦不眠，惊悸多梦，体虚多汗，津伤口渴。

【Показания к лечению】Тревога и бессонница, учащенное сердцебиение и частые сны, слабость и повышенное потоотделение, жажда на фоне дефицита жидкости в организме.

十五、平肝息风类　15 Средства, нормализующие работу печени

1.石决明

15.1 Раковина абалона

【性味】咸，寒。

【Вкус и свойство】Соленый, холодный.

【功用】平肝潜阳，清肝明目。

【Эффект】Нормализация работы печени и контроль над внутренним Ян, очищение печени и улучшение зрения.

【主治】头痛眩晕，目赤翳障，视物昏花，青盲雀目。

【Показания к лечению】Головная боль и головокружение, бельмо на глазу, помутнение зрения, ухудшение зрения.

2.牡蛎

15.2 Устрица

【性味】咸，微寒。

【Вкус и свойство】Соленый, слегка прохладный.

【功用】重镇安神，潜阳补阴，软坚散结。

【Эффект】Успокоительный эффект, понижение гиперфункции Ян, снятие отека и устранение застоя крови.

【主治】惊悸失眠，眩晕耳鸣，瘰疬痰核，癥瘕痞块；煅牡蛎收敛固涩，可治自汗盗汗、遗精崩带、胃痛吞酸。

【Показания к лечению】Учащенное сердцебиение и бессонница, головокружение и шум в ушах, золотуха, запор; лечение с помощью устриц - снижение ночного потоотделения, устранение поллюции и изжоги.

十六、补虚类 / 16 Тонизирующие средства

（一）补气 / 16.1 Для восполнения ци

1.人参

16.1.1 Женьшень

【性味】甘、微苦，平。

【Вкус и свойство】Сладкий, слегка горький; нейтральной температуры.

【功用】大补元气，复脉固脱，补脾益肺，生津，安神。

【Эффект】Питание первичной ци, укрепление вен и сосудов, питание селезенки и легких, стимулирование работы внутренней секреции, успокоительный эффект.

【主治】体虚欲脱，肢冷脉微，脾虚食少，肺虚喘咳，津伤口渴，内热消渴，久病虚羸，惊悸失眠，阳痿宫冷。

【Показания к лечению】Слабость и выпадение волос, слабый пульс, недостаточность селезенки и кашель, недостаточность легких и одышка, дефицит жидкости в организме и жажда, диабет от внутреннего жара, учащенное сердцебиение и бессонница, мужская импотенция.

2.甘草

16.1.2 Корень солодки

【性味】甘，平。

【Вкус и свойство】Сладкий, нейтральной температуры.

【功用】补脾益气，清热解毒，祛痰止咳，缓急止痛，调和诸药。

【Эффект】Стимулирование ци селезенки, детоксикация и устранение жара, выведение мокроты и борьба с кашлем, облегчение боли и спазмов, гармонизация воздействия лекарственных препаратов на организм.

【主治】脾胃虚弱，倦怠乏力，心悸气短，咳嗽痰多，脘腹、四肢挛急疼痛，痈肿疮毒，缓解药物毒性、烈性。

【Показания к лечению】Недостаточность селезенки и желудка, слабость, учащенное сердцебиение, мокрый кашель, боль в животе и конечностях, гнойная опухоль, отравление лекарственным препаратом, высокая температура.

3.党参

10.1.3 Мелковолосистый кодонопсис

【性味】甘，平。

【Вкус и свойство】Сладкий, нейтральной температуры.

【功用】补中益气，健脾益肺。

【Эффект】Восполнение ци и крови, укрепление селезенки и легких.

【主治】脾肺虚弱，气短心悸，食少便溏，虚喘咳嗽，内热消渴。

【Показания к лечению】Недостаточность селезенки и легких, учащенное сердцебиение, снижение аппетита и частый жидкий стул, кашель и одышка, диабет от внутреннего жара.

4.黄芪

10.1.4 Астрагал

【性味】甘，温。

【Вкус и свойство】Сладкий, теплый.

【功用】益气补中。

【Эффект】Восполнение ци.

【主治】气虚乏力，食少便溏。

【Показания к лечению】Недостаточность ци и упадок сил, снижение аппетита и частый жидкий стул.

（二）补阳　　16.2 Для восполнения энергии Ян

益智仁

Плоды альпинии остролистной

【性味】辛，温。

【Вкус и свойство】Острый, теплый.

【功用】温脾，暖肾，固气，涩精。

【Эффект】Прогрев селезенки и почек, стабилизация ци, повышение контроля над семяизвержением.

【主治】冷气腹痛，中寒吐泻，多唾，遗精，小便余沥，夜多小便。

【Показания к лечению】Боль в животе от воздействии холода, простуда, рвота и понос, сонливость, непроизвольное семяизвержение, частое мочеиспускание по ночам.

（三）补血　　16.3 Для восполнения крови

1.当归

16.3.1 Китайский дудник

【性味】甘、辛，温。

【**Вкус и свойство**】Сладкий, острый; теплый.

【功用】补血活血，调经止痛，润肠通便。

【**Эффект**】Восполнение и питание крови, освобождение энергетических каналов и устранение боли, расслабление кишечника и нормализация стула.

【主治】血虚萎黄，眩晕心悸，月经不调，经闭痛经，虚寒腹痛，肠燥便秘，风湿痹痛，跌仆损伤，痈疽疮疡；酒当归活血通经，可治经闭痛经、风湿痹痛、跌仆损伤。

【**Показания к лечению**】Недостаточность крови, головокружение и учащенное сердцебиение, нарушение менструального цикла, задержка менструации и менструальные боли, боль в животе, сухость кишечника и запор, ревматизм, гнойная язва; настойка китайского дудника способствует активизации кровообращения для восстановления менструального цикла, устраняет менструальные боли, ревматизм и боль при ушибах.

2.阿胶

16.3.2 Желатин из ослиной кожи

【性味】甘，平。

【**Вкус и свойство**】Сладкий, нейтральной температуры.

【功用】补血滋阴，润燥，止血。

【**Эффект**】Восполнение крови и активизация Инь, увлажнение сухости внутренних органов, прекращение кровотечения.

【主治】血虚萎黄，眩晕心悸，肌痿无力，心烦不眠，虚风内动，肺燥咳嗽，劳嗽咯血，吐血尿血，便血崩漏，妊娠胎漏。

【**Показания к лечению**】Недостаточность крови, головокружение и учащенное сердцебиение, атрофия мышц и слабость, беспокойство и бессонница, судороги, кашель на фоне сухости легких, кашель с кровью, кровь в моче и стуле, вагинальное кровотечение, кровотечение во время беременности.

3.龙眼肉

16.3.3 Сушёная мякоть лонгана

【性味】甘，温。

【 Вкус и свойство 】 Сладкий, теплый.

【功用】补益心脾，养血安神。

【 Эффект 】 Питание сердца и селезенки, нормализация кровообращения и успокоительный эффект.

【主治】气血不足，心悸怔忡，健忘失眠，面色萎黄。

【 Показания к лечению 】 Недостаточность ци и крови, учащенное сердцебиение, рассеянность и бессонница, желтый цвет лица.

（四）补阴　　　　16.4 Для восполнения энергии Инь

1.玉竹

16.4.1 Лекарственная купена

【性味】甘，微寒。

【 Вкус и свойство 】 Сладкий, слегка прохладный.

【功用】养阴润燥，生津止渴。

【 Эффект 】 Активизация Инь и увлажнение внутренних органов, стимулирование внутренней секреции жидкости организма для утоления жажды.

【主治】肺胃阴伤，燥热咳嗽，咽干口渴，内热消渴。

【 Показания к лечению 】 Недостаточность Инь легких и желудка, сухой кашель, сухость в горле, диабет от внутреннего жара.

2.黄精

16.4.2 Сибирская купена

【性味】甘，平。

【 Вкус и свойство 】 Сладкий, нейтральной температуры.

【功用】补气养阴，健脾，润肺，益肾。

【 Эффект 】 Восполнение ци и активизация Инь, укрепление селезенки, увлажнение легких, питание почек.

【主治】脾胃虚弱，体倦乏力，口干食少，肺虚燥咳，精血不足，内热消渴。

【Показания к лечению】Недостаточность легких и желудка, упадок сил, сухость во рту и снижение аппетита, кашель на фоне недостаточности легких, недостаточность крови, диабет от внутреннего жара.

3.枸杞子

16.4.3 Ягоды годжи

【性味】甘，平。

【Вкус и свойство】Сладкий, нейтральной температуры.

【功用】滋补肝肾，益精明目。

【Эффект】Восполнение энергии печени и почек, улучшение зрения.

【主治】虚劳精亏，腰膝酸痛，眩晕耳鸣，内热消渴，血虚萎黄，目昏不明。

【Показания к лечению】Упадок сил, боль в пояснице и коленных суставах, головокружение и шум в ушах, диабет от внутреннего жара, недостаточность крови, ухудшение зрения.

十七、收涩类   17 Средства с вяжущим эффектом

（一）敛肺涩肠   17.1 С вяжущим эффектом на легкие

1.乌梅

17.1.1 Чернослив

【性味】酸、涩，平。

【Вкус и свойство】Кислый, терпкий; нейтральной температуры.

【功用】敛肺，涩肠，生津，安蛔。

【Эффект】Вяжущий эффект для легких, укрепление кишечника, стимулирование внутренней секреции жидкостей организма, облегчение колик.

【主治】肺虚久咳，久痢滑肠，虚热消渴，蛔厥呕吐腹痛，胆道蛔虫症。

【Показания к лечению】Продолжительный кашель вследствие недостаточности легких, затяжная диарея, диабет от внутреннего жара, боль в животе и тошнота, аскаридоз желчевыводящих путей.

2.肉豆蔻

17.1.2 Мускатный орех

【性味】辛，温。

【Вкус и свойство】Острый, теплый.

【功用】温中行气，涩肠止泻。

【Эффект】Нормализация потоков ци, укрепление кишечника и устранение диареи.

【主治】脾胃虚寒，久泻不止，脘腹胀痛，食少呕吐。

【Показания к лечению】Недостаточность легких и желудка, затяжная диарея, боль и вздутие живота, снижение аппетита и тошнота.

（二）固精缩尿　17.2 Для контроля над семяизвержением и мочеиспусканием

覆盆子

Малина

【性味】甘、酸，温。

【Вкус и свойство】Сладкий, кислый; теплый.

【功用】益肾，固精，缩尿。

【Эффект】Укрепление почек, нормализация секреции, уменьшение мочеиспускания.

【主治】肾虚遗尿，小便频数，阳痿早泄，遗精滑精。

【Показания к лечению】Энурез на фоне недостаточности почек, учащенное мочеиспускание, мужская импотенция, непроизвольное семяизвержение.

第三节 常用药膳方剂
Раздел 3 Рецептыраспространенных лекарственных средств

药膳的组方是在中医理论指导下，辨别人体体质、疾病性质等，因地因时因人制宜，将中药与食材有机地组合，形成能调节人体阴阳气血的养生保健药膳方。以下根据功效的不同，将常用的药膳方分为14类，有疾病防治的养生药膳，也有病后调护的药膳方。药膳方的运用最为重要的是掌握中医诊断与药物配伍的精髓，辨证施膳，灵活配伍。

В соответствии с теорией традиционной китайской медицины, подбор лекарственного препарата осуществляется исходя из телосложения пациента, вида заболевания, времени года и местности; таким образом, лекарственное средство помогает восстановить баланс энергии Инь и Ян, нормализует кровообращение и потоки ци, а также способствует скорейшему выздоровлению пациента. Ниже приведены 14 видов лекарственных средств, разделенных по эффективности на профилактические и лечебные. Самым важным в применении лекарственных препаратов является точная диагностика заболевания, правильный подбор компонентов препарата, а также совместимость лекарств с питанием пациента.

一、解表类　　1 Средства, снимающие симптомы

1.葱豉豆腐汤（《中华药膳》）

1.1　Суп из тофу с луком и соевым соусом (《Китайское лечебное питание》)

【组成】淡豆豉10g，豆腐200g，葱白10g，调料适量。

【Состав】10 г ферментированных соевых бобов, 200 г тофу, 10 г лука, специи по вкусу.

【制法与用法】将豆腐切成长、宽各2cm小块，淡豆豉浸泡10分钟后洗净，葱白切成碎末，备用；适量食用油倒入锅中，点火，油热后放入豆腐块，待豆腐煎至金黄色，加入淡豆豉和适量水，汤汁沸腾后，改为小火煮约30分钟，放入葱末，调料调味即可。

【Приготовление и применение】Нарежьте тофу на небольшие кусочки толщиной 2 см, замочите соевые бобы на 10 минут, мелко нарежьте лук; налейте в кастрюлю масло, зажгите огонь, после разогрева масла поместите кусочки тофу в кастрюлю и обжаривайте до золотистой корочки, добавьте соевые бобы и воду, после закипания варите бульон на малом огне 30 минут, добавьте лук и приправы.

【功用】发散风寒，芳香通窍。

【Эффект】Прогрев внутренних органов, стабилизация энергетических каналов.

【主治】伤风感冒，症见发热恶寒、头痛鼻塞、鼻流清涕、咽喉痒痛、咳嗽等。

【Показания к лечению】Простуда и жар, головная боль и насморк, воспаление и боль в горле, кашель и др.

【使用注意】要趁热食用，可加衣物，微微汗出最佳。

【Меры предосторожности】Рекомендуется употреблять в горячем виде; можно надеть больше одежды, чтобы повысить потоотделение.

2.芫荽汤（《中国饮食调补学》）

1.2 Суп из кориандра (《Китайская система питания》)

【组成】鲜芫荽50g，鲜胡萝卜50g，鲜荸荠20g，干板栗10g。

【Состав】50 г свежего кориандра, 50 г свежей моркови, 20 г свежей болотницы, 10 г сушеного каштана.

【制法与用法】将四味食材洗净、切碎，加入适量清水，煎煮至沸腾，饮用汤汁即可。

【Приготовление и применение】Помойте и нарежьте ингредиенты, добавьте воду, варите до закипания, отвар готов.

【功用】发汗解表，透发痘疹。

【Эффект】Снятие симптомов путем повышения потоотделения, устранение прыщей.

【主治】小儿水痘初起，或疹出不畅等。

【Показания к лечению】Начальная стадия детской ветрянки, или другие кожные заболевания.

【使用注意】温服，发汗后避风寒。

【Меры предосторожности】При обильном потоотделении надевайте больше одежды и остерегайтесь холода и сквозняков.

3.银花茶（《疾病的食疗与验方》）

1.3 Чай из жимолости (《Целебные препараты и питание при заболеваниях》)

【组成】金银花10g，绿茶3g，冰糖10g。

【Состав】10 г жимолости, 3 г зеленого чая, 10 г леденцового сахара.

【制法与用法】金银花与绿茶放入茶杯，开水100mL冲泡5分钟，加入冰糖即可。

【Приготовление и применение】Поместите жимолость и зеленый чай в чашку, залейте 100 мл кипятка, заваривайте 5 минут, добавьте сахар по вкусу.

【功用】辛凉解表，清热解毒。

【Эффект】Охлаждение организма и выведение токсинов.

【主治】预防春夏温热外感，常见口舌干燥、咽干咽痒等。夏季时饮用最佳。

【Показания к лечению】Профилактика теплового удара и простуды, сухость полости рта, сухость и зуд в горле. Рекомендуется употреблять в летний период.

【使用注意】素体脾阳虚弱，大便溏薄者慎用。

【Меры предосторожности】Пациентам с недостаточностью Ян селезенки, а также пациентам с жидким стулом употреблять с осторожностью.

4.菊花粥（《慈山粥谱》）

1.4 Каша из цветков хризантемы (《Сборник рецептов каши Цишань》)

【组成】菊花10g，粳米100g，冰糖10～30g。

【Состав】10 г цветков хризантемы, 100 г риса, 10 ~ 30 г леденцового сахара.

【制法与用法】菊花、粳米洗净备用；粳米与冰糖加入清水600mL，待水沸腾后熬煮20分钟，加入菊花煮5分钟即可。

【Приготовление и применение】Помойте цветки хризантемы и рис; поместите рис и сахар в 600 мл воды, после закипания варите 20 минут, добавьте хризантему и варите еще 5 минут.

【功用】疏风清热，清肝明目。

【Эффект】Выведение лишнего жара, очищение печени и улучшение зрения.

【主治】用于外感风热，或肝经风热，症见头痛头晕、目赤肿痛、迎风流泪等。

【Показания к лечению】Тепловой удар, жар в печеночном канале, головокружение и головная боль, покраснение и отек глаз, слезотечение от ветра и др.

【使用注意】本品冬季不宜服用。

【Меры предосторожности】Не следует употреблять в зимний период.

5.葛粉羹[《常用特色药膳技术指南（第一批）》]

1.5　Суп из корней пуэрарии[《Сборник распространенных лечебных диет（Часть первая）》]

【组成】葛根粉250g，菊花15g，淡豆豉150g，生姜9g，葱白9g，盐6g。

【Состав】250 г порошка пуэрарии волосистой, 15 г цветков хризантемы, 150 г ферментированных соевых бобов, 9 г имбиря, 9 г белого лука, 6 г соли.

【制法与用法】将葱白洗净、切丝，菊花、淡豆豉、生姜洗净，备用；将生姜、菊花、淡豆豉放入清水中，用小火煮至20分钟后，去渣取汁；用大火将药汁煮沸，调入葛根粉，加入适量清水调成芡汁，继续熬至成熟，加盐调味，放入葱白即可。可早晚空腹随量服用。

【Приготовление и применение】Помойте и мелко нарежьте лук, также помойте цветки хризантемы, соевые бобы и имбирь; поместите имбирь, хризантему и соевые бобы в воду, варите на слабом огне 20 минут, слейте жидкость; на сильном огне доведите отвар до кипения, добавьте порошок пуэрарии, чистую воду, варите до готовности, добавьте лук, соль и специи по вкусу. Рекомендуется употреблять утром и вечером натощак.

【功用】解肌生津，清热除烦。

【Эффект】Стимулирование секреции жидкостей организма, выведение лишнего жара.

【主治】阴虚之高血压、糖尿病，症见心烦口渴、头晕头痛、失眠健忘等。

【Показания к лечению】Высокое кровяное давление на фоне недостаточности Инь, энурез, заболевания с такими симптомами, как чувство тревоги, жажда, головная боль, головокружение, бессонница, рассеянность и др.

【使用注意】风寒、虚寒、脾胃虚弱者忌用。

【Меры предосторожности】Не рекомендуется пациентам с простудой, ознобом и недостаточностью селезенки и желудка.

6.五神汤（《惠直堂经验方》）

1.6　Суп У-шэнь（《Рецепты Хуэй Чжитан》）

【组成】荆芥、苏叶、生姜、茶叶各5g，红糖15g。

【Состав】Схизонепета многонадрезная, листья периллы, имбирь, листья чая - всего по 5 г, 15 г неочищенного сахара.

【制法与用法】生姜去皮切丝，将荆芥、苏叶、生姜、茶叶放入锅中，煮至沸腾后加入红糖，温热饮用即可。

【Приготовление и применение】Очистите и мелко нарежьте имбирь, поместите в кастрюлю с водой схизонепету, листья периллы, имбирь и чайные листья, после закипания добавьте неочищенный сахар, употребляйте в теплом виде.

【功用】发汗解表。

【Эффект】Снятие симптомов путем повышения потоотделения.

【主治】风寒感冒，症见喷嚏流涕、恶寒发热、咳嗽等。

【Показания к лечению】Простуда, чихание и насморк, жар, кашель и др.

【使用注意】注意避风寒。

【Меры предосторожности】Избегайте холода и ветра.

7.生姜粥（《饮食辨录》）

1.7 Имбирная каша (《Рецепты блюд и напитков》)

【组成】生姜25g，粳米150g，葱白50g。

【Состав】25 г имбиря, 150 г риса, 50 г лука.

【制法与用法】生姜、葱白洗净切丝，备用；粳米放于锅中，加入清水500mL，加热熬煮30分钟，再加入生姜与葱白，熬煮5分钟即可。

【Приготовление и применение】Помойте и нарежьте имбирь и лук; поместите рис в кастрюлю, залейте 500 мл воды, варите 30 минут, затем добавьте имбирь и лук, варите еще 5 минут.

【功用】发汗解表，温胃止呕，温肺止咳。

【Эффект】Снятие симптомов путем повышения потоотделения, прогрев желудка и устранение рвоты, прогрев легких и устранение кашля.

【主治】外感风寒，暴食寒凉之胃寒，症见恶寒发热、胃脘部寒凉不适、恶心呕吐等。

【Показания к лечению】Озноб, желудочный холод, жар, дискомфорт в желудке, тошнота и рвота и др.

【使用注意】温热食用，食后避风寒。

【Меры предосторожности】Употребляйте в теплом виде, после употребления избегайте холода и ветра.

二、清热类　　2. Жаропонижающие средства

1.清爽茶［《常用特色药膳技术指南（第一批）》］

2.1　Освежающий чай　[《Сборник распространенных лечебных диет（Часть первая）》]

【组成】干荷叶或鲜荷叶10g，生山楂5g，普洱茶2～5g。

[Состав] 10 г сушеных или свежих листьев лотоса, 5 г боярышника, 2 ~ 5 г чая пуэр.

【制法与用法】将荷叶、山楂、普洱茶放入茶壶中用少量沸水冲洗摇晃数次后，迅速将沸水倒出以洗茶；再将沸水倒入茶壶中，盖上壶盖，浸泡10分钟后即可饮用。

[Приготовление и применение] Поместите листья лотоса, боярышник и пуэр в чайник и добавьте немного кипятка, ополосните чайник и сразу вылейте воду; затем залейте травы кипятком и накройте чайник крышкой, заваривайте 10 минут.

【功用】清热祛湿解暑。

[Эффект] Выведение лишнего тепла и влаги из организма.

【主治】暑热伤津，症见头晕头痛、发热乏力、口干口渴、食欲不振等。

[Показания к лечению] Недостаточность внутренних жидкостей организма, головная боль и головокружение, жар и слабость, сухость во рту и жажда, потеря аппетита и др.

【使用注意】脾虚便溏不宜饮用，孕妇慎用。

[Меры предосторожности] Не рекомендуется пациентам с недостаточностью селезенки и жидким стулом, беременным употреблять с осторожностью.

2.马齿苋绿豆粥（《饮食疗法》）

2.2　Каша из фасоли и портулака（《Диетические методы лечения》）

【组成】鲜马齿苋100g，绿豆50g。

[Состав] 100 г свежего портулака, 50 г зеленой фасоли.

【制法与用法】绿豆提前浸泡2小时，放入锅中熬煮1小时后，加入鲜马齿苋，再煎煮20分钟即可。

[Приготовление и применение] Замочите зеленую фасоль в воде на 2 часа, затем отваривайте её в течение 1 часа, добавьте свежий портулак и варите ещё 20 минут.

【功用】清热解毒，凉血止痢。

【Эффект】Выведение лишнего жара и токсинов из организма, охлаждение крови и устранение диареи.

【主治】热毒壅盛之泻痢，症见腹痛腹泻、夏季暑热等。

【Показания к лечению】Диарея вследствие накопления токсинов в жаркий период, боль в животе и понос, жар в летний период и др.

【使用注意】脾胃阳虚者慎用。

【Меры предосторожности】Пациентам с недостаточностью Ян селезенки и желудка употреблять с осторожностью.

3.二鲜三花茶（《中华药膳》）

2.3 Освежающий цветочный чай (《Китайское лечебное питание》)

【组成】鲜竹叶心、鲜荷梗、绿豆、沙参各20g，丝瓜花、扁豆花、南瓜花各10g。

【Состав】Сердцевина свежих листьев лотоса, свежие черенки лотоса, зеленая фасоль, бубенчик - всего по 20 г; цветки люффы, чечевицы, тыквы - по 10 г.

【制法与用法】绿豆提前浸泡2小时，放入锅中熬煮1小时后，加入沙参一同煎煮20分钟，去渣取汁，用汤汁泡鲜竹叶心、鲜荷梗、丝瓜花、扁豆花、南瓜10分钟即可，代茶饮。

【Приготовление и применение】Замочите зеленую фасоль в воде на 2 часа, затем отваривайте её в течение 1 часа, добавьте бубенчик и отваривайте 20 минут, слейте отвар и замочите в нем свежую сердцевину листьев бамбука, черенки лотоса, цветки люффы, чечевицы и тыквы, заваривайте 10 минут, употребляйте как чай.

【功用】清热生津，祛暑生津。

【Эффект】Выведение лишнего жара и нормализация внутренней секреции.

【主治】暑热伤津，症见汗出过多、心烦口渴、心烦溺黄、神疲乏力等。

【Показания к лечению】Недостаточность внутренних жидкостей организма, повышенное потоотделение, чувство тревоги и жажда, подавленное состояние, упадок сил и др.

【使用注意】脾胃阳虚者慎用。

【Меры предосторожности】Пациентам с недостаточностью Ян селезенки и желудка употреблять с осторожностью.

4.竹茹饮（《太平圣惠方》）

2.4 Бамбуковый напиток (《Рецепты Тайпин》)

【组成】竹茹、黄芩各10g，蒲黄、伏龙肝各5g，生藕汁100mL。

【Состав】Луб бамбука, шлемник байкальский - по 10 г; пыльца рогоза, жженая глина - по 5 г, 100 мл лотосового сока.

【制法与用法】将鲜藕压榨取汁100mL备用；竹茹、黄芩、蒲黄、伏龙肝加入清水400mL煎煮20分钟后，去渣取汁，加入鲜藕汁搅拌均匀即可。

【Приготовление и применение】Приготовьте 100 мл лотосового сока; залейте луб бамбука, шлемник, пыльцу рогоза и жженую глину 400 мл воды и варите 20 минут, слейте отвар, добавьте в него свежий сок лотоса.

【功用】清热止血。

【Эффект】Устранение жара и остановка кровотечения.

【主治】热证之吐血、衄血不止，症见鼻衄、齿衄等。

【Показания к лечению】Жар и кровавая рвота, кровотечение из носа, десен и т.д.

【使用注意】脾胃阳虚者慎用。

【Меры предосторожности】Пациентам с недостаточностью Ян селезенки и желудка употреблять с осторожностью.

5.黄花菜饮（《中国药膳》）

2.5 Отвар из желтого лилейника (《Китайские лечебные диеты》)

【组成】黄花菜干、鲜藕各50g，白茅根20g。

【Состав】Сушеный лилейник, свежий клубень лотоса - по 50 г; 20 г корня императы.

【制法与用法】黄花菜干浸泡30分钟，去掉花蒂，鲜藕切块，备用；加入适量清水，放入黄花菜、鲜藕、白茅根，煎煮30分钟即可。

【Приготовление и применение】Замочите сушеный лилейник в воде на 30 минут, удалите цветоножки, нарежьте клубень лотоса на кусочки; поместите в воду лилейник, свежий лотос, корень императы и варите 30 минут.

【功用】清热止血。

【Эффект】Устранение жара и остановка кровотечения.

【主治】用于热证之衄血，症见呕血、齿衄等。

【Показания к лечению】Применяется при заболеваниях, сопровождающихся кровотечением из носа, кровавой рвотой, кровотечением десен и т.д.

【使用注意】脾胃阳虚者慎用。

【Меры предосторожности】Пациентам с недостаточностью Ян селезенки и желудка употреблять с осторожностью.

6.秋梨白藕汁（《中华药膳》）

2.6 Сок осенних груш (《Китайское лечебное питание》)

【组成】秋梨、白藕等量。

【Состав】Осенняя груша, корень лотоса - в равном соотношении.

【制法与用法】秋梨去皮去核，白藕去节切块，压榨取汁代茶饮即可。

【Приготовление и применение】Очистите осенние груши от косточек, нарежьте корень лотоса на кусочки, отожмите из ингредиентов сок и употребляйте как чай.

【功用】清热润肺，止咳化痰。

【Эффект】Выведение лишнего жара и увлажнение легких, устранение мокроты и кашля.

【主治】肺热咳嗽或肺燥咳嗽等，症见口燥咽干、干咳无痰等。

【Показания к лечению】Кашель вследствие жара или сухости легких, сухость во рту и горле, сухой кашель и т.д.

【使用注意】寒性咳嗽忌服。

【Меры предосторожности】Не рекомендуется употреблять при простудном кашле.

7.菊槐绿茶饮（《中国药膳》）

2.7 Зеленый чай с хризантемой и софорой (《Китайские лечебные диеты》)

【组成】菊花、槐花、绿茶各5g。

【Состав】Хризантема, софора, зеленый чай - всего по 5 г.

【制法与用法】菊花、槐花、绿茶一同放入茶杯中，用沸水冲泡5分钟即可。

【Приготовление и применение】Поместите хризантему, цветки софоры и зеленый чай в чашку, залейте кипятком и заваривайте 5 минут.

【功用】疏风清热，清肝明目。

【Эффект】Выведение лишнего жара, очищение печени и улучшение зрения.

【主治】肝火偏旺之证，症见头痛眩晕、目赤肿痛等。

【Показания к лечению】Заболевания на фоне повышения печеночного жара, головная боль и головокружение, покраснение и отек глаз.

【使用注意】宜饭后饮用。

【Меры предосторожности】Рекомендуется употреблять после еды.

三、泻下类　　　3 Слабительные средства

1.蜂蜜决明茶（《食物本草》）

3.1　Медовый чай с кассией тора（《Справочник по продуктам питания и лечебным травам》）

【组成】生决明子15g，蜂蜜适量。

【Состав】15 г семян кассии тора, мед по вкусу.

【制法与用法】决明子加水200mL煎煮10分钟，去渣取汁，待汤汁温度降至50℃后加入蜂蜜即可。

【Приготовление и применение】Залейте семена кассии 200 мл воды и варите 10 минут, слейте отвар, после остывания отвара до 50℃ добавьте мед - и напиток готов.

【功用】润燥清热，养阴润下。

【Эффект】Увлажнение сухости органов и выведение лишнего жара, питание внутреннего Инь.

【主治】阴虚便秘，常见老人、病后、产后大便干结，舌红少津无苔等。

【Показания к лечению】Запор из-за недостаточности Инь, чаще встречается у пожилых людей, после болезни или после родов; при этом язык красный, без налета.

【使用注意】决明子不宜久煎。

【Меры предосторожности】Не рекомендуется пережаривать семена кассии.

2.五仁粥（《中华药膳》）

3.2　Рисовая каша с пятью семенами（《Китайское лечебное питание》）

【组成】黑芝麻、松子仁、核桃仁、桃仁、甜杏仁各10g，粳米200g。

【Состав】Семена черного кунжута, кедровый орех, ядра персиковой косточки, грецкий орех, сладкий миндаль - всего по 10 г, 200 г круглозерного риса.

【制法与用法】将五仁混合后碾碎，与粳米一同放入锅中，加水1000mL，熬煮40分钟即可。

【Приготовление и применение】Смешайте и измельчите все семена и орехи, поместите в кастрюлю с рисом, добавьте 1000 мл воды, варите 40 минут.

【功用】滋养肝肾，润燥滑肠。

【Эффект】Питание печени и почек, увлажнение и нормализация работы кишечника.

【主治】便秘，尤其是中老年人之习惯性便秘，症见排便无力、大便干结等。

【Показания к лечению】Запор, особенно часто встречается у пожилых людей с хроническим запором; заболевания с синдромом слабого кишечника, твердый стул.

【使用注意】大便溏薄不成形者不宜服用。

【Меры предосторожности】Не рекомендуется принимать при жидком стуле.

四、温里祛寒类   4 Согревающие средства

1.干姜粥（《寿世青编》）

4.1 Каша из сушеного имбиря (《Сборник рецептов долголетия》)

【组成】粳米200g，干姜、高良姜各20g。

【Состав】200 г круглозерного риса; сушеный имбирь, калган - по 20 г.

【制法与用法】干姜、高良姜清洗干净，加入清水1000mL煎煮20分钟，去渣取汁，放入粳米熬煮30分钟即可。秋冬季节食用为宜。

【Приготовление и применение】Помойте и высушите имбирь и калган, добавьте 1000 мл воды и варите 20 минут, затем слейте отвар, добавьте рис и варите 30 минут. Рекомендуется употреблять в зимний период.

【功用】温暖脾胃，散寒止痛。

【Эффект】Прогрев селезенки и желудка, рассеивание холода и снятие боли.

【主治】阳虚体寒，胃阳不足证，症见脘腹冷痛、泛吐清水、呃逆、肠鸣腹泻等。

【Показания к лечению】Недостаточность Ян тела, заболевания на фоне недостаточности Ян желудка, боль в желудке, рвота водой, икота, урчание живота, диарея и др.

【使用注意】阴虚阳亢者慎用。

【Меры предосторожности】Пациентам с дефицитом Инь и гиперактивностью Ян употреблять с осторожностью.

2.白胡椒炖猪肚［《常用特色药膳技术指南（第一批）》］

4.2 Вареный свиной желудок с белым перцем ［《Сборник распространенных лечебных диет（Часть первая）》］

【组成】白胡椒粒10g，猪肚500g，食盐适量。

【Состав】10 г белого перца, 500 г свиного желудка, соль по вкусу.

【制法与用法】猪肚清洗干净后切丝，白胡椒粒放入布袋中，一同放入锅中，小火煮炖1小时以上，加食盐调味即可。

【Приготовление и применение】Очищенный и помытый свиной желудок нарежьте, поместите зерна белого перца в тканевый мешочек, положите мешочек и желудок в кастрюлю, варите на медленном огне 1 час, добавьте соль и специи по вкусу.

【功用】温中暖胃，行气止痛。

【Эффект】Прогрев желудка, нормализация ци и снятие боли.

【主治】脾胃虚寒证，症见脘腹绵绵作痛且喜温喜按、腹胀食少、口淡不渴、四肢不温、大便稀溏、小便清长或不利等。

【Показания к лечению】Заболевания на фоне недостаточности селезенки и желудка, заболевания с такими симптомами, как боль в животе, облегчение боли при нажатии, снижение аппетита, отсутствие вкусовых ощущений, отсутствие жажды, холодные конечности, жидкий стул, обильное мочеиспускание и др.

【使用注意】胃火炽盛者慎用。

【Меры предосторожности】Пациентам с жаром в желудке употреблять с осторожностью.

五、祛风湿类　5. Средства, облегчающие ревматизм

1.胡椒根煲蛇肉［《常用特色药膳技术指南（第一批）》］

5.1　Змеиное мясо с корнем черного перца [《Сборник распространенных лечебных диет（Часть первая）》]

【组成】胡椒根60g，鲜蛇肉500g，米酒15mL，生姜3片，食盐适量。

【Состав】60 г корней черного перца, 500 г свежего мяса змеи, 15 мл рисового вина, 3 кусочка имбиря, соль по вкусу.

【制法与用法】胡椒根洗净切成3cm长的小段；将蛇剖杀，去除头部及内脏，洗净，切成5cm长；然后将胡椒根、蛇肉、米酒、生姜同放入砂锅内，加适量清水，用武火烧沸后，改用文火煲汤，煲约1.5小时，至蛇肉熟透即成，加适量食盐调味。食肉饮汤。

【Приготовление и применение】Помойте корни черного перца и нарежьте их сегментами по 3 см; освежевайте змею, удалите голову и внутренние органы, промойте и нарежьте на кусочки 5 см длиной; поместите корни черного перца, змею, рисовую водку и имбирь в кастрюлю, залейте водой, после закипания варите на медленном огне в течении 1,5 часа, до готовности змеиного мяса, добавьте соль и специи по вкусу. Употребляйте как суп.

【功用】祛风除湿, 舒筋活络。

【Эффект】Выведение лишнего тепла и влаги из организма, улучшение состояния мышц и сухожилий.

【主治】风寒湿痹证, 症见关节疼痛、手足麻木或痿软无力等。

【Показания к лечению】Боль в суставах, онемение конечностей, слабость и др.

【使用注意】阴虚者慎用。

【Меры предосторожности】Пациентам с недостаточностью Инь употреблять с осторожностью.

2.白花蛇酒（《本草纲目》）

5.2 Змеиное вино (《Компендиум лекарственных веществ》)

【组成】白花蛇1条, 羌活、当归、天麻、秦艽、五加皮各50g, 防风25g, 粮食酒2000mL。

【Состав】1 китайский щитомордник; нотоптеригиум надрезанный, дудник китайский, высушенные корни горечавки, пузатка, кора аралии - всего по 50 г, 25 г лазурника растопыренного, 2000 мл хлебного вина.

【制法与用法】白花蛇去骨刺, 取肉, 与其他药物一同装入生绢袋, 放入酒坛内, 倒入2000mL粮食酒, 浸泡7日即可。每日饮用1次, 每次10mL。

【Приготовление и применение】Удалите кости щитомордника, смешайте мясо с остальными ингредиентами и поместите в шелковый мешочек, опустите мешочек в 2000 мл хлебного вина и замачивайте 7 дней. Употребляйте каждый день по 10 мл вина.

【功用】祛风除湿, 通经除痹。

【Эффект】Выведение лишнего тепла и влаги из организма, очищение энергетических каналов и устранение боли.

【主治】风湿痹痛证, 症见关节疼痛、筋脉拘挛、麻木不遂等。

【Показания к лечению】Ревматизм, боль в суставах, спазм сухожилий и мышц, онемение конечностей и др.

【使用注意】避风寒, 忌食鱼、羊、鹅等。阴血亏虚者慎用。

【 Меры предосторожности 】 Избегайте холода и ветра, рекомендуется воздержаться от употребления рыбы, баранины и мяса птицы. При недостаточности Инь крови употреблять с осторожностью.

六、利水渗湿类　　6 Мочегонные средства для выведения лишней влаги из организма

1.茯苓粥（《仁斋直指方》）

6.1 Каша из пории (《Рецепты очищающего питания》)

【组成】茯苓、粳米各20g，大枣5枚。

【 Состав 】 Пория кокосовидная, круглозерный рис - по 20 г, 5 китайских фиников.

【制法与用法】茯苓研磨成粉，备用；把粳米与红枣加水1000mL熬煮30分钟，粥成时加入茯苓粉熬煮10分钟即可。

【 Приготовление и применение 】 Измельчите порию в порошок; залейте рис и финики 1000 мл воды и варите 30 минут, добавьте в получившуюся кашу порошок пории и варите ещё 10 минут.

【功用】利水消肿，渗湿健脾，宁心安神。

【 Эффект 】 Выведение лишней жидкости и снятие отеков, укрепление селезенки, успокоительный эффект.

【主治】痰湿内蕴证，症见小便不利、四肢沉重、痰饮咳逆、呕哕、泄泻、遗精、淋浊、惊悸、健忘等。

【 Показания к лечению 】 Застой влаги в организме, затрудненное мочеиспускание, тяжесть в конечностях, мокрый кашель, тошнота, диарея, непроизвольное семяизвержение, странгурия с мутной мочой, учащенное сердцебиение, рассеянность и др.

【使用注意】中气下陷者忌服。

【 Меры предосторожности 】 Рекомендуется воздержаться пациентам с недостаточностью ци селезенки и желудка.

2.车前叶粥（《圣济总录》）

6.2 Каша из подорожника азиатского (《Записки мудрецов》)

【组成】车前叶20g，葱白15g，粳米150g。

【 Состав 】 20 г подорожника азиатского, 15 г лука, 150 г круглозерного риса.

【制法与用法】车前叶、葱白洗净切碎，加入清水2000mL煎煮20分钟，去渣留汁，再加入粳米熬煮30分钟即可。

【Приготовление и применение】Помойте и мелко нарежьте азиатский подорожник и лук, залейте 2000 мл воды и варите 20 минут, слейте лишнюю жидкость, добавьте рис и варите еще 30 минут.

【功用】利尿，清热，明目，祛痰；适用于湿热质和痰湿质人群。

【Эффект】Выведение мочи, лишнего жара из организма, улучшение зрения, выведение мокроты; рекомендуется пациентам в летнее время и при застое жидкости в организме.

【主治】水湿内蕴证，症见小便频数或短涩、小腹拘急、痰热咳喘等。

【Показания к лечению】Застой влаги в организме, частое мочеиспускание, спазмы в нижней части живота, мокрый кашель и одышка.

【使用注意】遗精、遗尿者不宜食用。

【Меры предосторожности】Не рекомендуется пациентам с поллюциями и энурезом.

七、化痰止咳平喘类　7 Средства для выведения мокроты и устранения кашля

1.秋梨川贝膏（《中华临床药膳食疗学》）

7.1　Паста из осенних груш и перламутра（《Китайская терапия здорового питания》）

【组成】雪花梨500g，川贝、麦冬各15g，款冬花、百合各10g，蜂蜜100g。

【Состав】500 г осенних груш, перламутр, 15 г офиопогона; мать-и-мачеха, лилия - по 10 г, 100 г меда.

【制法与用法】川贝、麦冬、款冬花、百合研磨成粉，加水熬煮浓缩至100mL，雪花梨压榨取汁与药汁一同煎煮，再加入蜂蜜文火煎成膏。每日两次，每次15g。

【Приготовление и применение】Измельчите перламутр, офиопогон, мать-и-мачеху и лилию в порошок, добавьте воду и варите до образования 100 мл отвара, выжмите сок груш и варите вместе с отваром, затем добавьте мед и варите на слабом огне до образования пасты. Употребляйте ежедневно 2 раза в день по 15 г.

【功用】润肺养阴，止咳化痰。

【Эффект】Увлажнение легких и активизация Инь, выведение мокроты и устранение кашля.

【主治】肺热燥咳或肺虚久咳，症见咳嗽气短、咳嗽痰少而黏、口舌干燥等。

【Показания к лечению】Сухой кашель на фоне легочного жара или продолжительный кашель вследствие легочной недостаточности, кашель и одышка, сухой кашель, сухость во рту и горле.

【使用注意】脾胃虚寒者禁食。

【Меры предосторожности】Запрещено употреблять при недостаточности селезенки и желудка.

2.百冬灌藕［《常用特色药膳技术指南（第一批）》］

7.2　Клубни лотоса Байдунгуань［《Сборник распространенных лечебных диет （Часть первая）》］

【组成】鲜藕400g，百合、茯苓、天冬各30g，山药50g，红枣、蜂蜜各20g，牛奶100mL。

【Состав】400 г свежих клубней лотоса; лилия, пория кокосовидная, аспарагус кохин-хинский - всего по 30 г, 50 г корневища диоскореи; китайский финик, мед - по 20 г, 100 мл молока.

【制法与用法】红枣去皮去核，做成枣泥，将百合、茯苓、山药、天冬研磨成粉末，调和均匀，放入牛奶调至糊状，灌入藕孔中，上屉蒸熟即可。

【Приготовление и применение】Очистите и измельчите финики до образования пюре, измельчите лилию, порию, диоскорею и аспарагус в порошок, добавьте молоко и перемешайте, залейте в клубень лотоса и готовьте на пару.

【功用】润肺化痰，止咳平喘。

【Эффект】Увлажнение легких и выведение мокроты, устранение кашля и одышки.

【主治】燥邪伤肺，肺失宣降，症见咽痒咽痛、干咳少痰、口干舌燥等。

【Показания к лечению】Сухость легких, недостаточность легких, зуд и боль в горле, сухой кашель, сухость во рту и горле.

【使用注意】忌用铁器。

【Меры предосторожности】Не рекомендуется использовать металлические приборы.

3.杏仁粥（《食医心镜》）

7.3　Миндальная каша (《Сердце лекаря》)

【组成】苦杏仁10g，粳米100g。

【Состав】10 г миндаля, 100 г круглозерного риса.

【制法与用法】杏仁去皮尖，与粳米一同加水熬煮30分钟，可加入适量冰糖调味即可。

【Приготовление и применение】Очистите миндаль, варите вместе с рисом 30 минут, добавьте сахар по вкусу.

【功用】降气化痰，止咳平喘。

【Эффект】Снижение гиперактивного ци и выведение мокроты, устранение кашля и одышки.

【主治】痰浊阻肺，肺气上逆证，症见咳嗽气喘、便秘等。

【Показания к лечению】Застой мокроты в легких, прилив ци легких, кашель и одышка, запор и др.

【使用注意】食积腹泻者慎用。

【Меры предосторожности】Пациентам с несварением желудка рекомендуется употреблять с осторожностью.

八、消食解酒类　8 Отрезвляющие и тонизирующие средства

1.小儿七星茶（《家庭医生》）

8.1　Чай "Семи звезд" для детей (《Семейный врач》)

【组成】薏苡仁15g，甘草4g，山楂、生麦芽、淡竹叶、钩藤各10g，蝉蜕4g。

【Состав】15 г бусенника, 5 г корня солодки; боярышник, зерновки ячменя, лофатерум, ункария клюволистная - всего по 10 г, 4 г оболочки личинки цикады.

【制法与用法】上药研磨成粗末，加水煎煮15分钟，代茶饮用即可。

【Приготовление и применение】Измельчите ингредиенты в порошок, залейте кипятком и настаивайте 15 минут, употребляйте как чай.

【功用】健脾益胃，消食导滞，安神定志。

【Эффект】Укрепление селезенки и питание желудка, нормализация пищеварения, успокоительный эффект.

【主治】小儿伤食证，症见纳差腹胀、吐奶或呕吐、大便稀溏、面黄肌瘦、大便时干时稀等。

【Показания к лечению】Расстройство пищеварения у детей, вздутие живота, тошнота и рвота, жидкий стул, истощение и др.

【使用注意】脾胃虚寒者禁食。

【Меры предосторожности】Запрещено употреблять при недостаточности селезенки и желудка.

2.橘味醒酒羹（《滋补保健药膳食谱》）

8.2　Отрезвляющий цитрусовый отвар (《Кулинарная книга здорового питания》)

【组成】橘子、莲子各200g，红枣、青梅各20g，白糖300g，白醋30g。

【Состав】Мандарины, семена лотоса - по 200 г, красный финик, зеленая слива - по 20 г, 300 г сахара, 30 г уксуса.

【制法与用法】红枣洗净去除枣核，青梅切丁，一并放入碗内，加水蒸熟；橘子、莲子放入锅中，加入蒸熟的红枣、青梅，再加入白糖、白醋，加清水煮5分钟即可。

【Приготовление и применение】Помойте финики и удалите косточки, нарежьте зеленые сливы на кусочки, поместите в кастрюлю, добавьте воду и готовьте на пару; поместите мандарины и семена лотоса в кастрюлю, добавьте отваренные финики и сливы, затем добавьте сахар, уксус, воды и варите еще 5 минут.

【功用】清解酒毒，和胃降逆，生津止渴。

【Эффект】Выведение алкогольных токсинов из организма, нормализация работы желудка, стимулирование внутренней секреции жидкостей организма.

【主治】醉酒、酒湿内停者，症见嗳气呕逆、吞酸嘈杂、头晕头痛、不思饮食、烦热口渴等。

【Показания к лечению】Алкогольное опьянение, застой токсинов в организме, тошнота и рвота, головная боль и головокружение, отсутствие аппетита, жар, жажда и др.

【使用注意】糖尿病患者慎用。

【Меры предосторожности】Пациентам с сахарным диабетом употреблять с осторожностью.

九、理气类　　　9　Средства, регулирующие ци

1.二花调经茶（《民间验方》）

9.1　Цветочный чай, нормализующий менструальный цикл (《Народные рецепты》)

【组成】玫瑰花、月季花、红茶各3g。

【Состав】Цветки розы морщинистой, китайская роза, черный чай - всего по 3 г.

【制法与用法】玫瑰花、月季花、红茶放入茶杯中，倒入沸水闷泡10分钟即可。

【Приготовление и применение】Поместите цветки розы и черный чай в чашку, залейте кипятком и настаивайте 10 минут.

【功用】活血祛瘀，理气止痛。

【Эффект】Активизация кровообращения, регулирование ци и устранение боли.

【主治】气滞血瘀证，症见月经不调，月经或先期或后期或先后不定期，月经量少、色暗或夹较多血块，乳房胸胁胀痛等。

【Показания к лечению】Застой крови, нарушение менструального цикла, нерегулярность менструаций, скудные менструальные выделения, темные сгустки крови, опухоль и боль молочных желез.

【使用注意】月经经血量多者慎用。

【Меры предосторожности】При обильном менструальном кровотечении рекомендуется употреблять с осторожностью.

2.竹茹芦根茶（《备急千金要方》）

9.2 Чай из тростника и бамбука (《Тысяча золотых рецептов》)

【组成】竹茹、芦根各20g，生姜2片。

【Состав】Луб бамбука, корень тростника - по 20 г, 2 ломтика имбиря.

【制法与用法】竹茹、芦根放水中泡1小时，加入生姜熬煮10分钟即可。

【Приготовление и применение】Замочите луб бамбука и корень тростника в воде на 1 час, добавьте имбирь и варите 10 минут.

【功用】清热益胃，降逆止呃。

【Эффект】Выведение лишнего жала и питание желудка, стабилизация ци и устранение одышки.

【主治】胃火胃热证，症见呕吐、呃逆，呕声洪亮，冲逆而出，口臭烦渴。

【Показания к лечению】Жар в желудке, тошнота и рвота, икота, неприятный запах изо рта, жажда.

【使用注意】胃阳不足者忌食。

【Меры предосторожности】Не рекомендуется пациентам с недостаточностью Ян желудка.

十、理血类　10 Средства, регулирующие кровообращение

1.益母草煮鸡蛋（《食疗药膳学》）

10.1　Вареные яйца с пустырником сибирским（《Учение о диетическом питании》）

【组成】益母草20g，鸡蛋两枚。

【Состав】20 г пустырника сибирского, 2 куриных яйца.

【制法与用法】鸡蛋洗净后与益母草加水同煮10分钟，鸡蛋去蛋壳，再放入益母草水煮5分钟即可。

【Приготовление и применение】Помойте яйца и варите их вместе с пустырником 10 минут, очистите яйца от скорлупы, затем поместите их в отвар пустырника и варите еще 5 минут.

【功用】活血调经，养血益气，利水消肿。

【Эффект】Активизация кровообращения, питание ци и крови, выведение жидкости и снятие отеков.

【主治】气血瘀滞之月经不调、痛经、闭经、崩漏等，症见月经量少，经色暗淡，或有血块等。

【Показания к лечению】Застой ци и крови, менструальные расстройства, менструальные боли, обильное кровотечение, или же скудные выделения, со сгустками крови.

【使用注意】脾胃虚弱者不宜多食。

【Меры предосторожности】Не рекомендуется употреблять при недостаточности селезенки и желудка.

2.艾叶炖母鸡（《中华养生药膳大典》）

10.2　Вареная курица с листьями полыни（《Основы здорового питания》）

【组成】艾叶15g，母鸡300g，米酒60mL，葱白10g。

【Состав】15 г листьев полыни, 300 г куриного мяса, 60 мл рисового вина, 10 г лука.

【制法与用法】鸡肉洗净干净，切成块，入沸水中煮5分钟捞出，放入砂锅内，加入艾叶、米酒，加清水1000mL，熬煮40分钟，加入葱白、适量精盐即可。

【Приготовление и применение】Помойте и высушите куриное мясо, нарежьте на кусочки, поместите в кипяток и варите 5 минут, затем достаньте мясо, поместите в кастрюлю, добавьте листья полыни, рисовое вино, 1000 мл воды и варите 40 минут, затем добавьте лук, соль и специи по вкусу.

【功用】益气扶阳，温经散寒，止血安胎。

【Эффект】Укрепление ци и энергии Ян, прогрев энергетических каналов, остановка кровотечения и сохранение беременности.

【主治】阳虚血瘀证，症见月经过多、崩漏、便血等。

【Показания к лечению】Застой крови на фоне недостаточности Ян, продолжительность менструального цикла, обильное кровотечение, кровь в стуле и т.д.

【使用注意】阴虚血热者慎用。

【Меры предосторожности】При недостаточности Инь крови употреблять с осторожностью.

十一、安神类　　11 Успокоительные средства

1.茯苓龙眼粥（《中华药膳》）

11.1 Каша с плодами лонгана и порией кокосовидной (《Китайское лечебное питание》)

【组成】茯苓、龙眼肉、冰糖各20g，粳米100g。

【Состав】Пория кокосовидная, плоды лонгана, сахар - всего по 20 г, 100 г круглозерного риса.

【制法与用法】将粳米、茯苓、龙眼肉、冰糖放入砂锅中，加入清水1000mL，熬煮30分钟即可。

【Приготовление и применение】Поместите рис, порию, лонган и сахар в кастрюлю, залейте 1000 мл воды и варите 30 минут.

【功用】养心安神。

【Эффект】Успокоительный эффект.

【主治】心血不足证，症见失眠多梦、心情烦躁、头晕心悸等。

【Показания к лечению】Недостаточность сердечной крови, бессонница, раздражительность, головокружение и учащенное сердцебиение.

【使用注意】素体阴虚内热者不宜食用。

【Меры предосторожности】Не рекомендуется употреблять пациентам с недостаточностью Инь и внутренним жаром.

2.紫菜猪心汤（《中华药膳》）

11.2　Суп из свиного сердца с сушеными водорослями (《Китайское лечебное питание》)

【组成】猪心200g，紫菜、葱白各10g，料酒5mL，生姜5g。

【Состав】200 г свиного сердца, водоросли, лук - по 10 г, 5 мл кулинарного вина, 5 г имбиря.

【制法与用法】猪心剖开洗净，放入沸水中煮5分钟，捞出切条片状，锅中放入清水500mL，放入猪心条，倒入料酒，烧煮20分钟，入紫菜、葱白煮3分钟即可。

【Приготовление и применение】Разрежьте и промойте свиное сердце, поместите в кипяток и варите 5 минут, достаньте сердце и нарежьте на кусочки, затем залейте 500 мл воды, добавьте вино и варите 20 минут, добавьте водоросли, лук и варите еще 3 минуты.

【功用】祛热除烦，利水养心。

【Эффект】Понижение температуры и успокоительный эффект, выведение лишней жидкости и нормализация работы сердца.

【主治】因暑热引起的失眠、烦躁等症。

【Показания к лечению】Бессонница в сезон летней жары, чувство тревоги и др.

【使用注意】痛风患者不宜食用。

【Меры предосторожности】Не рекомендуется употреблять пациентам с подагрой.

十二、平肝潜阳类　　12 Средства, нормализующие работу печени и активизирующие Ян

1.天麻尜鱼片［《常用特色药膳技术指南（第一批）》］

12.1　Вареное рыбное филе с пузаткой [《Сборник распространенных лечебных диет（Часть первая）》]

【组成】天麻15g，鳜鱼1条（约400g），豆苗50g，鸡蛋250g，奶汤750g，盐、鸡粉、胡椒粉、生粉、花雕酒、葱、姜适量。

【Состав】15 г пузатки, 1 китайский окунь (около 400 г), 50 г ростков гороха, 250 г куриных яиц, 750 г бульона, соль, специи, черный перец, крахмал, рисовое вино «хуадяо», лук, имбирь - по вкусу.

【制法与用法】鳜鱼宰杀好，从背上入刀，取下鱼肉，剔下鱼皮后，放入水中浸泡洗净血水，片成大薄片，用葱、姜、花雕酒、盐腌制入味。鸡蛋去蛋黄留蛋清，加入生粉打成蛋清糊，放入腌好的鱼片抓匀。天麻用清水发透，切成薄片。锅内放入奶汤烧开后，放入天麻片煮10分钟，加盐、鸡粉、胡椒粉调好口味，放入浆好的鱼片，小火炖至鱼肉成熟后，撒入豆苗即可。

【Приготовление и применение】Разрежьте окуня со спины, отделите мясо от кожи, затем промойте мясо, удалите кровь, нарежьте на плоские кусочки, добавьте лук, имбирь, рисовое вино «хуадяо» и соль во вкусу. Удалите желтки из яиц, добавьте крахмал в белок и перемешайте с маринованным окунем. Промойте пузатку и нарежьте тонкими ломтиками. После закипания бульона добавьте пузатку и варите 10 минут, добавьте соль, специи, черный перец по вкусу, затем добавьте рыбу, томите на слабом огне до готовности, готовое блюдо посыпьте ростками гороха.

【功用】息风定眩。

【Эффект】Понижение температуры и улучшение зрения.

【主治】肝阳上亢，肝风内动证，症见头晕头痛、肢体拘挛、手足麻木等。

【Показания к лечению】Гиперактивность Ян печени, нарушение работы печени, головная боль и головокружение, судороги и спазмы мышц, онемение конечностей и др.

【使用注意】儿童、孕妇禁用。

【Меры предосторожности】Запрещено употреблять детям и беременным женщинам.

2.九月肉片［《常用特色药膳技术指南（第一批）》］

12.2 Сентябрьская мясная нарезка［《Сборник распространенных лечебных диет（Часть первая）》］

【组成】菊花100g，石斛20g，瘦猪肉300g，鸡蛋3个，鸡汤300g，姜15g，湿淀粉10g，麻油50g，食盐3g，白砂糖3g，绍酒20g，胡椒粉2g。

【Состав】100 г цветков хризантемы, 20 г дендробиума благородного, 300 г постной свинины, 3 куриных яйца, 300 г куриного бульона, 15 г имбиря, 10 г замоченного крахмала, 50 г кунжутного масла, 3 г соли, 3 г сахара, 20 г рисового вина, 2 г черного перца.

【制法与用法】将瘦猪肉去皮、筋后，切成薄片；菊花瓣用清水轻轻洗净，用凉水漂上；姜、葱洗净后切成指甲片；鸡蛋去黄留清备用。肉片用蛋清、食盐、绍酒、胡椒粉、湿淀粉调好匀浆。用食盐、白砂糖、鸡汤、胡椒粉、湿淀粉、芝麻油勾兑成调料汁。炒锅置武火上烧热，放入食用油500g，待油五成热时投入肉片，滑撒后倒入漏勺沥油。锅中留底油烧热，下葱、姜炒香，放入肉片，烹绍酒，倒入芡汁，撒入菊花瓣炒匀即可。

【Приготовление и применение】Очистите свинину от кожи и костей, нарежьте на тонкие ломтики; слегка ополосните лепестки хризантемы прохладной водой; помойте и нарежьте имбирь и лук; удалите желток из яиц. Смешайте мясо с яичным белком, добавьте соль, перец, рисовое вино и мокрый крахмал. Приготовьте соус, смешав соль, сахар, куриный бульон, черный перец, крахмал и кунжутное масло. Разогрейте кастрюлю, налейте 500 г масла, на разогретое масло выложите мясо, обжарьте с двух сторон и слейте лишнее масло. Разогрейте оставшееся на дне масло, поместите мясо, добавьте оставшийся имбирь и лук, влейте получившийся соус и посыпьте лепестками хризантемы.

【功用】清热，滋阴，明目，祛风，平肝，养血。

【Эффект】Выведение лишнего жара, питание Инь, улучшение зрения, понижение температуры, стабилизация работы печени, питание крови.

【主治】肝虚火旺证，症见视疲劳、眼花干涩、头痛眩晕、眼胀、口干等。

【Показания к лечению】Печеночный жар, слабость, дискомфорт в глазах, головная боль и головокружение, покраснение и отек глаз, сухость по рту и др.

【使用注意】脾胃虚寒者慎食。

【Меры предосторожности】Пациентам с недостаточностью селезенки и желудка употреблять с осторожностью.

十三、固涩类 　　13 Средства с вяжущим эффектом

1.浮小麦饮（《卫生宝鉴》）

13.1 Пшеничный отвар (《Сокровищница здоровья》)

【组成】浮小麦30g，大枣3枚。

【Состав】30 г пшеницы, 3 китайских финика.

【制法与用法】浮小麦、大枣放入锅中，加水500mL，煎煮20分钟，去渣取汁即可。

【Приготовление и применение】Поместите пшеницу и финики в кастрюлю, залейте 500 мл воды, варите 20 минут, затем слейте отвар.

【功用】固表止汗。

【Эффект】Снижение потоотделения.

【主治】表虚不固证，症见自汗、动则汗出、恶风、气短乏力等。

【Показания к лечению】Синдром внешней недостаточности, потливость, жар, одышка, слабость и др.

【使用注意】儿童用量应按年龄酌减。

【Меры предосторожности】Детская порция должна быть меньше, в соответствии с возрастом ребенка.

2.八珍糕（《外科正宗》）

13.2 Печенье Бачжэньгао (《Ортодоксальное руководство по внешним болезням》)

【组成】人参、莲肉、芡实、茯苓、山药各10g，糯米200g，粳米200g，白糖50g，白蜜50g。

【Состав】Женьшень, мякоть лотоса, плоды эвриалы, пория кокосовидная, корневище диоскореи - всего по 10 г; 200 г клейкого риса, 200 г круглозерного риса, 50 г сахара, 50 г засахаренного меда.

【制法与用法】人参、莲肉、芡实、茯苓、山药、糯米、粳米研为细末，将白糖入白蜜中加热溶化，倒入混合粉末，搅拌均匀，盛入盘中，放在蒸笼内，蒸20分钟后取出切成条状，放入烤箱中烘干即可。

【Приготовление и применение】Измельчите женьшень, мякоть лотоса, плоды эвриалы, порию, диоскорею, клейкий рис и круглозерный рис в порошок, затем разогрейте и растворите засахаренный мед, добавьте получившийся порошок, тщательно перемешайте, поместите в миску и готовьте на пару 20 минут, затем сформируйте из теста печенье и запеките в духовке.

【功用】健脾养胃止泻。

【Эффект】Укрепление селезенки, питание желудка и устранение диареи.

【主治】脾胃虚弱之泄泻，症见大便溏薄、饮食无味、食少纳差、精神萎靡等。

【Показания к лечению】Диарея на фоне недостаточности селезенки и желудка, жидкий стул, потеря вкусовых ощущений, снижение аппетита, слабость и др.

【使用注意】糖尿病患者忌用。

【Меры предосторожности】Рекомендуется воздержаться от употребления пациентам с сахарным диабетом.

3.芡实煮老鸭（《大众药膳》）

13.3 Вареная утка с плодами эвриалы （《Популярные лечебные диеты》)

【组成】芡实100g，老鸭300g，葱、生姜各10g，食盐、料酒适量。

【Состав】100 г плодов эвриалы, 300 г утки, лук, имбирь - по 10 г, соль, кулинарное вино по вкусу.

【制法与用法】鸭肉洗净后放入瓦锅（或砂锅）内，加水2000mL，武火烧沸后，放入葱、生姜、料酒，煮炖2小时，加入食盐调味即可。

【Приготовление и применение】Промойте утиное мясо и поместите в горшок (или кастрюлю), добавьте 2000 мл воды, после закипания добавьте лук, имбирь, вино и тушите 2 часа, в конце добавьте соль и специи по вкусу.

【功用】益脾养胃，健脾利水，固肾涩精。

【Эффект】Укрепление селезенки и питание желудка, нормализация работы почек.

【主治】脾胃虚弱之泄泻，症见大便不成形、食少纳差、晨起眼睑浮肿、腰膝酸软等。

【Показания к лечению】Диарея на фоне недостаточности селезенки и желудка, жидкий стул, потеря вкусовых ощущений, снижение аппетита, отечность глаз, ломота и слабость в пояснице и коленях.

【使用注意】感冒人群不宜食用。

【Меры предосторожности】Не рекомендуется употреблять при простуде.

十四、补益类　14 Средства, восполняющие недостаточность

1.板栗烧鸡块［《常用特色药膳技术指南（第一批）》］

14.1 Тушеная курица с каштанами ［《Сборник распространенных лечебных диет（Часть первая）》］

【组成】白豆蔻20g，枸杞子50g，板栗300g，鸡1只，葱白、姜丝各9g，淀粉15g，胡椒粉10g，绍酒15g，盐、酱油少许。

【Состав】20 г семян амомума, 50 г ягод годжи, 300 г каштанов, 1 куриная тушка, лук, имбирь - по 9 г, 15 г крахмала, 10 г черного перца, 15 г рисового вина, немного соли и соевого соуса.

【制法与用法】将干净的鸡剔除粗骨，剁成长、宽约3cm的方块；板栗肉洗干净滤干；葱切成斜段、姜切片备用。油倒入锅中烧六成热时，炸板栗上色，捞出备用。锅中底油烧热后下葱、姜煸香，倒入鸡块炒干水气，烹绍酒，加清水、盐、酱油，小火煨至八成熟后，再放入炸过的板栗肉、枸杞子、肉豆蔻，煨至鸡块软烂，调入胡椒粉炒匀，勾芡即可。

【 Приготовление и применение 】Очистите цыпленка от костей, нарежьте на кусочки толщиной около 3 см; нарежьте лук и имбирь. Разогрейте масло и обжарьте на нем каштаны, затем достаньте их. На этом же масле обжарьте имбирь и лук, добавьте кусочки курицы, вино, воду, соль, соевый соус, тушите на слабом огне, затем добавьте обжаренные каштаны, ягоды годжи, семена амомума и тушите, пока курица не станет мягкой, добавьте перец и перемешайте.

【功用】健脾补肾。

【 Эффект 】Укрепление селезенки и питание почек.

【主治】脾肾两虚证，症见食欲不振、气短乏力、腰酸怕冷等。

【 Показания к лечению 】Недостаточность селезенки и почек, потеря аппетита, одышка и слабость, боль в пояснице от холода и др.

【使用注意】阴虚火旺者慎服，糖尿病患者忌服。

【 Меры предосторожности 】При дефиците Инь и гиперактивности Ян употреблять с осторожностью, не рекомендуется пациентам с сахарным диабетом.

2.山药汤 [《常用特色药膳技术指南（第一批）》]

14.2　Отвар диоскореи [《**Сборник распространенных лечебных диет（Часть первая）**》]

【组成】山药500g，杏仁20g，粟米750g，酥油50g，白糖25g。

【 Состав 】500 г корневища диоскореи, 20 г миндаля, 750 г кукурузы, 50 г топленого масла, 25 г сахара.

【制法与用法】山药洗净切片备用；粟米洗净，炒至干香，备用；杏仁浸泡1～2小时后，晾干，炒熟去皮尖，切碎，备用。将粟米、杏仁、山药加清水，煮沸至稍稠，再加白糖和酥油调匀即可。

【 Приготовление и применение 】Помойте и нарежьте корни диоскореи на ломтики; помойте и обжарьте кукурузу; замочите миндаль на 1 ~ 2 часа, просушите, затем обжарьте и очистите от кожуры, нарежьте на мелкие кусочки. Поместите кукурузу, миндаль и диоскорею в воду, доведите до кипения, затем добавьте сахар и сливочное масло по вкусу.

【功用】补虚益气，温中润肺。

【Эффект】Восполнение недостаточности ци, прогрев и увлажнение легких.

【主治】脾胃气虚证，症见食欲不振、面色萎黄、形体瘦弱、时有泄泻、消化不良等。

【Показания к лечению】Недостаточность ци селезенки и желудка, потеря аппетита, бледный цвет лица, истощение, жидкий стул, расстройство пищеварения и т.д.

【使用注意】食积者忌食。

【Меры предосторожности】Рекомендуется воздержаться при несварении желудка.

3.健脾益气粥［《常用特色药膳技术指南（第一批）》］

14.3 **Каша для укрепления селезенки и восполнения ци** [《**Сборник распространенных лечебных диет（Часть первая）**》]

【组成】生黄芪、党参、薏苡仁各10g，茯苓、炒白术各6g，大米200g，大枣4枚。

【Состав】Сырой астрагал, кодонопсис мелковолосистый, бусенник - всего по 10 г, пория кокосовидная, сушеный атрактилодес - по 6 г, 200 г риса, 4 китайских финика.

【制法与用法】将生黄芪、炒白术装入纱布包内，放入锅中，加3000mL清水浸泡40分钟备用；将党参、茯苓蒸软后切成颗粒状备用；将薏苡仁浸泡回软后，放入锅中煎30分钟备用。大米、大枣放入浸泡药材包及薏苡仁煮后的锅中，大火煮开后改文火熬煮2小时，取出纱布包，放入党参、茯苓即可。

【Приготовление и применение】Поместите сырой астрагал и сушеный атрактилодес в марлевый мешочек, положите мешочек в кастрюлю, налейте 3000 мл воды и оставьте на 40 минут; после приготовления кодонопсиса и пории на пару, нарежьте их на кусочки; замоченный бусенник поместите в кастрюлю и варите 30 минут. После замачивания риса, фиников и мешочка с травами поместите все в кастрюлю с водой и варите 2 часа, затем достаньте мешочек с травами, добавьте кодонопсис и порию.

【功用】健脾益气。

【Эффект】Укрепление селезенки и питание ци.

【主治】脾胃气虚证，症见倦怠乏力、食少便溏等。

【Показания к лечению】Недостаточность ци селезенки и желудка, слабость, потеря аппетита, жидкий стул и др.

【使用注意】糖尿病患者禁食。

【Меры предосторожности】Запрещено употреблять пациентам с сахарным диабетом.

4.牛肉炖海带［《常用特色药膳技术指南（第一批）》］

14.4 Вареная говядина с морской капустой [**《Сборник распространенных лечебных диет（Часть первая）》**]

【组成】海带200g，黄牛肉500g，陈皮、小茴香、花椒、肉豆蔻、肉桂各2g，草果1g，八角茴香6g，丁香0.5g，葱白、生姜、大蒜各20g，盐适量。

【Состав】200 г морской капусты, 500 г телятины, сушеная цедра, фенхель, мускатный орех, сычуаньский перец, корица - всего по 2 г; 1 г амомума ребристого, 6 г аниса, 0,5 г гвоздики, лук, имбирь, чеснок - всего по 20 г, соль по вкусу.

【制法与用法】将牛肉切块，冷水下锅，锅开后撇去浮沫，放入陈皮、草果、肉豆蔻、丁香、花椒、肉桂、小茴香、葱、姜、蒜，炖至牛肉软烂。另起一锅，用炖好的牛肉汤煮已泡发的海带丝，炖好后放入牛肉块，适量盐调味即可。

【Приготовление и применение】Нарежьте говядину на кусочки, поместите в холодную воду, при отваривании снимите пенку, затем добавьте сушеную цедру, амомум ребристый, мускатный орех, гвоздику, сычуаньский перец, корице, фенхель, лук, имбирь, чеснок и варите до размягчения мяса. В другой кастрюле смешайте отварной бульон с замоченными водорослями, затем добавьте кусочки телятины, добавьте соль и специи по вкусу.

【功用】补中益气，滋补脾胃，软坚散结。

【Эффект】Восполнение ци и крови, питание селезенки и желудка, устранение застоя жидкости и снятие опухолей.

【主治】脾气亏虚证，症见头晕气短、心慌乏力等。

【Показания к лечению】Недостаточность ци селезенки и желудка, головокружение и одышка, учащенное сердцебиение и слабость.

【使用注意】甲状腺异常者慎用。

【Меры предосторожности】Пациентам с нарушениями функции щитовидной железы употреблять с осторожностью.

5.神仙鸭［《常用特色药膳技术指南（第一批）》］

14.5 Утка с китайскими финиками, семенами лотоса и плодами гинкго на пару [**《Сборник распространенных лечебных диет（Часть первая）》**]

【组成】人参3g，白果49枚，莲子49枚，大枣49枚，鸭子750g，黄酒10g，酱油10g。

【Состав】3 г женьшеня, 49 семян гинкго, 49 семян лотоса, 49 китайских фиников, 750 г утки, 10 г рисового вина, 10 г соевого соуса.

【制法与用法】先在鸭皮上用竹签戳些小孔，再将黄酒和酱油调匀，涂在鸭子的表皮和腹内搓匀。将大枣去核、白果去壳去心、莲子去皮去心后装在碗内，撒入人参粉调匀后填入鸭腹，再将鸭子上笼用武火蒸2.5～3个小时，至鸭肉熟烂即可。

【Приготовление и применение】Сначала сделайте на утке небольшие проколы бамбуковой палочкой, затем смешайте рисовое вино с соевым соусом, и нанесите получившийся соус на поверхность утки. Удалите из фиников косточки, очистите семена гингко и семена лотоса, поместите их в миску, добавьте порошок женьшеня, перемешайте и поместите получившуюся массу внутрь утки; затем поместите утку на решетку и готовьте на пару 2,5-3 часа.

【功用】健脾补虚。

【Эффект】Укрепление селезенки и восполнение недостаточности.

【主治】脾胃气虚证，症见食少乏力、腹胀腹泻等。

【Показания к лечению】Недостаточность ци селезенки и желудка, снижение аппетита и слабость, вздутие живота и диарея.

【使用注意】风热感冒者不宜食用。

【Меры предосторожности】Не рекомендуется употреблять при простуде и высокой температуре.

6.甘麦大枣羹［《常用特色药膳技术指南（第一批）》］

14.6　Суп из сладкой пшеницы с китайскими финиками［《Сборник распространенных лечебных диет（Часть первая）》］

【组成】大枣（去核）60g，百合100g，甘草10g，鸡蛋10个，淮小麦500g。

【Состав】60 г китайских фиников (без косточек), 100 г луковиц лилии, 10 г корня солодки, 10 куриных яиц, 500 г пшеницы.

【制法与用法】将甘草洗净，煎取汁液备用；小麦洗净，大枣洗净，切成小块，百合洗净后切碎，鸡蛋破壳入碗打匀备用。将甘草汁煮沸加入小麦、大枣及百合同煮约30分钟，倒入鸡蛋液，煮沸搅匀即可。

【Приготовление и применение】Помойте корни солодки и отожмите из них сок; промойте пшеницу и финики, нарежьте финики на мелкие кусочки, разбейте яйца в миску. Доведите сок солодки до кипения и добавьте пшеницу и лилию, варите 30 минут, затем добавьте взбитые яйца, доведите до кипения и тщательно размешайте.

【功用】补气，养血，安神。

【Эффект】Восполнение ци, питание крови, успокоительный эффект.

【主治】情志不调，肝气不舒证，症见烦躁易怒、失眠焦虑、神疲乏力等。

【Показания к лечению】Резкие перепады настроения, нестабильность ци печени, раздражительность, бессонница и чувство тревоги, слабость и др.

【使用注意】湿热体质人群慎用。

【Меры предосторожности】При застое влаги и жара в организме употреблять с осторожностью.

7.当归生姜羊肉汤 [《金匮要略》《常用特色药膳技术指南（第一批）》]

14.7 Бараний бульон с корнями дудника китайского и имбирем [《Очерки из золотой комнаты Сокровищ золотого сундука》《Сборник распространенных лечебных диет（Часть первая）》]

【组成】当归、生姜各20g，羊肉750g，葱10g，黄酒10mL，盐6g。

【Состав】Дудник китайский, имбирь - по 20 г, 750 г баранины, 10 г лука, 10 мл желтого рисового вина, 6 г соли.

【制法与用法】将羊肉切块、焯水备用；当归清水洗净，葱姜切片备用。羊肉、葱、姜、黄酒、当归同放砂锅内，加开水适量，武火煮沸后改变文火煲1小时左右，放盐调味即可。

【Приготовление и применение】Нарежьте баранину на кусочки, вскипятите воду; помойте дудник, нарежьте лук и имбирь. Поместите баранину, лук, имбирь, рисовое вино и дудник в кастрюлю, добавьте воды, после закипания варите на медленном огне в течение 1 часа, добавьте соль и специи по вкусу.

【功用】温中补血散寒。

【Эффект】Прогрев и восполнение крови, рассеивание внутреннего холода.

【主治】气血不足证，症见神倦乏力、头晕心慌、畏寒肢冷等。

【Показания к лечению】Недостаточность ци и крови, слабость, головокружение и учащенное сердцебиение, холодные конечности и др.

【使用注意】感冒者慎用。

【Меры предосторожности】Пациентам с простудой употреблять с осторожностью.

8.黄芪羊脖粥［《常用特色药膳技术指南（第一批）》］

14.8　Каша из бараньей шеи с астрагалом ［《**Сборник распространенных лечебных диет（Часть первая）**》］

【组成】黄芪12g，羊脖1200g，粳米100g，大麦200g，陈皮5g，草果5g，小茴香2g。

【Состав】12 г корней астрагала, 1200 г бараньей шеи, 100 г круглозерного риса, 200 г ячменя, 5 г сушеной цедры, 5 г амомума ребристого, 2 г фенхеля.

【制法与用法】将黄芪、大麦清水泡透备用。羊脖洗净焯水，放入黄芪、葱、姜、蒜、陈皮、草果、小茴香，加清水，待羊脖肉炖至软烂后取出，放入大麦熬煮30分钟后，再放入粳米熬煮成粥，最后放入羊脖肉煮5分钟，调适量盐即可。

【Приготовление и применение】Ополосните астрагал и ячмень водой. Промойте и высушите баранью шею, добавьте астрагал, лук, имбирь, чеснок, сушеную цедру, амомум, фенхель и залейте все водой, тушите шею до размягчения, затем достаньте ее; добавьте ячмень и варите 30 минут, добавьте рис и варите до состояния каши, затем добавьте баранью шею и тушите вместе еще 5 минут, добавьте соль и специи по вкусу.

【功用】益气养血，健脾温肾。

【Эффект】Питание ци и крови, укрепление селезенки и питание почек.

【主治】气血虚弱，脾肾亏虚证，症见头晕耳鸣、心慌气短、疲乏无力、腰酸腿软、失眠多梦等。

【Показания к лечению】Недостаточность ци и крови, недостаточность ци селезенки и желудка, головокружение и шум в ушах, учащенное сердцебиение и одышка, слабость, боль в пояснице, бессонница и др.

【使用注意】感冒者忌食。

【Меры предосторожности】Рекомендуется воздержаться пациентам с простудой.

9.滋养胃阴粥［《常用特色药膳技术指南（第一批）》］

14.9　Каша, питающая Инь желудка ［《**Сборник распространенных лечебных диет（Часть первая）**》］

【组成】太子参6g，石斛10g，麦冬6g，生地黄10g，陈皮3g，枸杞子20g，大米200g。

【Состав】6 г ложнозвездчатки разнолистной, 10 г дендробиума благородного, 6 г лериопе, 10 г корня ремании, 3 г сушеной цедры, 20 г ягод годжи, 200 г риса.

【制法与用法】太子参、麦冬、枸杞子洗净，水泡透备用。将生地黄、石斛、陈皮装入纱布包内放入锅中，加入3000mL清水，浸泡40分钟。大米、太子参、麦冬放入锅中，大火煮开后改文火熬煮，在大米煮至七成熟时放入枸杞子，熬煮2小时，取出纱布包即可食用。

【Приготовление и применение】Ополосните ложнозвездчатку, лериопе и ягоды годжи водой. Поместите корень ремании, дендробиум и цедру в марлевый мешочек, положите его в кастрюлю, налейте 3000 мл воды и замачивайте 40 минут. Затем поместите рис, ложнозвездчатку и лериопе в кастрюлю, после закипания варите на среднем огне, когда рис будет почти готов, добавьте ягоды годжи и варите 2 часа, после приготовления достаньте мешочек с травами.

【功用】滋养胃阴。

【Эффект】Питание Инь желудка.

【主治】胃阴亏虚证，症见胃部隐痛，嘈杂似饥，食少口干，大便干结等。

【Показания к лечению】Недостаточность Инь желудка, острая боль в желудке, жжение под ложечкой как при голоде, снижение аппетита и сухость во рту, твердый стул и др.

【使用注意】痰湿或湿热内蕴者禁食；糖尿病患者禁食。

【Меры предосторожности】Запрещено употреблять пациентам при застое влаги и жара в организме; также запрещено употреблять пациентам с сахарным диабетом.

10.银杞明目汤［《常用特色药膳技术指南（第一批）》］

14.10 Отвар серебристой ивы для улучшения зрения［《Сборник распространенных лечебных диет（Часть первая）》］

【组成】银耳15g，枸杞子15g，茉莉花24朵，鸡肝100g，水豆粉3g，料酒3g，姜汁3g，食盐3g。

【Состав】15 г серебристого древесного гриба, 15 г ягод годжи, 24 цветка жасмина, 100 г куриной печени, 3 г бобовой муки, 3 г кулинарного вина, 3 г имбирного сока, 3 г соли.

【制作与用法】将鸡肝洗净，切成薄片焯水备用；银耳洗净，撕成小片，用清水浸泡焯水备用；茉莉花择去花蒂，洗净，淡盐水浸泡15分钟备用；枸杞子洗净备用。将锅置火上，放入清汤，加入料酒、姜汁、食盐，随即下银耳、鸡肝、枸杞子烧沸，撇去浮沫，待鸡肝刚熟，装入碗内，将茉莉花撒入碗中即可。

【Приготовление и применение】Помойте куриную печень, нарежьте тонкими ломтиками и вскипятите воду; помойте серебристый древесный гриб, нарежьте ломтиками, замочите их в воде; удалите цветоножки жасмина, промойте жасмин и замочите в соленой воде на 15 минут; помойте ягоды годжи. Поставьте кастрюлю на огонь, добавьте в куриный бульон вино, имбирный сок, соль, а затем древесный гриб, куриную печень, ягоды годжи, доведите до кипения, снимите пену, варите печень до готовности, затем выложите ее на тарелку и посыпьте жасмином.

【功用】补肝益肾，滋阴明目。

【Эффект】Восполнение энергии печени и питание почек, питание Инь и улучшение зрения.

【主治】阴血亏虚证，症见视物模糊、两目干涩、头晕目眩、耳鸣、腰膝酸软等。

【Показания к лечению】Недостаточность Инь крови, ухудшение зрения, сухость глаз, головокружение и шум в ушах, боль в пояснице и др.

【使用注意】感冒者禁食。

【Меры предосторожности】Запрещено употреблять пациентам с простудой.

11.莲子荷叶蒸湖鸭［《常用特色药膳技术指南（第一批）》］

14.11 Утка с семенами и листьями лотоса на пару［《Сборник распространенных лечебных диет（Часть первая）》］

【组成】莲子15g，鲜荷叶1张，湖鸭胸脯300g，干香菇25g，盐、鸡粉、蚝油、花雕酒、香葱、姜、绵白糖、胡椒粉、香油、生粉适量。

【Состав】15 г семян лотоса, 1 свежий лист лотоса, 300 г утиной грудки, 25 г грибов шиитаке, соль, специи, устричный соус, рисовое вино «хуадяо», лук, имбирь, белый сахар, молотый перец, кунжутное масло, крахмал - по вкусу.

【制法与用法】莲子用清水浸泡20分钟，去心，蒸熟；鲜荷叶洗净，备用。鸭胸切成3cm见方的块，加花雕酒、盐、味精、胡椒粉、绵白糖、蚝油、生粉、葱姜腌制入味。干香菇温水泡发洗净，改刀成块，与腌制好的鸭肉、莲子拌匀，用鲜荷叶包裹封严，入蒸箱蒸40分钟，蒸至鸭肉软烂即可。

【Приготовление и применение】Замочите семена лотоса в воде на 20 минут, удалите сердцевину, приготовьте ее на пару; помойте свежий лист лотоса. Нарежьте утиную грудку на кусочки толщиной 3 см, добавьте рисовое вино «хуадяо», соль, черный перец, специи, сахар, устричный соус, крахмал, лук и имбирь. Промойте грибы шиитаке теплой водой, нарежьте на кусочки, замаринуйте вместе с мясом и семенами лотоса, затем плотно заверните мясо в лист лотоса и готовьте на пару в течение 40 минут до размягчения мяса.

【功用】清热养阴。

【Эффект】Выведение лишнего жара и питание внутреннего Инь.

【主治】暑热伤津证，症见口干口渴、大便干燥等。

【Показания к лечению】Недостаточность внутренних жидкостей организма, сухость во рту и жажда, сухость кишечника, твердый стул и др.

【使用注意】胃阳不足者慎食。

【Меры предосторожности】Пациентам с недостаточностью Ян желудка употреблять с осторожностью.

第四章　四季调养

Глава 4 Лечение по временам года

"养生"一词，最早见于《庄子内篇》，又称摄生、道生。"四季养生"是中医学中的重要理论之一。人体要保持健康，需要顺应四季温 (春) 、热 (夏) 、凉 (秋) 、寒 (冬) 的变化节奏来改变自己的生活起居习惯、身心行为，从而达到天人合一的目的，即是四季养生的原则。人是大自然的产物，自然环境的变化时刻影响着人体的生理活动和病理变化。人的生命活动受大自然四季气候变化的影响，然而一年四季春、夏、秋、冬各有其气候特点，所以通过调整作息、运动方式、饮食等，使身体适应四时特点，才能远离疾病。

Впервые термин «яншэн» (поддержание здоровья) встречается в первой части трактата «Чжуан-цзы», также известен как «шэшэн» (охрана здоровья) и «даошэн» (Даошэн - древний мыслитель, будд.монах). «Лечение по временам года» является одной из самых важных теоретических основ китайской медицины. Чтобы сохранить здоровье, человек должен подстраивать свои привычки, жизнедеятельность и поведение под температурные изменения в природе: тепло (весной), жара (летом), прохлада (осенью) и холод (зимой), таким образом достигая единения и гармонии человека и природы - это главный принцип лечения по временам года. Человек - это детище природы, изменения окружающей среды оказывают огромное влияние на физиологическую активность и патологические изменения в организме человека. Жизнедеятельность человека также зависит от климатических изменений природы, поэтому, чтобы избежать заболеваний, человеку приходится адаптировать свой режим работы и отдыха, физическую активность, питание к особенностям четырех времен года: весны, лета, осени и зимы.

一、和于术数 1 Зависимость от взаимодействия стихий

"天人相应"是中国传统文化的精髓。人类作为宇宙万物之一，与天地万物有共同的生成本原，一切生命活动都与自然环境息息相关，是一个密不可分的有机统一体。人类依赖天地万物的供养才能生存生长，而自然界的阴阳之气、四时物候又无时无刻不影响着人类的健康。因此，人应该顺应大自然的法则，采取适宜的调摄方法，让自己生命的节律与自然界的阴阳变化规律协调一致，则能形与神俱，正气充盛，邪不可侵，达到健康与长寿的状态。

«Гармония человека с природой» - это квинтэссенция традиционной китайской культуры. Человек - это один из видов живого во Вселенной, а все живое имеет общее происхождение, поэтому вся жизнедеятельность тесно связана с природными изменениями и окружающей средой, это единая система. Жизнь и развитие человечества опирается на развитие живого мира на Земле, в то время как энергии Инь и Ян, а также сезонные климатические изменения непрерывно влияют на здоровье и состояние человека. Таким образом, человек должен следовать законам природы и адаптироваться так, чтобы жить в гармонии с изменениями Инь и Ян природы, достичь духовного равновесия, сбалансировать потоки ци и жить долго и благополучно.

1.春季作息

1.1 Работа и отдых в весенний сезон

"夜卧早起"是春季的主要作息特点。《素问•四气调神大论》中论述了春三月的自然特征和养生原则。从立春到立夏前一日即为春三月，历经立春、雨水、惊蛰、春分、清明、谷雨6个节气，是推陈出新、万物萌发的季节，天气回暖，阳气升发，万物复苏，一片欣欣向荣的景象。春天的气温相对较低，日照时间逐渐增加，尤其是春分以后白昼时间多于夜晚，自然界阳气占主导地位。人们应该晚些睡觉，早些起床，将白天的生活时间适度延长，而将晚上睡觉的时间适度缩短。春天是阳气升发的季节，人体阳气也会随之发生变化，可以从自然界获取阳气以补充自身的阳气，同时锻炼身体，增加活动量，有利于人体的气血运行，使生命活动旺盛起来。由于春季阳气处于升发状态，阳气尚未充足，会出现困倦，也就是人们所说的"春困秋乏"的"春困"。这时千万不可贪图睡懒觉，若睡眠太多，那么从大自然中获取的阳气就会减少，不利于阳气的升发。为了适应春季的气候转变，应该经常到室外、林荫小道、树林中去散步，沐浴春之阳光，采集春天的阳光气息，与大自然融为一体。

«Ночью спать и рано вставать» - главная особенность весеннего распорядка дня. В «Трактате желтого императора о внутреннем • Рассуждения о взаимодействии времен года и настроений» описаны основные принципы поддержания здоровья в весенний сезон. С начала весны до начала лета насчитывается 3 месяца, в которых выделяется 6 периодов: начало весны, сезон дождей, «пробуждение насекомых», весеннее равноденствие, период ясной погоды и хлебные дожди; погода теплая, усиливается энергия Ян, это период обновления и пробуждения всего живого. В весенний период температура воздуха относительно низкая, световой день увеличивается, особенно после весеннего равноденствия, когда день становится длиннее ночи, и в природе преобладает энергия Ян. В этот период людям следует ложиться спать позже, а вставать раньше, чтобы увеличить время жизнедеятельности и сократить время сна ночью. Весна - время расцвета энергии Ян в природе, под его воздействием также наблюдаются изменения в человеческом организме, организм питается и восполняет энергию Ян через занятия спортом и повышение физической активности в этот период, что благоприятно влияет на потоки ци и крови, также повышается жизненный тонус. Поскольку весной потоки Ян находятся в восходящем состоянии, но организм еще не получил достаточного количества энергии Ян, то может наблюдаться состояние сонливости, которое в народе называется «весенняя меланхолия». В этот период нельзя позволять себе подолгу спать, иначе организм не сможет получить достаточное количество энергии Ян. Чтобы адаптироваться к весенним изменениям, следует чаще бывать на улице, гулять в парке или в лесу, больше бывать на солнце и получать энергию природы.

2.夏季作息

1.2 Работа и отдых в летний сезон

"夜卧早起，无厌于日"是夏季的主要作息特点。从立夏到立秋前一日为夏三月，历经立夏、小满、芒种、夏至、小暑、大暑6个节气，是草木秀美、茂盛繁衍的季节，天地阴阳之气交合，万物繁茂充实。夏季是阳气最盛的季节，气候炎热而生机旺盛，此时是新陈代谢旺盛的时期。根据《内经》的论述，人们应该晚些睡觉，早些起床，不要嫌白天太长，精神要饱满愉快，不要发怒，以适应夏气，使气机宣通，泄除暑气，对外界事物有浓厚的兴趣。这就是顺应保养夏长之气的规律。

«Ночью спать и рано вставать, активно проводить день» - главная особенность летнего режима дня. С начала лета до первого дня осени насчитывается 3 месяца, в которых выделяется 6 периодов: начало лета, период «малого изобилия», колошение хлебов, летнее солнцестояние, «малая жара» и «большая жара»; это время пышного роста трав и деревьев, сочетания энергий Инь и Ян, активного расцвета всего живого. Лето - это период пика энергии Ян, самый жаркий и плодородный сезон в году, это время обновления и бурного расцвета природы. Согласно 《Трактату Желтого императора о внутреннем》, люди должны поздно ложиться спать и рано вставать, не нужно переживать, что день слишком долгий, нужно больше радоваться, а не сердиться, чтобы быть в гармонии с летней энергией окружающего мира, а потоки ци должны циркулировать свободно, чтобы у человека было хорошее настроение и интерес к внешнему миру. Эти рекомендации соответствуют принципу сохранения и поддержания энергии в летний период.

3.秋季作息

1.3 Работа и отдых в осенний сезон

秋季宜"早卧早起，与鸡俱兴"，也就是早睡早起。从立秋到立冬前一日为秋三月， 历经立秋、处暑、白露、秋分、寒露、霜降6个节气，是万物成熟、收容平藏的季节，风清劲急，万物萧条，山川清肃景静。金秋时节，气候渐凉。古代养生家认为春夏宜养阳，秋冬宜养阴。起居作息要符合自然界阳气消长的规律及人体生理常规，其中重要的是昼夜节律，否则会引起早衰与损寿。《内经》认为人们应该早睡早起，和鸡一样，天黑睡觉，天亮起身，使神志安宁平静，以避秋季肃杀之气，不使心志外驰，让肺气保持清净。这就是顺应保养秋收之气的规律。

Осенью следует «рано ложиться и вставать с первыми петухами», то есть рано ложиться и рано вставать. С начала осени до первого дня зимы насчитывается 3 месяца, в течение осени выделяется 6 периодов: начало осени, «конец жары», «белые росы», осеннее равноденствие, период «холодной росы» и выпадения инея; это время созревания всего живого, опустение и затихание гор и рек. Это период золотой осени, климат постепенно становится прохладным. Древние целители считали, что весной и летом господствует энергия Ян, а осенью и зимой - Инь. Жизнедеятельность человека должна соответствовать законам природы и физиологическим особенностям организма (таким, как биологические часы), в противном случае это приведет к преждевременному старению и снижению качества жизни. В «Трактате Желтого императора о внутреннем» говорится, что люди, которые рано ложатся спать и рано встают, подобно птицам, спят в темноте и просыпаются на рассвете, обладают светлым сознанием, им чужда осенняя хандра, ци легких остаются чистыми и сохраняется душевное равновесие. Это соответствует принципам сохранения и поддержания энергии в осенний период.

4.冬季作息

1.4 Работа и отдых в зимний сезон

冬季宜"早睡晚起"。从立冬到立春前一日即为冬三月，历经立冬、小雪、大雪、冬至、小寒、大寒6个节气，是阳气内伏、万物潜藏的季节，河水结冰，地面冻裂。此时的人体阳气也潜藏于内，阴精内盛，应使神志内藏，安静自若，顺应保养冬藏之气的规律。晚上尽量早睡，早上适当晚起以保持长时间休息，这样才会使人安静，注重"藏精藏神"，使人体避免冬季严寒的戕害。这就是人体顺应自然的"养藏之道"。

В зимнее время стоит «рано ложиться и поздно вставать». С начала зимы до первого дня весны насчитывается 3 месяца, которые делятся на 6 периодов: начало зимы, «малые снега», «большие снега», зимнее солнцестояние, «малые холода», «большие холода»; это время спада энергии Ян, все живое укрывается и затаивается, реки покрываются льдом, и земля замерзает. В организме человека в этот период энергия Ян также скрывается внутри, вырабатывается больше Инь, что ведет к уравновешиванию сознания и внутреннему покою, это соответствует принципам сохранения и поддержания энергии в зимний период. Следуя правилу «рано ложиться и поздно вставать», время сна и отдыха организма следует увеличить, сохраняя внутреннее спокойствие человека, также нужно следить за «сохранением внутренней энергии и тепла», чтобы избежать пагубного воздействия холода на организм. Это естественный «путь сохранения здоровья».

二、运动养生   2 Поддержание физической формы

1.春季运动

2.1 Занятия спортом весной

春季应广步于庭，增加户外运动，锻炼身体。

В весеннее время следует много гулять, двигаться на свежем воздухе, заниматься физическими упражнениями.

春季气温回升，自然界植物萌生，空气新鲜，一片清新之气。增加户外活动，加强身体锻炼，吸收自然界清新之气，去除体内沉积之气。肝主筋，春季适当的活动筋骨有利于肝气的升发，有利于人体阳气的升发。春天绿色植物增多，空气中的阴离子倍增，在这样的环境下锻炼有助于增强人体正气，有利于调节情绪，从而提高健康水平。春季适合的户外运动有散步、踏青、打球、放风筝、钓鱼、赏花、打太极拳等，让身体充分地吐故纳新，使筋骨得到充分舒展，为新一年的工作学习及生活打下良好基础。实践证明，春季经常体育锻炼可以增强人的抗病能力，使人思维敏捷，提高学习和工作的效率。

Весной температура постепенно поднимается, природа оживает, воздух становится свежим и чистым. Активность на свежем воздухе помогает укрепить тело, а свежий воздух улучшает внутреннее самочувствие. Печень отвечает за состояние сухожилий, поэтому увеличение физической активности приводит к подъему ци печени и улучшает состояние всего тела. Весной начинают расти зеленые растения, благодаря которым в воздухе повышается уровень анионов; физические занятия в такой среде значительно улучшают самочувствие, помогают регулировать настроение, тем самым повышая жизненный тонус. Весна - прекрасное время для занятий на открытом воздухе, таких как ходьба, бег, игры в мяч, запуск воздушного змея, рыбалка, любование цветами, тайцзицюань; благодаря этим занятиям тело зарядится новой энергией, мышцы придут в тонус, что станет отличным основанием для прекрасного самочувствие на весь предстоящий год. Доказано, что весенняя активность на открытом воздухе способствует повышению иммунитета, улучшает умственную активность, повышает успеваемость в учебе и работоспособность.

在春季健身气功锻炼中，人们应该注意尽量选择以活动肢体为主的动功，而不宜练习静功，以免造成气机郁结，经络不畅，脏腑功能受阻，妨碍春阳之气的升发。经过寒冷的冬季，人体各项功能都有不同程度的下降。春暖花开的季节正是人们舒展身体、加强锻炼的好时机。健身气功锻炼能够激发人体阳气，加强气血流通，加速新陈代谢。根据"五脏主时"理论，肝主春气，喜条达，恶抑郁。故在健身气功练习时，在全面调理人体脏腑经络气血的基础上，选择有疏肝理气、强筋养血功效的术式进行重点锻炼，借春阳升发之势加强对自身身体的养护。在术式的选择上，健身气功五禽戏之虎戏、八段锦之"攒拳怒目增气力"、六字诀之嘘字诀等都对肝脏系统有很好的锻炼效果。

При занятиях цигун весной следует уделить большее внимание на динамические упражнения, а не на статические, чтобы не препятствовать движению потоков ци, а способствовать гармоничной работе внутренних органов. После холодного зимнего сезона все функции организма в разной степени ослаблены. Весна - прекрасное время для закалки и укрепления организма. Упражнения цигун стимулируют накопление Ян в организме, укрепляют циркуляцию ци и крови и ускоряют процесс обмена веществ. Согласно теории «Пяти основных органов», печени соответствует энергия весны, радость возрастает, зло убывает. Таким образом, во время практики гимнастики цигун, основываясь на принципах циркуляции ци по внутренним органам, восполняется ци печени, повышается запас жизненных сил, вырабатывается энергия Ян, которая оказывает защитный эффект на весь организм. При выборе тренировочной методики лучше остановиться на системе физ. упражнений в подражание движениям тигра («Уциньси»), комплексе «Восемь кусков парчи» («кулаки гнева» для повышения силы), «Методе шести иероглифов» (иероглиф «Сюй») и других; все они благотворно влияют на функцию печени.

2.夏季运动

2.2 Занятия спортом летом

夏季应适度地进行自己喜爱的运动。

В летний период следует умеренно заниматься любимыми видами спорта.

夏季高温炎热，此时需要注意的是防止暑热伤身，应使运动和保健同步而行，才能取得理想的效果。夏季的温度较高，运动容易使人体排出大量的汗液，津液耗散，暑邪便乘虚而入，所以夏季运动要从低运动量、短时间开始，让身体慢慢适应炎热的天气，避免长时间在烈日下运动。运动的同时，还应合理地补水，以温水为宜，温淡盐水是运动过后最好的饮料。夏季运动后，人体全身各组织器官新陈代谢增加，皮肤腠理开泄以利余热散发，此时不可马上洗冷水澡或吹冷空调。最适宜夏季的运动是游泳，锻炼的同时还有降温的作用。

Летом из-за высоких температур нужно опасаться перегрева и солнечных ожогов, нужно выбрать занятия, которые не принесут вреда организму, чтобы достичь желаемого результата. Из-за жары при занятиях спорта человек много потеет и теряет много жидкости, поэтому летом нужно начинать с небольших простых занятий, постепенно адаптируя организм к жаре, при этом избегая длительного пребывания на солнце. Во время тренировок необходимо пить, лучше всего подойдет теплая вода; после тренировки рекомендуется пить теплую подсоленную воду. После тренировок в летнее время метаболизм всех частей и органов тела ускорен, поры раскрываются, поэтому сразу после физических нагрузок нельзя мыться холодной водой или дышать холодным воздухом. Наиболее подходящим видом активности летом является плавание, поскольку во время тренировки параллельно присутствует эффект охлаждения тела.

在夏季锻炼中，健身气功运动强度应当适中。人们应该注意防暑降温，尽量选择在一天之中相对凉爽的清晨和傍晚进行锻炼，避免发生中暑。根据"五脏主时"理论，心旺于夏，同气相求，阳气最盛，心火易于上炎。故在健身气功练习时，在全面调理人体脏腑经络气血的基础上，选择有养心祛火、行血怡情功效的术式进行重点锻炼，在自然界阳气达到顶峰的夏季保护身体，宁心安神。在术式的选择上， 健身气功五禽戏之猿戏、八段锦之"摇头摆尾去心火"、六字诀之呵字诀等都对心系统有很好的锻炼效果。另外，在"五脏主时"理论中，脾通于土气，旺于长夏 (即从夏至开始到处暑之间的45天)，养护应以"化"为主旨。可选择具有健脾和胃、祛湿化痰功效的术式进行锻炼，如前文中提到的健身气功五禽戏之熊戏、八段锦之"调理脾胃须单举"、六字诀之呼字诀等。

Во время летних тренировок интенсивность упражнений цигун должна быть умеренной. Следует обращать внимание на температуру в течение дня и стараться выбрать время рано утром или поздно вечером, чтобы избежать теплового удара. Согласно теории «Пяти основных органов», сердцу соответствует энергия лета, сходные потоки ци объединяются, Ян в самом расцвете, сердечный огонь легко возрастает. Таким образом, во время практики гимнастики цигун, основываясь на принципах циркуляции ци по внутренним органам, выберите методику, чтобы устранить из сердца лишний жар и стабилизировать циркуляцию крови и ци, укрепить тело и уравновесить сознание. При выборе тренировочной методики лучше остановиться на системе физ. упражнений в подражание движениям обезьяны («Уциньси»), комплексе «Восемь кусков парчи» («Мотать головой и вилять хвостом»), «Методе шести иероглифов» (иероглиф «Хэ») и других; все они благотворно влияют на функцию сердца. Кроме того, по теории взаимодействия «Пяти основных органов», селезенка подпитывается энергией Земли, при затяжном летнем сезоне (когда теплые дни стоят около 45 дней) почки нужно дополнительно подпитывать. Для этого рекомендуются упражнения для стимуляции работы и увлажнения селезенки и желудка, подойдут физ. упражнения в подражание движениям медведя («Уциньси»), комплекс «Восемь кусков парчи», «Метод шести иероглифов» (иероглиф «Ху») и другие.

3.秋季运动

2.3 Занятия спортом осенью

秋季是运动锻炼最好的季节。

Осень является лучшим временем для занятий спортом.

秋季天气转凉，此时人体的阴精阳气正处在收敛内养阶段，运动锻炼也应顺应这一自然规律，运动量不宜过大，以防汗出过多，阳气损耗累及伤阴。若出汗较多，可少量多次补充淡盐水。秋季运动宜选择平缓轻松、活动量不大的项目。

Осенью погода становится прохладнее, энергия Инь и Ян постепенно понижается, поэтому физические нагрузки должны следовать принципу соразмерности, не следует перегружать организм, заниматься до сильного потоотделения, чтобы Ян не оказывало разрушительного влияния на Инь организма. При повышенном потоотделении рекомендуется понемногу пить подсоленную воду. На осенний сезон рекомендуются мягкие и неинтенсивные виды физической активности.

在秋季锻炼中，尽管天气转凉，仍应该在避免受凉感冒的前提下，有意识地少加衣物，让皮肤有"微寒"之感，顺应秋季收敛精气之势，增强身体耐寒能力，即民谚所说之"春捂秋冻"。根据"五脏主时"理论，肺主秋气，喜润勿燥，与秋季肃杀收敛之气相应，气机宜降。故在健身气功练习时，在全面调理人体脏腑经络气血的基础上，选择有养护肺系、宣肺理气功效的术式进行重点锻炼，顺应秋气收敛之势，加强对自身身体的养护。在术式的选择上，健身气功五禽戏之鸟戏、八段锦之"左右开弓似射雕"、六字诀之呬字诀等都对肺脏系统有很好的锻炼效果。

В осенний сезон, хотя погода и становится прохладной, нужно избегать переохлаждения и простуды; можно специально надевать меньше одежды, чтобы адаптировать кожу к прохладе и закалить тело, укрепить иммунитет; в народе говорят «Весной - одевайся, осенью - мерзни» (про постепенную адаптацию к сезонным изменениям температур). Согласно теории «Пяти основных органов», легким соответствует энергия осени, влажная среда, энергетические потоки организма постепенно снижаются. Таким образом, во время практики гимнастики цигун, основываясь на принципах циркуляции ци по внутренним органам, рекомендуется выбирать упражнения для защиты легких, стимуляции ци в легких, упражнения с энергией осени, для укрепления и защиты всего организма. При выборе тренировочной методики лучше остановиться на системе физ. упражнений в подражание птицам («Уциньси»), комплексе «Восемь кусков парчи» («Стрельба из лука налево и направо»), «Методе шести иероглифов» (иероглиф «Сы») и других; все они благотворно влияют на функцию легких.

4.冬季运动

2.4 Занятия спортом зимой

冬季运动前的热身活动要充分。

В зимнее время перед тренировкой нужно обязательно размять все тело.

因为气候寒冷，人体的脏腑器官阳气内收，肢体的气血运行不顺畅，肌肉的伸张性降低，关节活动范围减小，身体发僵，不易舒展。冬季运动前充分的热身可以避免肌肉拉伤或关节扭伤。运动前可以通过慢跑、徒手操等练习，使身体微微出汗后，再进行健身运动。

Поскольку зимой холодно, то энергия тела концентрируется во внутренних органах, кровообращение и потоки ци в конечностях циркулируют нестабильно, тонус мышц снижен, диапазон движений ограничен, тело становится не таким пластичным. Комплексная разминка тела перед тренировкой позволяет избежать различных травм мышц и сухожилий. Перед тренировкой можно слегка пробежаться, выполнить вольные разминочные упражнения, и только после того, как тело согреется, можно начинать занятия.

在冬季锻炼中，应尽量注意防寒保暖，预防冻伤及风寒感冒，锻炼地点以室内为宜，以避免寒冷天气的影响。冬令时节，天气寒冷，人体的各项功能也相对减弱，但仍应坚持进行适当的体育锻炼。同时，冬季运动不宜过于剧烈，以免伤津耗气，扰动闭藏于体内的阳气。而柔和缓慢的健身气功无疑是冬季健身锻炼的极佳选择。根据"五脏主时"理论，肾主冬气，以腰为府，为封藏之本，与冬季同气相求，协调统一。故在健身气功练习时，在全面调理人体脏腑经络气血的基础上，选择有壮腰强肾、纳气固精功效的术式进行重点锻炼，顺应冬气闭藏之势，养护身心。在术式的选择上，健身气功五禽戏之鹿戏、八段锦之"两手攀足固肾腰"、六字诀之吹字诀等都对肾脏系统有很好的锻炼效果。

При тренировках зимой нужно избегать переохлаждения, лучше выбрать занятия в помещении. В зимнее время погода холодная, функции человеческого организма относительно ослаблены, но все же следует придерживаться требований физических упражнений. В то же время упражнения не должны быть слишком интенсивными, чтобы избежать истощения внутренней ци и чрезмерного влияния Ян внутри тела. Мягкие и плавные упражнения гимнастики цигун отлично подходят для зимних тренировок. Согласно теории «Пяти основных органов», почкам соответствует энергия зимы, упражнения направлены на проработку области талии, почки - источник энергии всего организма, поэтому упражнения должны соответствовать энергии зимы. Таким образом, во время практики гимнастики цигун, основываясь на принципах циркуляции ци по внутренним органам, следует выбрать упражнения для укрепления области талии и стимулирования работы почек, чтобы защитить здоровье всего организма. При выборе тренировочной методики лучше остановиться на системе физ. упражнений в подражание движениям оленя («Уциньси»), комплексе «Восемь кусков парчи» («Обхват стоп руками для укрепления поясницы и почек»), «Методе шести иероглифов» (иероглиф «Чуй») и других; все они благотворно влияют на функцию почек.

三、饮食养生   3 Правильное питание

饮食养生是中医学的重要内容之一，它在中医理论指导下不断实践和发展，积累了十分丰富的临床经验。早在《内经》中就提出"不治已病治未病"的观点，强调"治未病"的预防思想及养生之道，防重于治，贵在调养。现今饮食养生已成为人们关注的焦点。而因时制宜也是饮食养生的重要原则，即根据食物的性味和不同季节的气候特点选择相应的食物和药膳，以增强人体适应四季气候变化的能力，达到摄养身体的目的。《素问•四气调神大论》提出"春夏养阳，秋冬养阴"的四时顺养原则，饮食调理方面也应遵守这一规律。应根据春温夏热、秋凉冬寒的季节特点，选择不同的食物适应四时寒热温凉的变化。

Правильное питание является одним из важных составляющих китайской медицины, методики правильного питания постоянно практикуются и развиваются; в этом направлении накоплен богатейший клинический опыт. Еще в древнем «Трактате Желтого императора о внутреннем» написано, что «отсутствие лечения болезни - это уже его профилактика», указывая на важность превентивных мер и ухода за здоровьем, ведь зачастую профилактика труднее самого лечения. В настоящее время правильное питание является одной из самых актуальных и интересующих тем. Именно благодаря большому выбору продуктов (в зависимости от климата и особенностей местности) повышается способность человека адаптироваться в постоянно меняющихся условиях окружающей среды и позволяет заботиться о своем здоровье. В «Трактате желтого императора о внутреннем • Рассуждения о взаимодействии времен года и настроений» говорится о сезонности взаимодействия энергий: «весной и летом возрастает

Ян, осенью и зимой - Инь», поэтому режим питания также основывается на принципе смены времен года. В соответствии с сезонными особенностями следует выбирать разные ингредиенты.

（一）春生——减酸增甘　3.1 Начало весны —— меньше кислого и больше сладкого

《内经》说"春三月，此谓发陈。天地俱生，万物以荣"，当春归大地之际，阳气逐渐升腾，自然界万物萌动，生机勃勃，此时养生应侧重于保护体内的阳气，使之不断充沛，逐渐旺盛起来。

В «Трактате Желтого императора о внутреннем» говорится: «Три весенних месяца, всеобщее оживление. По законам природы все живое расцветает», с приходом весны энергия Ян повышается, все живое пробуждается, в это время нужно сосредоточиться на питании и сохранении внутреннего Ян, постепенно подпитываясь энергией природы и восполняя жизненные силы.

1.抑肝补脾：减酸增甘

3.1.1 Стимулирование печени и укрепление селезенки: меньше кислого и больше сладкого

"减酸增甘"是中医春季养生的饮食原则，是指在万物复苏的春天，人们在饮食中应该适当减少酸味食物，相应增加甘味食物。

«Меньше кислого и больше сладкого» - это принцип питания в китайской медицине, согласно которому в весеннее время в рационе нужно уменьшить количество кислой пищи и увеличить количество сладкой.

春季在五行中属木。而五脏之中肝属木，主春季。在春季，肝脏功能活动即肝气常常偏旺，根据五行理论，肝"木"强盛常会伤害脾"土"，即"木旺克土"。为了避免肝气强盛损害脾脏而引起脾胃病，应减少助肝的酸味食物而增加补脾的甘味食物，即需抑肝补脾。酸味入肝，甘味入脾。过食酸味食物，则肝气太盛，脾气就要衰竭。而春季肝气本就旺盛，不能"火上浇油"，再过多进食酸味食物助长肝气。所以春季的饮食首先要少酸。其次，脾胃是人体后天之本、气血化生之源。春季肝旺脾弱，就会影响五脏的功能。而甘味入脾，要帮助脾土来抵御春季旺盛的肝气，饮食上自然要增加甘味来补土健脾。

По теории взаимодействия Пяти стихий, весна соответствует Дереву. А по концепции Пяти основных органов, Дереву соответствует печень. В весеннее время энергия печени зачастую находится на подъеме, а согласно теории взаимодействия Пяти стихий, «Дерево» печени может навредить «Земле» селезенки, то есть приведет к «победе Дерева над Землей». Чтобы этого избежать и не допустить возникновения заболеваний селезенки, нужно уменьшить количество кислого, которое стимулирует печень, и увеличить количество сладкой пищи, чтобы сдержать печень и восполнить энергию селезенки. Кислый вкус соответствует печени, а сладкий - селезенке. При употреблении кислой пищи ци печени повышается, а ци селезенки истощается. Весной ци печени на подъеме, поэтому не следует «подливать масла в огонь» и употреблять в пищу кислые продукты, подпитывая ци печени. Поэтому изначально рацион питания в весеннее время должен содержать меньше кислой пищи. Кроме того, селезенка и желудок - это основа организма, источник жизненных сил всего тела. Весной печень работает активнее, а селезенка ослаблена, что влияет на функции всех органов тела. Сладкий вкус соответствует селезенке, поэтому нужно помочь ей противостоять активной ци печени, увеличить количество сладкой пищи и таким образом питать энергию селезенки.

"减酸增甘"不是简单地少吃醋多吃糖，而是要通过饮食调整起到抑肝强脾的作用。所以在春季，我们可以多选用黄豆芽、绿豆芽、豆腐、豆豉、大麦、小麦、大枣、瘦肉、鱼类、蛋类、花生、芝麻、柑橘、香蕉、蜂蜜、姜、葱、蒜之类既升发又补益的食物，新鲜蔬菜如春笋、春韭、油菜、菠菜、芹菜、荠菜、马兰菜、枸杞头、香椿头等，可起到清热平肝、增进食欲等作用。

«Меньше кислого и больше сладкого» - значит, что нужно не просто есть меньше кислой пищи и больше сладкого, это значит, что нужно подкорректировать режим питания таким образом, чтобы ограничить активность печени и восполнить функцию селезенки. Поэтому в весенний сезон включите в рацион такие продукты, как соевые бобы, ростки зеленой фасоли, тофу, соус из соевых бобов, ячмень, пшеница, финики, постное мясо, рыба, яйца, арахис, кунжут, цитрусовые, банан, мед, имбирь, лук, чеснок и другие продукты питания, а также свежие овощи: спаржу, лук-порей, рапс, шпинат, сельдерей, пастушью зелень, индийскую астру, ростки мушмулы, китайскую цедрелу и др., - с их помощью можно урегулировать работу печени и повысить аппетит.

2.养阳补阳

3.1.2　Питание и восполнение Ян

"春夏养阳"，春天宜多食温补阳气的食物，以补充人体阳气，增强人体免疫力，抵抗风邪侵犯。

«Питание и восполнение Ян» указывает на то, что весной нужно употреблять теплую пищу, чтобы повысить Ян в теле, укрепить иммунитет и защитить организм от простуды и других заболеваний.

用辛甘发散之品以助人体阳气，可选用的食物如大葱、生姜、蒜、洋葱等，辛散升发以助阳升散；韭菜温阳，益肝健胃；主食应尽量选择高热量食物，除米面杂粮外，可适量加入乳制品、豆类、花生、芝麻、核桃等热量较高的食物，以助于补充人体的能量；每日保证充足的优质蛋白质摄入，如奶类、蛋类、鱼肉、禽肉、猪牛羊瘦肉等。

Чтобы повысить энергию Ян, рекомендуется употреблять в пищу такие пряные и сладковатые продукты, как зеленый лук, имбирь, чеснок, лук-порей и др.; душистый лук для согревания Ян и укрепления желудка; основные продукты в рационе должны быть высококалорийными, помимо рисовой муки и круп, рекомендуется включить в рацион молочные продукты, бобовые культуры, арахис, кунжут, грецкие орехи и др. калорийные продукты, чтобы помочь восполнить энергию организма; каждый день нужно получать с пищей необходимое количество белка (молочная продукция, яйца, рыба, мясо птицы, свинина, говядина, баранина и т.д.).

春季主升发，养阳补阳的同时，切记不可大补，尤其是不可多用大辛大热如人参、鹿茸、附子等益气壮阳的补药，少饮高度烧酒，以免助阳生热。同时，春季也不可过早贪吃冷饮等寒凉食品，以免伤胃损阳而影响脾胃的消化功能。

Весна - время всеобщего расцвета, поэтому во время питания и восполнения Ян нельзя использовать сильные тонизирующие продукты, особенно женьшень, панты, корни аконита и другие афродизиаки, употребляйте меньше крепкого алкоголя, чтобы избежать резкого повышения Ян. Кроме того, в весенний период не стоит употреблять холодные блюда, чтобы не нанести вред желудку и не повлиять на пищеварительную функцию селезенки и желудка.

3.补充维生素

3.1.3 Восполнение нехватки витаминов

春季尤其是初春要多吃有升发作用的蔬菜，如香椿、韭菜、荠菜、芹菜等辛香发散之类，或春笋、姜芽、豆芽、豆苗等"种生"芽菜。多吃果蔬，每日至少要保证4种以上的蔬菜和两种以上的水果。小白菜、油菜、柿子椒、西红柿、柑橘、柠檬等富含维生素C，具有抗病毒的作用；胡萝卜、苋菜等黄绿色蔬菜富含维生素A，具有保护和增强上呼吸道黏膜和呼吸器官上皮细胞的功能，可增强抵抗各种致病因素的侵袭；芝麻、青色卷心菜、菜花等富含维生素E，可提高人体免疫功能，增强机体的抗病能力。

Весной, а особенно в начальный ее период, нужно есть больше овощей, таких как китайская цедрела, лук-порей, пастушья зелень, сельдерей и другие пряности, или же весенние побеги бамбука, ростки имбиря, пророщенные бобы, ростки сахарного горошка и другие «сырые» ростки. Употребляйте в пищу больше фруктов и овощей, минимум 4 вида овощей и 2 вида фруктов в день. Китайская капуста, рапс, перец, помидоры, цитрусовые, лимон содержат большое количество витамина С, который помогает укрепить иммунитет; морковь, амарант и другие желто-зеленые овощи, богатые витамином А, помогают защитить и укрепить слизистую оболочку верхних дыхательных путей и эпителиальных клеток органов дыхания, могут повысить устойчивость к различным болезнетворным факторам; кунжут, голубая капуста, цветная капуста и другие овощи, богатые витамином Е, помогают улучшить защитные функции человека, повышают устойчивость организма к болезням.

（二）夏长——减苦增辛　　3.2 В летний сезон —— меньше горького и больше пряного

夏季在五行中属火，是一年里阳气最盛的季节，气候炎热，自然界万物盛长而成实，万物生长得很茂盛。人体要顺应夏季阳盛于外的特点，注意做到保护体内的阳气，防止因为避暑热而过分贪凉，从而损伤体内的阳气。

Согласно теории взаимодействия Пяти стихий, лето является временем наивысшего расцвета энергии Ян, климат жаркий, все живое в природе бурно развивается и пышно растет. Человеческий организм должен адаптироваться к активному расцвету Ян в летний период, при этом необходимо защищать внутренние запасы Ян и не допускать переохлаждения (под кондиционером) из-за сильной жары.

1.阳盛阴弱：减苦增辛

3.2.1. Избыток Ян и недостаток Инь: меньше горького и больше пряного

"减苦增辛"是中医夏季养生的饮食原则，是指在烈日炎炎的夏季，人们在饮食中应该适当减少苦味食品，相对增加辛味食物。自然界的阳气经过春天不断地生长，进入夏季后，变得旺盛而充足，也可以理解为自然界的阳气到了夏季均从藏蓄的状态中发散出来。同时，按照阴阳的变化规律，阳盛则阴弱，阳气的盛大在夏至达到极点。在夏季，心火当令，心火旺则克肺金，所以要扶肺气。在阴阳五行中，辛主发散，苦主沉降，辛味是入肺的，所以要增辛以养肺气。苦味不利于夏季阳气的升发。而辛味之品性主升散，与夏季阳气发散的状态相吻合。辛味归肺经，多有发散、行气、活血、通窍、化湿等功用，可防夏季心脏功能过强引起的肺脏功能虚弱，所以夏季特别是素有肺气虚的人应该适当多吃些葱、姜、蒜等辛味食物，如民间就有"冬吃萝卜夏吃姜"的养生谚语。

«Меньше горького и больше пряного» - это принцип питания в китайской медицине, согласно которому в жаркое летнее время в рационе нужно уменьшить количество горькой пищи и увеличить количество пряной. Весной природное Ян повышается, а с приходом лета достигает наивысшего расцвета, также можно сказать, что в летнее время природное Ян находится на стадии накопления. В то же время, согласно законам изменения Инь и Ян, Ян усиливается, Инь ослабляется, летом Ян достигает наивысшей точки. В летний период усиливается «Огонь» сердца, что приводит к ослаблению «Металла» легких, поэтому нужно стимулировать ци легких. Согласно концепции взаимодействия стихий и Инь-Ян, пряное - растворяется, горькое - оседает, пряный вкус соответствует легким, поэтому нужно увеличить количество пряного для питания ци легких. Пряный вкус не способствует подъему летнего Ян. Пряный вкус растворяется, и по характеру совпадает со спадом и «растворением» летнего Ян. Пряный вкус соответствует легким, он способствует движению ци, стимулирует кровообращение, преобразует лишнюю влагу, может предотвратить чрезмерную летнюю активность сердца, которая приводит к ослаблению функции легких, поэтому летом людям со слабыми легкими рекомендуется есть больше лука, имбиря, чеснока и других пряных продуктов; как гласит народная мудрость «Зимой ешь репу, а летом - имбирь».

2.养心健脾

3.2.2 Питание сердца и укрепление селезенки

多吃一些清热解暑的食物以清泄身体产生的内热，也可服用一些辛凉散发或甘寒清暑的中药，如菊花、薄荷、荷叶、金银花、连翘等，以泻心火，散暑热。还可服用健脾的中药，如白术、莲子、茯苓、藿香、白扁豆之类，既健脾胃，又祛暑湿。

Употребляйте в пищу больше продуктов, способных уменьшить ощущение летней жары, также можно принимать прохладительные препараты, например цветки хризантемы, мяту, листья лотоса, жимолость, высушенные плоды форсайтии. Также можно принять препараты для тонизирования селезенки, такие как корневище атрактилодеса крупноголового, семена лотоса, гриб фулин, многоколосник морщинистый, высушенные зрелые семена белой чечевицы для стабилизации работы селезенки и желудка и для устранения лишней влаги.

3.适当食寒

3.2.3 Употребление холодной пищи

酷暑盛夏，阳热盛极，出汗很多，常感口渴，可适当食用味苦性寒的食物，以制约阳热之气太过，帮助体内散发热量，并补充水分、盐类和维生素，起到清热、解暑、生津的作用，如苦瓜、芥菜等苦味食物或西瓜、绿豆等寒性食物可经常食用，也可适当用些冷饮。但切忌因贪凉而暴吃冷饮凉菜、生冷瓜果等，食冷无度会使胃肠受寒，脾胃阳气损伤，引起疾病。

В жаркую летнюю погоду, в самый расцвет природного Ян, часто наблюдается повышенное потоотделение, чувство жажды, можно умеренно употреблять горькую холодную пищу, чтобы ограничить активный Ян, помочь организму распределить тепло, пополнить запасы жидкости, соли и витаминов; достичь охлаждающего эффекта можно с помощью употребления таких продуктов, как горькая дыня, горчица и другие горькие продукты, или же арбуз, зеленые бобы и др., также можно использовать прохладительные напитки. Однако, нельзя злоупотреблять холодной пищей и прохладительными напитками, чтобы не переохладить желудок и кишечник и не вызвать соответствующих заболеваний.

4.合理搭配，清淡膳食

3.2.4 Сбалансированный рацион, легкая диета

夏季气候炎热，人体气血趋向体表，常形成阳气在外、阴寒内伏的状况；同时夏季胃酸分泌减少，加之饮水较多，冲淡胃酸，导致机体消化功能较弱。但夏季由于出汗较多、睡眠不够，常导致人们能量消耗较多。因此饮食调养应清热消暑、健脾益气，宜选清淡爽口、少油腻、易消化的食物，并适当选择酸味的、辛香味的食物以增强食欲。但是，清淡不等于素食，长期吃素容易导致营养失衡。所以在夏日不要拒绝荤菜，可适当摄入一些瘦肉、鱼肉、蛋类、奶品及豆制品，关键是在烹调时多用清蒸、凉拌等方法，切记不要做得过于油腻。

Летом климат жаркий, поэтому, исходя из особенностей циркуляции ци и крови в организме, часто наблюдается формирование Ян снаружи, а Инь - внутри тела; в то же время уменьшается секреция желудочной кислоты, а в сочетании с большим количеством питьевой воды, желудочная кислота разбавляется, что приводит к еще большему ослаблению пищеварительной функции организма. Летом из-за повышенного потоотделения и недостаточного сна люди часто расходуют больше энергии. Таким образом, диета должна способствовать высвобождению лишнего тепла из организма, стимулировать ци селезенки, поэтому рекомендуется выбирать легкие и освежающие, менее жирные, легко усваиваемые продукты, а также выбирать подходящие кислые, пряные продукты для повышения аппетита. Однако, не следует увлекаться вегетарианством, поскольку длительное употребление вегетарианской пищи приводит к нарушениям режима питания. Поэтому в летнее время не стоит отказываться от мясных блюд, можно гармонично вписать в рацион постное мясо, рыбу, яйца, молочные и соевые продукты, главное больше готовить еду на пару или другими способами, чтобы пища не была слишком жирной.

清淡饮食不仅可起到清热祛暑、敛汗补液的作用，还有助于增进食欲，新鲜蔬菜瓜果如西红柿、黄瓜、冬瓜、丝瓜、西瓜之类清淡宜人，既有营养又有预防中暑的作用。出汗多会导致水溶性维生素、水分及钠、钾等元素大量流失，因此应适当补充维生素，多食猕猴桃、橘子、番茄等富含维生素C的水果，运动出汗多时可饮用淡盐水。

Легкая диета не только способствует высвобождению лишнего тепла, восполнению жидкости при потоотделении, но также помогает повысить аппетит, особенно свежие овощи и фрукты, такие как помидоры, огурцы, дыни, тыквы, арбузы и другие легкие и питательные плоды. Повышенное потоотделение может привести к растворению витаминов и большим потерям натрия, калия и других микроэлементов, поэтому следует соответствующим образом восполнять нехватку компонентов, есть больше киви, апельсинов, помидоров и других фруктов, богатых витамином С; при занятиях спортом следует пить больше подсоленной воды.

（三）秋收——减辛增酸   3.3 В осенний сезон —— меньше пряного и больше кислого

秋季天气转凉劲急，地气清肃明净，是万物收获的季节。秋季自然界阳气收敛，阴气微生，天气转凉，秋风劲急，在秋气肃杀作用下，草木花凋叶落，果实成熟，因此大地山川呈现出清肃明净之象。

Осенью погода становится прохладной, земля очищается, так как все живое готовится ко сну. В осеннее время природное Ян начинает спадать, а Инь - восходить, погода становится прохладнее, дует ветер, трава и цветы увядают, листья опадают, созревают плоды, а реки и озера постепенно затихают.

秋季中，夏秋之交既有夏天炎热的余威，又有秋天干燥的特点，暮秋则是由"温燥"转为"凉燥"。秋季的主气为燥，燥邪伤肺，其气清肃，其性干燥；而人们在夏季过多的发泄之后，体液缺乏，燥邪更易侵袭。肺为娇脏，喜润恶燥，秋燥之气与肺喜润娇嫩之性相违背，所以秋燥之气易伤肺气。

На рубеже лета и осени может быть как жаркая летняя, так и сухая осенняя погода, а в вечернее время погода из «теплой и сухой» переходит в «прохладную и сухую». Осени соответствует сухость, поэтому страдают легкие; в летнее время человек теряет много жидкости, поэтому к осени в организме не хватает жидкости, что может привести к различным заболеваниям. Легкие - это хрупкий орган, которому нужна влага, поэтому осенью из-за сухости ци легких подвержена опасности.

1.滋养肝气：减辛增酸

3.3.1 Питание ци печени: меньше пряного и больше кислого

"减辛增酸"是中医秋季养生的饮食原则，是指在秋天要适当减少辛散刺激的食物，相对增加酸味食物。秋季肺气盛而肝气虚，在五行上金能克木，因此，为防止肺气过盛而肝气过虚，要从饮食上进行调节，尤其是中老年人，随着年事增高，先天的肾气、肾阴日显衰微，常常出现肝肾不足、血枯津燥的现象。因此，中老年人饮食调摄除了一般的滋阴润肺之外，还可适当多食酸味食物，以养肝气，维持人体脏腑之间的平衡。中医学认为，秋天属金，肺也属金，肺气通于秋；辛味入肺，酸味入肝，五行中金能克木。因此当秋之时，要减辛味食物以平肺气，如饮食上少用生姜、大葱、陈皮等佐料，并少吃或不吃麻辣火锅、牛羊肉等。这样既可避免肺气过强伤肝，也可减少辛温耗伤津液而预防秋燥病的发生。同时应增加酸味食品以养肝气，防肺气太过胜肝，使肝气郁结。可适当多吃苹果、梨、石榴、芒果、柚子、葡萄、杨桃、山楂等酸性水果；此外，秋季气候干燥，燥邪伤人会产生干咳、咽喉疼痛、皮肤干燥、大便干结等身体上的不适，多食用凉润之品可以有效预防燥邪伤人。此时，芝麻、糯米、蜂蜜、荸荠、葡萄、萝卜、梨、柿子、莲子、百合、甘蔗、菠萝、香蕉、银耳、乳品等都是很好的选择。

«Меньше пряного и больше кислого» - это принцип питания в китайской медицине, согласно которому в осеннее время нужно уменьшить употребление пряной пищи и увеличить количество кислой. Осенью ци легких находится на подъеме, а ци печени ослаблено, по теории взаимодействия Пяти стихий, Металл может ослабить Дерево, поэтому, чтобы избежать истощения ци печени, нужно сбалансировать питание, особенно это касается пожилых людей, у которых ослабевает функция печени и страдает состояние крови. Таким образом, пожилым людям при корректировке диеты для восполнения Инь и питания легких можно добавить больше кислой пищи, чтобы поднять ци печени и поддержать баланс между органами человека. В китайской медицине считается, что осени соответствует Металл, легким также соответствует Металл, соответственно легкие связаны с осенним сезоном; пряный вкус соответствует легким, кислый - печени, по теории взаимодействия Пяти стихий, Металл может ослабить Дерево. Поэтому с наступлением осени следует уменьшить потребление пряной пищи, чтобы уравновесить ци легких, то есть употреблять меньше имбиря, зеленого лука и цедры, а также есть меньше острого хого (хотпот), говядины, свинины и т.д. Это поможет не только избежать чрезмерного подъема ци легких и повреждения энергии печени, но и предотвратить возникновение заболеваний вследствие сухости организма. В то же время следует увеличить употребление кислой пищи, чтобы помочь ци печени справиться с бурной энергией легких. Рекомендуется включить в рацион такие продукты как яблоки, груши, гранат, манго, грейпфрут, виноград, карамболу, боярышник и другие кислые фрукты; кроме того, из-за сухого осеннего климата может возникать сухой кашель, боль и сухость в горле, сухой стул и другие дискомфортные симптомы, в таком случае поможет употребление прохладных продуктов. Кроме того, рацион прекрасно дополнят кунжут, клейкий рис, мед, каштаны, виноград, редис, груша, хурма, семена лотоса, луковицы лилии, сахарный тростник, ананас, банан, серебристый древесный гриб, молочные продукты и др.

2.甘淡润燥

3.3.2 Сладкая и пресная пища для устранения сухости

秋季过了"秋分"之后，由于雨水逐渐减少，空气中湿度较小，秋燥便成了中秋到深秋的主要气候。秋季又是燥气当令之时，稍有疏忽，人体的肺脏极易被秋燥病邪耗伤津液，引发口干舌燥、咽喉疼痛、皮肤干燥、咳嗽咯痰有痰、大便干结等病证。因此，秋季进补应选用"防燥不腻，甘淡滋润"的平补之品，如梨、柿、柑橘、香蕉、杏仁、胡萝卜、南瓜、冬瓜，以及食用菌类、海带、紫菜、豆类及豆制品、蜂蜜、芝麻、红枣、核桃等。"秋燥症"患者应选用银耳、百合等滋养润燥、益中补气的食品，可以起到滋阴润肺、养胃生津的补益作用。

После осеннего равноденствия дожди постепенно затихают, влажность воздуха понижается - такая погода устанавливается до поздней осени. В это время преобладает сухость, поэтому могут страдать легкие человека, вызывая сухость во рту, боль в горле, сухость кожи, кашель с мокротой, сухой стул и другие симптомы. Таким образом, осенью нужно выбирать «влажные и сладкие» продукты для подкрепления организма, такие как груша, хурма, цитрусовые, бананы, миндаль, морковь,тыква, дыня, а также съедобные грибы, ламинария, нори, бобовые и соевые продукты, мед, кунжут, финики, грецкие орехи и т. д. Людям с «осенней сухостью» рекомендуется употреблять в пищу серебристый древесный гриб, луковицы лилии и другие питательные увлажняющие продукты, которые помогут питать Инь, увлажнить легкие и способствуют улучшению пищеварения.

3.平衡营养，忌苦燥

3.3.3 Сбалансированное питание, отказ от горькой и сухой пищи

应注意饮食中食物的多样性，营养的平衡，以补充夏季因气候炎热、食欲下降而导致的营养不足，特别应多吃耐嚼、富于纤维的食物。根据个体的具体情况，适当增加甘、淡、酸、滋润类食物的进食，但不可太过。苦燥之品易伤津耗气，秋季燥邪当令，肺为娇脏，与秋季燥气相通，容易感受秋燥之邪，秋令饮食养生应忌苦燥。

Следует обратить внимание на разнообразие продуктов питания в рационе, баланс питательных веществ, чтобы восполнить дефицит витаминов и микроэлементов, вызванный жарким климатом и сниженным аппетитом в летнее время, особенно следует есть больше продуктов, богатых клетчаткой. В зависимости от индивидуальных особенностей, можно увеличивать потребление сладкой, пресной, кислой, влажной пищи, но в разумных пределах. Горькая сухая пища может навредить состоянию жидкостей в организме, осенняя сухость может навредить легким, поэтому стоит ограничить употребление горькой и сухой пищи.

（四）冬藏——适食于咸　3.4 В зимний сезон —— соленая пища

冬季是一年中最冷的季节，此时阴气盛极，万物收藏，而人体阳气也收藏，容易吸收营养和储存热能，从而增强抵抗力。应顺应冬时之气而养阴养藏。阴精是人体最重要的物质，是生命之本，肾藏先天与后天之精，人体精气充足，生命才能强健。

Зима является самым холодным временем года, это период наивысшего подъема Инь, когда все живое впадает в спячку, и Ян человека также скрывается внутри тела; поэтому в этот период организм легко поглощает питательные вещества и сохраняет тепло, повышая иммунитет. Это соответствует принципу восполнения Инь в зимнее время. Энергия Инь жизненно важна для человека, это неотъемлемая часть жизненного запаса сил; когда жизненных сил достаточно, здоровью ничто не угрожает.

1.万物蛰伏，补益肾气

3.4.1 Все живое впадает в зимнюю спячку, поэтому необходимо тонизировать ци почек

《中医养生学》指出："五脏之中，肾与冬相通应，因此饮食上可适当补益肾气。"味咸的食物能入肾，色黑的食物能补肾，诸如黑芝麻、黑豆、黑米等都能补益肾气，食用时可用盐等咸味之品加以调和，使之入肾。但需注意，咸味之品不可久食多食，易伤津血。饮食上应根据情况不同，加以调整，适度为宜。

В《Учении о китайский медицине》сказано: «Согласно принципу взаимодействия пяти основных органов, почкам соответствует зима, поэтому с помощью соответствующей диеты можно восполнить ци почек. Соленая пища черного цвета может способствовать питанию почек, это например такие продукты, как черные семена кунжута, черные бобы, черный рис и другая солёная пища. Однако следует помнить, что не следует употреблять слишком много соленого, так как это может повлиять на состояние крови. Диета должна быть сбалансированной, скорректированной в зависимости от ситуации и особенностей организма.

2.滋阴潜阳，增加热量

3.4.2 Укрепление Инь и понижение избытка Ян, повышение тепла в организме

冬季气候寒冷，阳气闭藏，人体处于能量蓄积的时期，寒邪强盛，易伤及人体阳气。冬月阳气在内，阴气在外，寒从下起，寒为阴邪，易伤肾阳，故冬季以温补阳气为主，饮食一般以采用温补类为宜。可适当食一些能增加热量的食物和药物，如羊肉、狗肉、人参、鹿茸、海狗肾、核桃肉、蛋类、豆制品、栗子、桂圆、红枣等都是绝好的冬季应季养生食品或药食两用品。同时，冬季阳气潜藏于内，因此忌寒性食物，以免损伤脾胃；也不宜吃得过饱，以免气血运行不畅。可自制一些药酒，如杜仲酒、人参酒、鹿茸酒等。冬季食粥也是一种享受，大米有和胃气、补脾虚、和五脏之功效。

Зима - это время холодного климата, когда природное Ян скрыто, в этот период организм человека накапливает энергию, поэтому при сильном холоде энергии Инь-Ян тела очень уязвимы. В зимнее время Ян сокрыто внутри, а Инь - снаружи, поскольку снаружи холод, то страдает Ян почек, а так как в зимний период энергия Ян восполняется теплом, то к употреблению рекомендуется горячая пища. Лучшей пищей в зимний сезон являются высококалорийные продукты и лекарственные средства, такие как баранина, мясо собаки, женьшень, панты, почки морской собаки, грецкие орехи, яйца, соевые продукты, каштаны, лонган, финики и т.д. В то же время энергия Ян скрыта внутри, поэтому следует воздержаться от холодной пищи, чтобы не нарушить функции селезенки и желудка. Также не следует переедать, чтобы избежать сбоев в движении потоков ци и крови. Можно самостоятельно изготовить травяные настойки, например из эвкоммии, женьшеня или пантов марала. Зимой также рекомендуется варить каши, поскольку, в соответствии с принципом взаимосвязи Пяти основных органов, крупы, в частности рис, способствуют питанию ци желудка и селезенки.

3.合理调整饮食

3.4.3 Сбалансированное питание

蛋白质的摄取量可保持在平常的需要水平，矿物质应保持平常的需要量或略高一些，维生素的供给应特别注意增加维生素C的含量，可多食萝卜、胡萝卜、土豆、菠菜、柑橘、苹果、香蕉，同时增加动物肝、瘦肉、鲜鱼、蛋类、豆类等以保证身体对维生素的需要。水果方面，苹果可生津止渴、和脾止泻；橘子可理气开胃、消食化痰；香蕉清热润肠、降压防痔；山楂可扩张血管、降低血脂、增强和调解心肌，有效防止冠状动脉硬化。

Потребление белка может оставаться на обычном уровне, минералы также должны присутствовать в рационе в норме или в количестве чуть выше нормы, среди витаминов необходимо особое значение уделить витамину С, употреблять в пищу больше редиса, моркови, картофеля, шпината, цитрусовых, яблок, бананов, а также добавить в рацион печень животных, постное мясо, свежую рыбу, яйца, бобовые и т. д., чтобы обеспечить организм необходимыми витаминами и микроэлементами. Что касается фруктов, употребление яблок поможет увлажнить селезенку; апельсины регулируют аппетит, способствуют выведению мокроты; бананы смягчают кишечник и способствуют расслаблению при геморрое и др.; боярышник расширяет кровеносные сосуды и способствует понижению кровяного давления, укреплению сердечной мышцы, что, в свою очередь, предотвращает возникновение коронаросклероза.

4.冬季进补

3.4.4　Подкрепление организма в зимний сезон

冬季或冬至是进补强身的最佳时机，故适当进补不但能提高机体的抗病能力，而且还可把补品中的有效成分储存在体内，为新一年的健康打下良好的基础。至于冬至进补，则是因为从冬至起人体阳气开始升发、生机旺盛，此时进补，补品的有效成分容易积蓄而能发挥最佳效能。所以民间有"冬令进补，来年打虎""三九补一冬，来年无病痛"的养生谚语。进补的方法有食补与药补两种，食补用食品、药膳，药补用药物、药剂，此外膏方、药酒最宜冬令进补。不论食补还是药补，均应遵循辨证进补和不虚不补的原则。

Период зимнего солнцестояния - это лучшее время для укрепления здоровья, поэтому правильное питание сможет не только повысить иммунитет, но и сохранить полезные микроэлементы в организме, чтобы заложить основу здоровья и хорошего самочувствия на целый год. Что касается подкрепления организма в зимнее время, вследствие постепенного повышения энергии Ян в организме и подъема жизненной активности, наблюдается необходимость в подкреплении и дополнительном питании организма, питательные компоненты легко усваиваются организмом и формируют необходимые запасы энергии. В народе ходят такие поговорки, как: «Подкрепляя организм, можно победить тигра» и «В холода укреплять здоровье - жить целый год без болезней». Тонизировать организм можно с помощью пищи и лекарственных средств; в пище - это определенные продукты питания, пища с лекарственными травами; лекарственные средства - это бальзамы, паста Гаофан, лечебные настойки и другие средства. Независимо от того пища это или лекарственное средство, в любом случае необходимо следовать инструкциям к применению и не злоупотреблять теми или иными средствами.

应根据不同体质进补。气虚、阳虚的人可食用羊肉、鸡肉、人参、核桃仁等；血虚的人可食用鸭肉、阿胶、当归、银耳等；阴虚的人可食用羊肉、鸡肉、鹅肉以补虚益气，养胃生津。

Выбор тонизирующего средства зависит от телосложения человека. Людям с дефицитом Ян рекомендуется употреблять в пищу баранину, курицу, грецкие орехи и др.; при недостаточности крови нужно включить в рацион мясо утки, желатин из ослиной кожи, дудник, серебристый древесный гриб и др.; при недостатке Инь рекомендуется употреблять баранину, курицу и гусятину для восполнения энергии.

总之，从春到夏是阳长阴消的过程，所以有春之温、夏之热；从秋到冬是阴长阳消的过程，所以有秋之凉、冬之寒。一年四季气候的寒热变化，会影响人的生命活动。人类作为自然界的一部分，欲得安康，就要根据自然界一切生物的春生、夏长、秋收、冬藏的规律变化以调摄人体。此外，饮食养生具有很强的灵活性，在饮食的选择上除了因时制宜的原则，还应注意地域、环境因素，以及患病个体的性别、年龄、体质、生活习惯等因素。四季饮食的选择在实际应用中还需考虑上述因素，依个人体质的不同酌情使用，从而达到阴阳平衡、脏腑协调、气血充盛的养生保健目的。

Подводя итог, можно сказать, что в период от весны до лета происходит процесс перехода Ян в Инь, поэтому весной умеренно-теплая погода, а летом - жаркая; в период от осени до зимы происходит процесс перехода Инь в Ян, поэтому осенью прохладная погода, а зимой - холодная. Смена погоды в течение года оказывает огромное влияние на жизнедеятельность человека. Человек - это часть природы, и чтобы оставаться здоровым, ему необходимо приспосабливаться к постоянной смене сезонов: к весеннему теплу, летней жаре, осеннему сбору урожая и запасам пропитания на холодную зиму. В дополнение нужно отметить, что режим питания может варьироваться, поскольку при выборе диеты, помимо принципа своевременности питания, важны такие факторы, как географическое положение и экологическая обстановка, пол, возраст, телосложение, привычки пациента и т.д. При выборе режима питания по временам года следует обратить внимание на вышеуказанные факторы, и в зависимости от индивидуальных физических данных выбирать режим, который способствует достижению баланса Инь и Ян, регуляции работы органов, стабилизации потоков ци и крови для оздоровления организма.

第五章　五音疗疾

Глава 5 Лечение по методике «У-инь (пять основных тонов)

第一节　中医五音养生概述

Раздел 1 Краткое описание методики «У-инь» в китайской медицине

音乐是最好的疗养师，翩翩而来的乐符，可以深入人心。《乐记》云："乐者乐也，琴瑟乐心；感物后动，审乐修德；乐以治心，血气以平。"中医学认为，音乐可以动荡血脉，通畅精神和正心，进而将音乐与人体的脏腑、情志有机地结合起来，用以达到防病、治病的目的。《左传》中更说，音乐像药物一样有味道，可以使人百病不生，健康长寿。诸多乐曲，尤其是中国古典音乐，具有曲调温柔、音色平和、旋律优美动听的特性，能使人忘却烦恼，从而开阔胸襟，促进身心健康。

Музыка - это самый лучший врач, который с помощью музыкальных нот с легкостью входит в сознание человека. В 《Юэ-цзи》 сказано: «Музыка играет - сердце радуется; зарождаются чувства, совершается добродетель; музыка очищает душу и восстанавливает жизненные силы». В китайской медицине считается, что музыка способна оказывать влияние на работу кровеносных сосудов, она с легкостью проникает в сознание и приводит мысли в порядок, помогает сохранить баланс между душевной энергией и состоянием тела, применяется в профилактических целях. В 《Цзо-чжуань》 (Комментарии Цзо) говорится, что у музыки, как и у лекарств, есть вкус и запах, она может предотвратить сотни заболеваний, укрепить здоровье и продлить жизнь. Для многих музыкальных композиций, особенно для китайской классической музыки, характерна плавность, умиротворенность и мелодичность, эти качества музыки позволяют человеку забыть о всех его заботах, раскрыть сознание, тем самым способствуя поддержанию душевного здоровья.

近年来，五音养生越发地受人关注。五音在中国古代音乐中是指角、徵、宫、商、羽五声音阶。两千多年前，《灵枢·五音五味》篇中就记载了角、徵、宫、商、羽五音对不同疾病的调治。《乐记》中记载："乐至而无怨，乐行而伦清，耳目聪明，血气平和，天下皆宁。"五音可以消除疲劳，愉悦心情，调节脏腑功能，维持阴阳平衡，具有养生与治疗疾病的作用。

В последние годы методика лечения «У-инь» привлекает все больше и больше внимания. Основой китайской музыкальной теории является гамма из пяти тонов: «цзюэ», «чжи», «гун», «шан» и «юй». Ещё более 2 тыс. лет назад, в Каноне Таинственной сути «У-инь-у-вэй» (о пяти тонах и пяти вкусах) были записаны методы лечения различных заболеваний пятью тонами «цзюэ», «чжи», «гун», «шан» и «юй». В 《Юэ-цзи》 написано: «В музыке - конец вражде, в музыке - чистота помыслов и ясность ума, гармония внутренней энергии и спокойствие во всей Поднебесной.» Методика «У-инь» снимает усталость, способствует улучшению настроения, восстановлению функций внутренних органов, применяется для профилактики и лечения различных заболеваний.

一、中医五音养生的起源与发展

1 Истоки и развитие методики «У-инь» в китайской медицине

中国音乐养生的历史悠久，是音乐养生最古老的发源地之一。对距今七八千年前的新石器时代出土文物的研究发现，一些图案中已有音乐舞蹈行为，并可以意会到其中的保健治疗意义。五千多年前医者苗父用竹管乐器演奏为患者治病，这是我国最早的音乐疗法文献记录。我国古代用于治疗疾病、保健养生的音乐起源于祭祀礼乐。而后，随着中华古代文明的全面发展以及人们认知水平的不断提高，中医音乐保健治疗意识和方法也得到完善和发展，音乐开始运用于疾病的治疗并取得了良好的疗效，后来逐渐演变为中医疗疾的一种有效手段。

Методика музыкального лечения зародилась ещё в Древнем Китае, она имеет богатую историю. Изучение неолитических артефактов, обнаруженных около 7-8 тысяч лет назад, показало, что на некоторых рисунках изображены танцевальные мотивы, многие из которых можно расценить как лечебно-оздоровительные процедуры. Более пяти тысяч лет назад лекарь Мяо Фу играл на бамбуковых инструментах для лечения пациентов, это первая историческая запись о музыкальной терапии в Китае. Музыка, используемая в Древнем Китае для лечения заболеваний и поддержании здоровья, возникла из ритуальной музыки. Затем, со стремительным развитием древней китайской цивилизации и непрерывным повышением уровня восприятия людей, понимание и методики музыкального лечения в китайской медицине также развивались и совершенствовались; музыка начала использоваться для лечения болезней и помогла добиться отличных результатов, а затем постепенно превратилась в одно из самых эффективных средств для лечения заболеваний в китайской медицине.

秦汉以前，我国正处于音乐养生的萌芽时期，以《乐记》音乐理论和《内经》的五音学说为集中代表，形成了早期的中医音乐疗法的思想体系。先秦时代的《白虎通·礼乐》中提出"调和五声以养平"，可见音乐与心理、生理调节方面的关系非常密切。两千多年前的中医经典著作《内经》提出了"五音疗疾"理论，运用阴阳五行学说首次把五音全面引入医学领域，指出音乐声调不同，对人体五脏生理或病理活动以及人的情志变化有不同的影响。其中记载："肝属木，在音为角，在志为怒；心属火，在音为徵，在志为喜；脾属土，在音为宫，在志为思；肺属金，在音为商，在志为忧；肾属水，在音为羽，在志为恐。"这是古人根据阴阳五行理论，把五音（宫、商、角、徵、羽）与人的五脏（脾、肺、肝、心、肾）和五志（思、忧、怒、喜、恐）有机地联系在一起，即五音配五脏，五脏配五行，五行配五志。魏晋时期竹林七贤之一的嵇康也在《琴赞》中指出音乐能"祛病纳正，宣和养气"。

До правления династий Цинь и Хань музыкальная терапия в Китае находилась на стадии зарождения, в основе идеологической концепции музыкальной терапии лежат музыкальная теория 《Юэ-цзи》 и учение о пяти основных тонах 《Трактата Желтого Императора о внутреннем》 (《Хуанди нэйцзин》). Доциньский 《Отчет Белого тигра о церемониях и музыке》 содержит в себе идею о том, что необходимо «гармонизировать пять звуков, издаваемых человеком (крик, смех, плач, пение, стон)», из чего можно сделать вывод, что музыка, эмоциональное состояние и психологическое здоровье тесно связаны между собой. Более двух тысяч лет назад в классическом источнике китайской медицины, 《Трактате Желтого Императора о внутреннем》 была выдвинута теория «методики лечения У-инь»; на основе учения о пяти элементах Инь и Ян пять музыкальных тонов впервые были отнесены к медицинским средствам; также отмечается, что разные музыкальные тона оказывают разное воздействие на физиологические или патологические проявления организма, а также на эмоциональное состояние человека. В нем говорится: «Печень - Дерево, соответствует тону «цзюэ», настроение - гнев; Сердце - Огонь, соответствует тону «чжи», настроение - радость; Селезенка - Земля, соответствует тону «гун», настроение - задумчивость; Легкие – Металл, соответствует тону «шан», настроение - грусть; Почки - Вода, соответствует тону «юй», настроение - страх.» Согласно древней теории Инь и Ян и пяти стихий, пять тонов («гун», «шан», «цзюэ», «чжи», «юй»), пять основных органов (селезенка, легкие, печень, сердце, почки) и пять настроений (задумчивость, грусть, гнев, радость, страх) гармонично связаны между собой, таким образом, пять тонов соответствуют пяти органам, пять органов соответствуют пяти элементам, а пять элементов, в свою очередь, соответствуют пяти настроениям. Один из семи мудрецов Бамбуковой Рощи Цзи Кан (эпоха Вэй-Цзинь) в своих 《Комментариях Цинь-цзянь》 отметил, что музыка может «излечить болезнь и повысить жизненную энергию».

秦汉至明清，处于中医音乐养生的发展时期。一些医家在临床多个方面开展了中医音乐养生、治疗实践，积累了不少经验，但就整体理论和操作方法体系而言，发展缓慢，也不系统，未得到广泛传播和应用。清代吴师机《理瀹骈文·略言》曰："七情之病也，看书解闷，听曲消愁，有胜于服药者也。"不难看出，他认为音乐可以有效治疗情志类疾病，且效果胜于服用药物。

Период с Хань до эпохи Мин и Цинь является временем расцвета методики лечения «У-инь». Некоторые врачи применяли музыкальную терапию «У-инь» в лечении пациентов и накопили в этом направлении значительный опыт, но, что касается теоретической работы и совершенствования методики, то развитие было медленным, несистематизированным, и методика не была широко распространена. Цинский мыслитель У в своем «Рифмованном трактате о внешних лечебных средствах» написал: «Есть семь способов употребления лекарств, чтение книг поможет развеять тоску, слушание мелодий разгонит скуку, - это лучше любого лекарства.» Нетрудно понять, что мыслитель считает музыку более эффективным средством при лечении эмоциональных расстройств, чем прием лекарственных препаратов.

中华人民共和国成立以来，音乐就被用于治疗疾病、保健养生，在我国有着悠久的历史，可以说是一种传统的治疗手段和方法。近年来，随着人类医学模式的变化和对中国传统医学的再认识，中医传统音乐疗法开始受到国内外不少研究音乐治疗学者的积极关注，并逐渐成为一个新的研究领域。

С момента основания Китайской Народной Республики музыка использовалась для лечения и профилактики заболеваний, поддержания здоровья, этот метод имеет богатую историю и можно с уверенностью сказать, что это один из традиционных методов лечения в китайской медицине. В последние годы, с изменением подхода к медицине в целом и возросшим интересом к традиционной китайской медицине, музыкальная терапия активно изучается многими отечественными и зарубежными учеными и постепенно становится новой областью исследований.

二、中医五音养生的特点　　2 Особенности методики «У-инь» в китайской медицине

音乐养生有其不可替代的特点，在聆听中让曲调、情志、脏气共鸣互动，达到动荡血脉、通畅精神和心脉的作用。生理学上，当音乐振动与人体内的生理振动（心率、心律、呼吸、血压、脉搏等）相吻合时，就会产生生理共振、共鸣。这便是"五音疗疾"的身心基础。《内经》记载角为木音通于肝，徵为火音通于心，宫为土音通于脾，商为金音通于肺，羽为水音通于肾。于是便沟通了五音、五脏和气的五种运动方式的内在联系。

Одной из главных особенностей музыкальной терапии является то, что при прослушивании мелодии эмоциональный фон тесно взаимодействует с энергией ци тела, проходит по кровеносным сосудам и стабилизирует эмоциональное состояние и пульс. Согласно принципам физиологии, когда музыкальная вибрация совпадает с физиологической вибрацией человеческого тела (частота сердечных сокращений, сердечный ритм, дыхание, кровяное давление, пульс и т. д.), возникает физиологический резонанс, реакция. В этом как раз и заключается принцип методики «У-инь». Согласно 《Трактату Желтого Императора о внутреннем》, тон «цзюэ», которому соответствует элемент Дерево, воздействует на печень, тон «чжи» (Огонь) воздействует на сердце, тон «гун» (Земля) воздействует на селезенку, тон «шан» (Металл) воздействует на легкие, и наконец, тон «юй» (Вода) воздействует на почки. Таким образом, прослеживается внутренняя связь пяти основных органов, пяти тонов и пяти видов движения ци.

五音指的是角、徵、宫、商、羽五个音阶，相当于现代音阶1，2，3，5，6（表5–1）。若以某一个音阶为主音，其余四个音阶配合主音进行组合排列，便构成了角、徵、宫、商、羽五种特定调式的音乐。这五种不同调式音乐的声波振荡，对生物体内气的运动方式的影响，则分别顺应木气的展放、火气的上升、土气的平稳、金气的内收、水气的下降。对人类脏腑的影响则分别针对肝、心、脾、肺、肾五大系统。通过对气机和脏腑功能的影响，进而可达到优化心理状态、激发情感变化的作用。

«У-инь» (пять тонов) представляют собой гамму из пяти тонов: «цзюэ», «чжи», «гун», «шан» и «юй», которые соответствуют современной гамме 1, 2, 3, 5, 6 (Таблица 5-1). Один тон становится основным, остальные четыре дополняют композицию, таким образом тона «цзюэ», «чжи», «гун», «шан» и «юй» образуют 5 разных мелодий на разный лад. Звуковые колебания этих пяти мелодий оказывают воздействие на движение разных ци внутри тела: ци Дерева разглаживается, ци Огня повышается, ци Земли стабилизируется, ци Металла аккумулируется, ци Воды снижается. Воздействие на организм человека происходит по основным органам: печень, сердце, селезенка, легкие и почки. Через влияние на функции внутренних органов и движение ци можно стабилизировать психологическое состояние и стимулировать изменения эмоционального фона.

表5–1 音阶名表

音阶名	宫	商	角	徵	羽
现代唱名	Do	Re	Mi	sol	La
现代音阶	1	2	3	5	6

Таблица 5-1 Музыкальная гамма

Название тона	Гун	Шан	Цзюэ	Чжи	Юй
Современные наименования	До	Ре	Ми	Соль	Ля
Современная гамма	1	2	3	5	6

中医五音特点分明，不同调式的音乐分别有相应的功效。

Главной особенностью методики «У-инь» является то, что каждое тональное звучание обладает своими свойствами.

（1）宫调式乐曲，悠扬沉静、醇厚庄重，具有土之特性。可调节消化系统功能，对神经系统、精神的调节有一定作用。

(1) Для мелодий в тональности «гун» характерна спокойная мелодичность, торжественность, он обладает свойствами стихии Земля. Регулирует функции пищеварения, нервной системы и помогает сбалансировать эмоциональный фон.

（2）商调式乐曲，高亢悲壮，铿锵雄伟，具有金之特性。可调节呼吸系统功能，对神经系统、内分泌系统有一定影响。

(2) Для мелодий в тональности «шан» характерна печальная торжественность, ритмичность и величественность, обладает свойствами стихии Металл. Регулирует функции дыхательной, нервной системы, также влияет на работу эндокринной системы.

（3）角调式乐曲，朝气蓬勃，生机盎然，具有木之特性。主要调节神经系统。

(3) Для мелодий в тональности «цзюэ» характерна энергичность и ритмичность, обладает свойствами стихии Дерево. В основном регулирует работу нервной системы.

（4）徵调式乐曲，热烈奔放，活泼轻松，具有火之特性。主要调节循环系统。

(4) Для мелодий в тональности «чжи» характерна стремительность и беспечность, обладает свойствами стихии Огонь. В основном регулирует работу системы кровообращения.

（5）羽调式乐曲，凄切哀怨，苍凉柔润，如行云流水，具有水之特性。主要对泌尿系统与生殖系统有调节作用。

(5) Для мелодий в тональности «юй» характерна тоскливость, холодность и нежность, напоминает плывущие облака и течение воды, обладает свойствами стихии Вода. Регулирует работу мочевой и репродуктивной систем.

音乐可以使人体获得全方位的音乐体验，引发身心状态的变化，获得轻松、愉悦、悲伤、愤怒等情绪的共鸣，进而达到身心平衡、调畅情志，实现养生、治病的效果。

Музыка позволяет человеческому организму получить полный спектр музыкального воздействия, вызвать изменения состояния тела и разума, получить расслабление, удовольствие, душевные тревоги, гнев и другие эмоции, а затем достичь баланса разума и тела, настроить эмоциональный фон, излечиться от недуга.

三、中医五音养生的作用 3 Применение методики «У-инь» в китайской медицине

不同调式的音乐能针对相应脏腑疾病起到保健治疗作用，对精神情绪也能达到宣解郁气、调理身心的作用。音乐可使人心情愉快，气血平和，还有助于修身养性，陶冶情操。

Мелодии в различной тональности могут применяться по-разному при лечении заболеваний внутренних органов, при лечении психических заболеваний они могут устранить подавленность, оказать тонизирующее воздействие на разум и тело. Музыка может поднять настроение, стабилизировать движение ци и крови, а также помогает развивать моральную целостность и воспитывать художественный вкус.

五音疗法不仅用于缓解精神压力、抗焦虑忧郁、治疗失眠等传统领域，还能协同震动、光电、针灸、推拿等多种手段，治疗痛症、脑瘫、功能性消化不良、原发性高血压等多种疾病，显示出了广阔的发展潜力。现代人们越来越重视养生的重要性，五音理论用于日常养生，不仅可以减少吃药带来的副作用，还可以修身养性。可以在五音理论的指导下通过音乐来调节自己的情绪，从而达到养生的目的。

Методика «У-инь» используется не только для снятия эмоционального напряжения, выхода из депрессии, лечения бессонницы и подобных заболеваний, но также применяется в комплексе с вибромассажем, фотоэлектрическими приборами, акупунктурой, ручным массажем и др.; применяется для лечения болевых симптомов, церебрального паралича, расстройства пищеварения, гипертонии и других заболеваний, что показывает огромный потенциал внедрения методики. В наше время люди все больше следят за состоянием своего здоровья, концепция «У-инь» состоит в ежедневном применении, методика может не только уменьшить побочные эффекты от лекарств, но и улучшить общее самочувствие. Следуя концепции методики «У-инь», можно регулировать эмоции и настроение, а также улучшать самочувствие.

虽然五音具有调养情志、养生延年的作用，但不是所有的音乐都有利于人体健康，所以必须要有选择性地挑选合适的五音音乐，不能一概而论，不经辨证选择音乐，听的时间过长，或者音量过高，都会有害人的身心健康。另外，中医学讲求整体平衡的观念，在进行五音调理情志时，应根据脏腑的偏盛偏衰，有侧重点地选择某脏腑的音乐，同时辅助他脏音乐治疗本脏疾患，达到平衡脏腑阴阳的功能，起到养生和治疗疾病的作用。

Несмотря на то, что методика пяти тонов «У-инь» оказывает положительное воздействие на настроение и здоровье, не вся музыка подходит для оздоровления, поэтому необходимо выбирать правильную музыку из пяти тонов, нельзя её смешивать или слушать слишком долго, на большой громкости - все это может навредить физическому и психическому здоровью человека. Кроме того, в китайской медицине важна концепция сбалансированности, применяя методику «У-инь» для регулирования настроения, лечения каких-либо патологий внутренних органов, нужно внимательно подбирать соответствующую органам музыку, чтобы излечить заболевание, достичь баланса Инь и Ян и улучшить самочувствие.

第二节　中医五音与脏腑
Раздел 2 Методика «У-инь» в лечении Пяти органов

《内经》中记载"五脏之象，可以类推，五脏相音，可以意识"，明确指出了五脏和五音特有的联系，各脏如有病变则其声音常出现与之相应的音阶，并且各个音阶又会侧重于与之相对应的脏腑。五音通五脏，即：角通肝，徵通心，宫通脾，商通肺，羽通肾。五音理论根据五音入五脏的原理和五行原理中的情志相胜理论并结合辨证理论，以期达到"中和"的状态（表5-2）。

В《Трактате Желтого Императора о внутреннем》говорится: «Пяти основным органам соответствуют тона, которые несут очищение», что ясно указывает на особую связь между Пятью органами и пятью тонами, то есть при заболевании какого-то органа должен использоваться соответствующий тон музыкальной гаммы, поскольку каждый тон оказывает определенное воздействие на соответствующий орган. Пять тонов связаны с Пятью органами соответственно: «цзюэ» - печень, «чжи» - сердце, «гун» - селезенка, «шан» - легкие, «юй» - почки. Теория пяти тонов «У-инь» основана на исследованиях взаимосвязей Пяти основных органов и тонов, теории Стихий и настроений, и существует для систематизации и «гармонизации» знаний (табл. 5-2).

表5-2　五脏五音五志对应表

五脏	肝	心	脾	肺	肾
五音	角	徵	宫	商	羽
五志	怒	喜	思	忧	恐

Таблица 5-2 Таблица соответствий пяти органов, пяти тонов и пяти настроений

Внутренние органы	Печень	Сердце	Селезенка	Легкие	Почки
Пять тонов	Цзюэ	Чжи	Гун	Шан	Юй
Пять настроений	Гнев	Радость	Задумчивость	Грусть	Страх

一、角-肝-木-怒　　1 «Цзюэ» - Печень - Дерево - Гнев

角调式乐曲亲切爽朗，有"木"之特性，可入肝。肝体阴而用阳，性喜条达恶抑郁，人体若长期被一些烦恼的事情所困惑，就会使机体内本该流动的气处于停滞状态，从而产生忧郁、易怒、口苦、舌边部溃疡、眼部干涩、胆小、容易受惊吓等肝郁症状。

Мелодии в тональности «цзюэ» умиротворенные, соответствуют стихии Дерево, проходят в печень. При дисгармонии Инь и Янь печени резко меняется настроение, если организм долгое время испытывает дискомфорт, то энергия ци застаивается, тем самым приводя к депрессии, раздражительности, появляется горечь во рту, язвы в полости рта, сухость глаз, трусливость, пугливость и другие неприятные симптомы.

曲目特点

Особенности музыки

肝顺需要木气条达，适合欣赏的曲目为《胡笳十八拍》。这首曲子中属于金的商音元素稍重，刚好可以克制体内过多的木气，同时曲中婉转地配上了较为合适的属于水的羽音，水又可以很好地滋养木气，使之柔软、顺畅。根据五行相生相克的原理，金能制木，"悲胜怒"，因此对于极度愤怒的人，也可以听商调式的乐曲，如《广陵散》《江河水》《走西口》等，商调式乐曲风格高亢悲壮，肃静，具有"金"的特性，可制约压抑易怒的情绪。

Для стабилизации состояния печени нужна энергия стихии Дерево, для прослушивания рекомендуется 《Восемнадцать мелодий для флейты》. В этой музыке довольно ярко прослеживается тональность «шан» (Металл), и при прослушивании рождает в организме достаточно ци Дерева, кроме того, в мелодии также присутствует тональность «юй» (Вода), вода прекрасно питает древесный ци, смягчает его и делает более плавным. По принципу Пяти стихий, Металл рождает Дерево, «печаль побеждает гнев», поэтому людям, в чьем настроение преобладает гнев и раздражение, рекомендуется слушать такую музыку в тональности «шан», как 《Поэма Гуанлин》, 《Речные воды》, 《Цзоусикоу》 и др., музыка в тональности «шан» звучит торжественно-печально, умиротворенно, она несет энергию Металла, помогает сдерживать раздражительность.

二、徵–心–火–喜　2 «Чжи» - Сердце - Огонь - Радость

徵调式乐曲以热烈欢快、活泼轻松为主要特征，构成层次分明，气氛欢畅，具有"火"之特性，可入心。如果生活和工作压力大、睡眠减少及缺少运动等不良因素不断伤害心脏，很容易引起心慌、胸闷、胸痛、烦躁、舌尖部溃疡等症状。

Мелодия в тональности «чжи» оживленная и радостная, расслабляющая, четко прослеживается структура звучания, музыка воодушевляющая по восприятию, соответствует стихии Огонь, проходит в сердце. При больших нагрузках и стрессе на работе, нехватке сна и физической активности возникают такие неприятные симптомы, как учащенное сердцебиение, чувство стеснения в груди, боль в груди, волнение, язвы на кончике языка и др.

曲目特点

Особенности музыки

属心的音阶为徵音，相当于简谱中的"5"，徵音顺应火气而高亢，抑扬咏越、通调血脉、抖擞精神。适宜欣赏的曲目为《紫竹调》。这首曲子中，运用属于火的徵音和属于水的羽音配合很独特，补水可以使心火不至于过旺，补火又可使水气不至于过凉，利于心脏的功能发挥，使心气平和。"恐胜喜"，对于过度欢喜的人，也可以听羽调式的乐曲，如《二泉映月》《梁祝》，羽调式乐曲具有"水"的特性，悠扬、澄清，听者能平和心气，补水而使心火不至于过旺。

Тональность «чжи», соответствующая сердцу, в нотно-цифровом обозначении стоит под номером «5», эта тональность несет энергию Огня, проникает в кровеносные сосуды, способствует приливу бодрости и воодушевления. Рекомендуется прослушивать «Мелодию Черного бамбука Цзы-чжу». В этой музыке уникальным образом сочетаются тональности «чжи» (Огонь) и «юй» (Вода), вода сдерживает сердечный огонь, а Огонь в свою очередь нагревает Воду, что способствует нормализации функции сердца, восстановлению сердечной энергии. «Страх побеждает радость», людям, в чьем настроение преобладает радостное волнение, рекомендуется слушать музыку в тональности «юй», например «Отражение луны в двух родниках», «Лян Чжу», музыка в тональности «юй» несет энергию Воды, она мелодичная и умиротворенная, слушатель успокаивается, энергия воды сдерживает сердечный огонь.

三、宫-脾-土-思　3 «Гун» - Селезенка - Земля - Задумчивость

宫调式乐曲风格悠扬沉静，犹如"土"般宽厚结实，可入脾。脾是人体的重要能量来源，暴饮暴食、思虑过度等都会使脾胃负担过重而产生腹胀、便稀、肥胖、口唇溃疡、面黄、月经量少色淡、疲乏、胃或子宫下垂等。

Музыка в тональности «гун» мелодичная и спокойная, несет энергию Земли, проходит в селезенку. Селезенка является важнейшим источником энергии человека; переедание, чрезмерное беспокойство и др. факторы могут привести к чрезмерной нагрузке селезенки и желудка, что в свою очередь может вызвать вздутие живота, жидкий стул, ожирение, язвы губ, желтый цвет лица, сбои менструального цикла, усталость, опущение желудка или матки и т. д.

曲目特点

Особенности музыки

属脾的音阶为宫音，相当于简谱中的"1"，宫音顺应土气而平稳，悠扬谐和、助脾健运、旺盛食欲。适宜欣赏的曲目为《十面埋伏》。脾气需要温和，这首曲子中运用了比较频促的徵音和宫音，能够很好地刺激人体的脾胃，使之在乐曲的刺激下，有节奏地进行对食物的消化、吸收。"怒胜思"，对于思虑极度的人，也可以听一些角调式的乐曲，如《胡笳十八拍》《梅花三弄》等。角调式的乐曲具有大地回春，万物萌生的"木"的特性，肝气疏通，则使得脾胃气机通畅。

Тональность «гун», соответствующая селезенке, в нотно-цифровом обозначении стоит под номером «1», эта тональность несет в себе гармонию Земли, мелодичная музыка этой тональности стабилизирует работу селезенки и нормализует аппетит. К прослушиванию рекомендуется «Дом летающих кинжалов». Ци селезенки должна стабилизироваться, поэтому в мелодии сочетаются тональности «чжи» и «гун», такое сочетание прекрасно стимулирует работу селезенки и желудка, способствует комфортному перевариванию и усвоению пищи. «Гнев побеждает задумчивость», поэтому людям со склонностью к задумчивости рекомендуется слушать музыку в тональности «цзюэ», например «Восемнадцать мелодий для флейты», «Песня о цветах сливы в трёх куплетах» и др. Музыка в тональности «цзюэ» обладает живительной, благодатной энергией Дерева, восстанавливается ци печени, что в свою очередь нормализует потоки ци селезенки и желудка.

四、商–肺–金–悲   4 «Шан» - Легкие - Металл - Грусть

商调式乐曲风格高亢悲壮，铿锵雄伟，具有"金"之特性，可入肺。肺在身体里是管理呼吸的器官，与外界接触频繁，所以污染的空气、各种灰尘、致病细菌等，均会引起咽部溃疡疼痛、咳嗽、鼻塞、气喘、容易感冒、易出汗等肺系疾患。

Музыка в тональности «шан» торжественно-печальная, ритмичная по звучанию, несет энергию Металла, проходит в легкие. Легкие в организме управляют дыханием, они часто взаимодействуют с внешней средой, поэтому загрязненный воздух, пыль, болезнетворные бактерии и т. д. могут стать причиной боли в горле, кашля, заложенности носа, потливости, могут вызвать астму, простуду и другие заболевания.

曲目特点

Особенности музыки

属肺的音阶为商音，相当于简谱中的"2"，商音顺应金气而内收，铿锵肃劲、善制躁怒、使人安宁。适宜欣赏的曲目为《阳春白雪》。肺气需要滋润，这首曲子曲调高昂，包括属于土的宫音和属于火的徵音，一个助长肺气，一个平衡肺气，再加上属于肺的商音，可以通过音乐把你的肺从里到外彻底梳理一遍。"喜胜悲"，对于极度悲伤者，也可听徵调式乐曲，如《紫竹调》《十面埋伏》。徵调式的乐曲欢快明亮，具有"火"的特性，可以解除悲伤压抑的情绪。

Тональность «шан», соответствующая легким, в нотно-цифровом обозначении стоит под номером «2», эта тональность несет в себе ци Металла, музыка ритмичная, легкая и умиротворенная. К прослушиванию рекомендуется 《Белый снег солнечной весной》. Ци легких нуждается в восполнении, поэтому в музыке сочетаются тональности «гун» (Земля) и «чжи» (Огонь), что, с одной стороны, усиливает, а с другой - стабилизирует поток ци в легких, тон «шан», соответствующий легким, через музыку проходит в легкие и воздействует на них изнутри. «Радость побеждает грусть», поэтому людям, которые много грустят, рекомендуется слушать такие произведения, как 《Мелодию Черного бамбука Цзы-чжу》, 《Дом летающих кинжалов》. Мелодии в тональности «чжи» веселые и яркие, с «огненным» характером, они помогают избавиться от подавленных эмоций.

五、羽-肾-水-恐　　5 «Юй» - Почки - Вода - Страх

羽调式乐曲风格清纯、凄切哀怨，如天垂晶幕，行云流水，具有"水"之特性，可入肾。当身体内的其他器官缺少足够能量时，通常从肾中抽调，久而久之，肾的能量就会处于匮乏状态，从而产生面色暗淡、尿频、腰酸、黎明时分腹泻等现象。

Музыка в тональности «юй» ясная и тоскливая, напоминает звон хрусталя, движение облаков и течение воды, несет в себе энергию Воды, проходит в почки. Когда другим органам не хватает энергии, как правило, они получают её из почек, и со временем энергия почек истощается, что приводит к бледному цвету лица, частому мочеиспусканию, боли в пояснице, диарее по утрам и другим симптомам.

曲目特点

Особенности музыки

属肾的音阶为羽音，相当于简谱中的"6"，羽音顺应水气而下降，柔和透彻、发人遐思、启迪心灵。适宜欣赏的曲目为《梅花三弄》。肾气需要蕴藏，这首曲子中舒缓合宜的五音搭配，不经意间运用了五行互生的原理，反复地、逐一地将产生的能量源源不断输送到肾中。一曲听罢，神清气爽，倍感轻松。"思胜恐"，极度受到惊吓、恐惧的人也可以听宫调式的乐曲，如《春江花月夜》《月儿高》。宫调式的乐曲淳厚庄重，能缓解恐惧，起到安神定志的作用。

Тональность «юй», соответствующая почкам, в нотно-цифровом обозначении стоит под номером «6», эта тональность несет в себе энергию Воды, звучит ласково, одухотворенно, погружая слушателя в мир мечтаний. К прослушиванию рекомендуется 《Дом летающих кинжалов》. Ци почек нуждается в сохранении, поэтому в музыке сочетаются все пять тонов, косвенно задействован принцип взаимодействия Пяти стихий, при прослушивании вырабатывается энергия, которая постепенно восполняет потоки ци в почках. При прослушивании музыки настроение улучшается, сознание проясняется и ощущается легкость и расслабление. «Задумчивость побеждает страх», поэтому встревоженным, напуганным пациентам рекомендуется слушать музыку в тональности «гун», например 《Лунная ночь среди цветов на весенней реке》, 《Высокая луна》. Музыка в тональности «гун» звучит насыщенно и торжественно, избавляет от страха и успокаивает.

第三节 中医五音调脏腑
Раздел 3 Методика «У-инь» (пять тонов) в лечении внутренних органов

五音与人的五脏、五志相对应。在五音治疗疾病或养生的原则中，本脏之音一方面可以治疗本脏之病，另一方面也可用"以情胜情"来调节情志，优美的音乐可以使人有良好的心态和乐观的情绪。而五音以五种不同调式的音乐能起到治疗本脏或者他脏疾病的作用。

Пять тонов, пять основных органов и пять стихий взаимосвязаны между собой. Согласно основному принципу методики «У-инь», каждый тон направлен на лечение определенного органа, кроме того, для поддержания настроения может задействоваться принцип «одно настроение побеждает другое настроение», таким образом, красивая мелодичная музыка способна улучшить настроение и зарядить оптимизмом. Также музыка с разными тональностями может сыграть положительную роль в лечении соответствующих органов.

一、肝与胆   1 Печень и желчный пузырь

1.属肝与胆的音阶：角–3

1.1 Гамма печени и желчного пузыря: «цзюэ» - 3

肝脏是人体中最大的腺体，也是最大的实质性脏器。中医学认为，肝与胆互为表里，具有疏泄与藏血的生理特性。肝主疏泄，主要指肝气具有疏通、条达、升发、畅泄等综合生理功能，能够调理情志、调畅气机、调节脾胃升降、促进胆汁消化吸收及气血津液运行。若肝主疏泄之功能受到影响，则会出现抑郁、烦躁易怒、嗳气反酸、胸胁胀痛、腹胀、水肿等症状，女子还可出现乳房胀痛、痛经、经行不畅等肝气郁结之症状。肝主藏血，指肝有贮藏血液和调节血量的生理功能。若肝藏血的生理功能受到影响，则会出现体内出血、血虚等症状。此外，肝开窍于目，在体合筋，其华在爪。若肝血不足，筋脉失于濡养，则会出现眼部干涩、筋脉拘急、肢体麻木等。

Печень является самой большой железой в организме человека и одним из жизненно важных органов. В китайской медицине считается, что печень и желчный пузырь тесно связаны между собой и обладают функциями очищения организма и хранения крови. Печень отвечает за очищение организма, обладает такими функциями, как нормализация, обеспечение свободного течения ци; печень регулирует потоки ци и крови всего организма, оказывает влияние на настроение, регулирует функцию селезенки и желудка, стимулирует пищеварительные процессы и циркуляцию крови в организме. Если очищающая функция печени нарушена, то возникают такие симптомы, как депрессия, раздражительность, отрыжка, распирающая боль в правом боку, вздутие живота, отечность, у женщин может наблюдаться отек молочных желез, менструальные боли, сбои менструального цикла - все это вследствие нарушения циркуляции ци печени. Печень является хранилищем крови, это означает, что именно печень отвечает за регулирование и сохранение запасов крови в организме. Если эта функция печени по какой-то причине дает сбой, то может возникнуть внутреннее кровотечение, нехватка крови и другие патологические явления. Кроме того, физиологическое и патологическое состояние печени отражается на изменениях глаз, связок и сухожилий, а также на состоянии ногтей. Если в печени недостаточно крови, то мускулы и сосуды не получают нужного питания, что становится причиной сухости глаз, мышечных спазмов, онемения конечностей.

《内经》中记载：肝属木，在音为角，在志为怒。角为肝音，为五音之本位。此音圆长清脆如木，曲调亲切和缓，可用角音之平和，使之舒畅，善消忧郁，助人入眠，养肝。角为木音，具有木之特性，角调匹配木型人，为少阴之人，性格多愁善感，对人生比较悲观，认识事物的能力强，钻研学问，具有才华。代表性乐器有古萧、竹笛、木鱼等。通过木器的悠扬之声，可以调和肝胆的疏泻，达到调神、平和情绪、疏理肝火郁结的良好作用。

В 《Трактате Желтого Императора о внутреннем》 отмечается, что печени соответствуют: стихия - Дерево, тон - «цзюэ», настроение - гнев. «Цзюэ» - тональность печени, это один из пяти основных тонов. Тон «цзюэ» звучит округло и звонко, как дерево, музыка плавная и спокойная, используется, чтобы поднять настроение, избавить от депрессии, а также чтобы помочь уснуть и улучшить состояние печени. Тон «цзюэ» обладает характеристиками стихии Дерево, лучше всего он подходит людям данной стихии; для них характерен низкий уровень Инь, сентиментальность, пессимизм, проницательность, склонность к учебе, наличие уникальных талантов и способностей. Музыкальные инструменты: гусяо, бамбуковая флейта, деревянное било (в форме рыбы). Мелодичное звучание деревянных инструментов оказывает стабилизирующее действие на работу печени и желчного пузыря, улучшает самочувствие, очищает печень от лишнего жара.

2.最佳代表曲目

1.2 Музыкальные композиции

角调式乐曲，适合阴气偏重、阳气不足的木型人。木型人大多优柔寡断、沉默寡言、难以亲近，建议配合用角调乐或宫调乐来调节阴阳。代表曲目有《胡笳十八拍》《江南好》《春风得意》《江南竹丝乐》《列子御风》《庄周梦蝶》等。

Композиции в тональности «цзюэ» рекомендуются к прослушиванию людям стихии Дерево, с дисбалансом Инь и Ян. Люди стихии Дерево в основном нерешительные, молчаливые, закрытые; рекомендуется прослушивание музыки с сочетанием тональностей «цзюэ» и «гун» для регулирования Инь и Ян. Среди самых ярких композиции с таким сочетанием можно выделить «Восемнадцать мелодий для флейты», «Пейзаж Цзяннани», «Весенний ветер удачи», «Бамбуковая музыка Цзяннани», «Полет Ле-цзы», «Сон Чжуан-цзы» и др.

3.最佳欣赏时间及注意事项

1.3 Рекомендуемое время прослушивания и примечания

角调式乐曲最佳欣赏时间为19：00～23：00。这是一天中阴气最重的时间，一来可以克制旺盛的肝气，以免过多的肝气演变成火，另外可以利用这个时间旺盛的阴气来滋养肝，使之平衡正常。

Наиболее благоприятное время для прослушивании музыки в тональности «цзюэ»: 19.00 - 23.00. В это время суток потоки Инь наиболее активны, поэтому для того, чтобы сдержать нарастающую ци печени и предотвратить ее превращение в жар, нужно восполнить и сбалансировать энергию печени.

此时段为即将入睡时段，音量不宜过高，尽量选择缓慢悠扬的乐曲以助睡眠。要注意情绪的变化，在心闲气静之时练习、演奏乐曲，方能达到养生健身的目的；情绪波动、忧伤恼怒之时，以暂不弹奏为佳。

Это время подготовки ко сну, поэтому музыка не должна быть слишком громкой; подберите медленную плавную музыку, чтобы легче заснуть. Нужно обращать внимание на перемены в настроении, и когда мысли полностью заняты музыкой и наступает спокойствие, только тогда организм начинает оздоравливаться; при душевном волнении, депрессии и раздражении музыка не окажет благоприятного эффекта.

二、心与小肠　　2 Сердце и тонкая кишка

1.属心与小肠的音阶：徵–5

2.1　Гамма сердца и тонкой кишки: «чжи» - 5

心为君主之官，与小肠互为表里。其主要生理特性为主血脉和主藏神。心主血脉，即指心气推动和调控血液在脉管中运行，流注全身，发挥营养和滋润作用。若心主血脉的功能受到影响，则会出现心悸怔忡或心胸憋闷疼痛、唇舌青紫等症状。心主藏神，是指心有统帅全身脏腑、经络、形体、官窍的生理活动和主司精神、意识、思维、情志等心理活动的功能。若心主藏神的功能受到影响，则会出现精神委顿、神识恍惚等症状。此外，心在窍为舌，在体合脉，其华在面。若心血亏虚，则会出现舌淡瘦薄，面色无华；心脉瘀阻，则见舌质紫暗，面色青紫；心火亢盛，则见舌红生疮，面色红赤；心阳暴脱，可见面色苍白、晦暗。

Сердце - это король всего организма, оно неразрывно связано с работой тонкой кишки. Основные функции заключаются в работе кровеносной системы и сохранении энергии тела. Сердце отвечает за кровообращение, то есть энергия сердца стимулирует и управляет движением крови по сосудам и венам, распределяет кровь по всему организму, питает и увлажняет органы. Если функция кровообращения нарушена, это может вызвать такие симптомы, как учащенное сердцебиение, сдавливающая боль в груди, посинение губ и языка и др. Сердце отвечает за сохранение энергии, то есть управляет всеми органами, каналами, телом и органами чувств, а также отвечает за моральное состояние, сознание, мышление, желания и чувства. Если функция сохранения энергии нарушена, это может вызвать упадок сил и духа, помутнение сознания и другие симптомы. Кроме того, физиологическое и патологическое состояние сердца отражается на изменениях языка, вен и цвете лица. При нехватке крови язык выглядит тонким и бледным, цвет лица становится бледным; при наличии преград кровотока язык - темно-фиолетовый, синюшный цвет лица; при возгорании сердечного огня на языке образуются красные язвы, красный цвет лица; при скачке сердечного Ян лицо бледнеет и темнеет.

《内经》中记载：心属火，在音为徵，在志为喜。徵为心音，此音抑扬咏越、热烈欢快、活动律动，能够通调血脉、抖擞精神、平稳血压、疏通小肠；徵为火音，具有火的升腾特性，可以升举阳气，温濡全身。所以平时有心血管疾病、内脏下垂、胸闷气短、情绪低落的人，可以多听徵音。代表性乐器有古琴、小提琴、古筝等丝弦乐器。通过丝弦乐器的"如火烈声"，使之动人心弦，心神荡漾。

В «Трактате Желтого Императора о внутреннем» отмечается, что сердцу соответствуют: стихия - Огонь, тон - «чжи», настроение - радость. «Чжи» - тональность сердца, музыка этого тона звучит мелодично, ритмично и радостно, она оказывает воздействие на работу кровеносных сосудов, стабилизирует кровяное давление, воодушевляет, также проходит в тонкую кишку; тон «чжи» обладает характеристиками Огня, способен регулировать энергетические потоки тела, баланс Инь и Ян, а также согревать и питать весь организм. Поэтому прослушивание музыки в тональности «чжи» особенное рекомендуется людям с сердечно-сосудистыми заболеваниями, висцероптозом, плохим настроением. Музыкальные инструменты: гуцинь, скрипка, гучжэнь и другие струнные инструменты. Звучание струнных инструментов, «словно голос огня», затрагивает струны сердца и волнует мысли.

2.最佳代表曲目

2.2 Музыкальные композиции

徵调式乐曲，适合阳气过多、阴气不足的火型人。火型人属太阳之人，性格开朗，反应敏捷，积极主动，但易急躁冲动，自制力不强。应配合听羽调式音乐，调和阴阳，避免因阳气过多而造成的一系列疾病。代表曲目有《紫竹调》《步步高》《狂欢》《山居吟》《文王操》《樵歌》《渔歌》等。

Музыкальные композиции в тональности «чжи» рекомендуются людям огненной стихии с избытком Ян и дефицитом Инь. Люди огненной стихии - это люди Солнца, она отзывчивые, жизнерадостные, активные, склонны к нетерпению и импульсивности. Таким людям подходит музыка в тональности «юй», которая гармонизирует Инь и Ян, а также помогает предотвратить заболевания, вызванные избытком Ян. Рекомендуемые мелодии: 《Мелодия Черного бамбука Цзы-чжу》, 《Лестница》, 《Ликование》, 《Песнь отшельника》, 《Вэнь Ванцао》, 《Песнь дровосека》, 《Песнь рыбака》 и др.

3.最佳欣赏时间及注意事项

2.3 Рекомендуемое время прослушивания и примечания

徵调式乐曲最佳欣赏时间为21：00～23：00。中医最讲究睡子午觉，所以一定要在子时之前就要让心气平和下来，不宜听到过晚。同时可配合茶饮补益心脏。

Наиболее благоприятное время для прослушивании музыки в тональности «чжи»: 21.00 - 23.00. В китайской медицине сну уделяется особое внимание, поэтому перед сном обязательно нужно привести тело и дух в состояние спокойствия и равновесия, также не следует слушать музыку допоздна. Во время прослушивания музыки можно пить чай, он окажет тонизирующее действие на сердечную мышцу.

三、脾与胃　　　3　Селезенка и желудок

1.属脾与胃的音阶：宫–1

3.1　Гамма селезенки и желудка: "гун" - 1

脾为后天之本，与胃相为表里。其生理功能主要为主运化、主升举和主统血。脾主运化，是指脾有促进胃肠对饮食物的消化吸收，并将吸收的水谷精微转化为精、气、血、津液以输布至全身的生理作用。若脾主运化功能受到影响，则会出现食欲不振、肥胖、大便溏泄、精神委顿、四肢无力、肌肉消瘦等症状。脾主升举，是指通过脾气的升动转输作用，将其运化和吸收的水谷精微上输至心肺、头目，通过心肺的作用化生气血，营养全身的生理作用。若脾主升举功能受到影响，则会出现内脏下垂、子宫脱垂、久泄脱肛、腹部坠胀等中气下陷症状。脾主统血，是指脾有统摄血液在脉中正常运行而不致溢于脉外的作用。若脾主统血的功能受到影响，则会出现尿血、便血、崩漏等下部出血症状。此外，脾开窍于口，在体合肉，其华在唇。若脾生理功能受到影响，则会出现四肢软弱无力、肌肉痿软等。

Селезенка - это один из основных органов, он тесно связан с работой желудка. Основные функции селезенки заключаются в перемещении, подъеме и распределении крови в организме. Перемещение крови главным образом способствует желудочно-кишечному пищеварению и всасыванию питательных веществ, а также их дальнейшему преобразованию в энергию, ци, кровь и жидкие выделения организма. Если эта функция нарушена, то возникают такие симптомы, как потеря аппетита, ожирение, жидкий стул, психические расстройства, слабость конечностей, мышечное истощение и др. Функция подъема крови состоит в воздействии ци селезенки на организм, дальнейшем перемещении и всасывании питательных веществ в кровь и распределении по органам, для питания и насыщения всего тела. Если эта функция по каким-то причинам нарушена, возникают такие патологии, как висцероптоз, провисание матки, вздутие живота и др. Селезенка регулирует кровь, то есть контролирует кровообращение, за исключением пульса. Если регулирующая функция нарушена, то возникают такие симптомы, как кровь в моче, кровь в стуле, метростаксис и другие кровотечения. Кроме того, состояние селезенки отражается на изменениях полости рта, мышц и губ. Если физиологические функции селезенки нарушены, то появляется слабость конечностей, мышц и т.д.

《内经》中记载：脾属土，在音为宫，在志为思。宫为脾音，此音悠扬沉静、淳厚庄重，有如"土"般宽厚结实。可用宫音之悠扬谐和，助脾健胃，旺盛食欲。对脾胃系统作用比较明显，能够促进消化系统，滋补气血，安定情绪，稳定神经系统。宫音匹配土型人，即阴阳平和之人。此类人为人态度和顺可亲，忠厚朴实，端庄持重，观察事物逻辑分明，易听取别人的意见，乐于助人，但性情略微保守。

В 《Трактате Желтого Императора о внутреннем》 отмечается, что селезенке соответствуют: стихия - Земля, тон - «гун», настроение - задумчивость. «Гун» - это тональность селезенки, звучит мелодично, торжественно и размеренно, напоминает плодородную Землю. Гармоническая тональность «гун» стимулирует работу селезенки и желудка, улучшает аппетит. Оказывает наиболее значимое влияние на работу пищеварительной системы, тонизирует потоки ци и крови, улучшает настроение, укрепляет нервную систему. Тональность «гун» особенно подходит людям стихии Земля, с внутренней гармонией Инь и Ян. Для таких людей характерны такие качества, как вежливость, доброта, верность, скромность, логичность суждений, внимательность к окружающим, консервативность.

2.最佳代表曲目

3.2 Музыкальные композиции

宫调式乐曲，适合性情温厚、阴阳调和的土型人。因此，在五音养生中可以多听典雅温厚的宫调乐。代表曲目有《十面埋伏》《春江花月夜》《月儿高》《月光奏响曲》《西厢》《空谷幽兰》等。

Музыка в тональности «гун» подходит для добродушных людей, принадлежащих стихии Земля, с гармонией Инь и Ян. Таким образом, согласно методике «У-инь», таким людям следует слушать плавную, мелодичную музыку в тональности «гун». Наиболее характерные композиции: 《Дом летающих кинжалов》, 《Лунная ночь среди цветов на весенней реке》, 《Высокая луна》, 《Мелодия лунного света》, 《Западный ветер》, 《Долина орхидей》 и др.

3.最佳欣赏时间及注意事项

3.3 Рекомендуемое время прослушивания и примечания

宫调式乐曲最佳欣赏时间为进餐时，或餐后1小时内欣赏，效果比较好。同时可以准备一杯黄茶，略加少量红茶，可以温和地调节脾胃功能。

Лучше всего прослушивать музыку в тональности «гун» во время еды или в течение 1 часа после еды, эффект будет сильнее. Также во время прослушивания рекомендуется пить чай (желтый с добавлением черного), он мягко отрегулирует работу селезенки и желудка.

四、肺与大肠　　　　4 Легкие и толстая кишка

1.属肺与大肠的音阶：商-2

4.1 Гамма легких и толстого кишечника: «шан» - 2

肺为娇脏，与大肠相为表里，具有调节呼吸和水液、推动血液运行的生理特性。肺主气司呼吸，主要包括主呼吸之气和主一身之气两个方面。若肺主呼吸的功能受到影响，则会出现喘咳气逆、胸闷气急、哮喘等症状。肺主行水，是指肺气的宣发肃降作用推动和调节全身水液的输布和排泄。若肺主行水功能受到影响，则会出现痰饮、小便不利、水肿等症状。肺朝百脉，是指全身的血液都通过百脉流经于肺，经肺的呼吸，进行体内外清浊之气的交换，然后再通过肺气宣降作用，将富有清气的血液通过百脉输送到全身。若肺气虚弱，则会出现血脉瘀滞、心悸胸闷、唇青舌紫等症状。此外，肺在窍为鼻，在体合皮，其华在毛。若肺宣发肃降功能受到影响，则会出现恶寒发热、无汗、鼻塞流涕等症状。

Легкие - очень хрупкий орган, тесно связан с толстой кишкой, выполняет такие функции, как регулирование дыхания, жидкости в организме, циркуляции крови. Легкие отвечают за дыхательную функцию, что включает в себя два аспекта: само дыхание и движение ци в организме. Если основная функция легких нарушена, то возникают такие патологии, как одышка с кашлем, ощущение удушья, стеснение в груди. Легкие также отвечают за движение жидкости в организме, ци легких очищает и распределяет жидкость по всему организму, а также способствует отводу лишней жидкости. Если эта функция легких нарушена, то проявляются такие симптомы, как отхождение мокроты, затрудненное мочеиспускание, отеки и др. Легкие снабжают кислородом кровь, которая проходит через все сосуды в организме; проходя через легкие потоки ци очищаются, затем они с очищенным кислородом попадают в кровь и по сосудистой системе распределяются по всему организму. При слабости ци легких проявляются такие симптомы, как застой крови в сосудах, ощущение удушья, посинение губ, пурпурный язык и др. Кроме того, здоровье легких отражается на изменениях носа, состоянии кожи и волос. Если функции легких нарушаются, возникают такие симптомы, как озноб, отсутствие пота, насморк и др.

《内经》中记载：肺属金，在音为商，在志为忧。商为肺音，此音高亢悲壮、铿锵雄伟、肃劲嘹亮，具有"金"之特性，善制躁怒，使人安宁。听商调音乐，可以增强机体抵御疾病的能力，加强呼吸系统的功能，改善卫气不足。商调匹配金型人，又称少阳之人。此类人意志坚定，性格开朗，独立意识强，判断是非能力及组织能力、自制能力强。代表性乐器有编钟、锣鼓、长号、三角铁等金石类乐器。通过金石之声，帮助人们扩充肺脏，加大肺活量，吸纳大量氧气，从而达到强健体魄、驱除疾病、增强体质的目的。

В «Трактате Желтого Императора о внутреннем» отмечается, что легким соответствуют: стихия - Металл, тон - «шан», настроение - грусть. Легким соответствует тон «шан», звучит торжественно-печально, звонко, ритмично и чисто, для него характерны свойства Металла, тональность справляется с гневом, успокаивает. Прослушивание музыки в тональности «шан» способствует укреплению иммунитета, функции дыхательных путей, восполняет нехватку ци. Тональность «шан» особенно подходит для прослушивания людям стихии Металл, то есть людям с дефицитом Ян. Людям этого типа присущи такие качества, как решительность, открытость, независимость, логичность суждений, отличные организаторские способности, сила воли. Музыкальные инструменты: бяньчжун (колокол), гонг, тромбон, треугольник и другие металлические музыкальные инструменты. Звучание металлических музыкальных инструментов помогает укрепить внутренние органы, увеличить объем легких, улучшить всасывание кислорода в кровь, для того чтобы излечить организм от заболеваний и улучшить физическое состояние.

2.最佳代表曲目

4.2 Музыкальные композиции

商调式乐曲，适合阳气较盛的金型人。音乐养生应以调和阴阳为主，发散阳气，适合听柔和的羽调、角调式乐曲。代表曲目有《阳春白雪》《第三交响曲》《嘎达梅林》《悲怆》等。

Музыка в тональности «шан» особенно подходит людям с преобладанием энергии Ян, стихии - Металл. Музыкальная терапия помогает достичь баланса Инь и Ян, снизить потоки Ян, гармонично сочетается с тональностью «юй» и «цзюэ». Характерные композиции: «Белый снег солнечной весной», «Симфония №3», «Гада Мейрен», «Патетическая симфония» и др.

3.最佳欣赏时间及注意事项

4.3 Рекомендуемое время прослушивания и примечания

商调式乐曲最佳欣赏时间为15：00～19：00。太阳在这个时间段开始西下，归于西方金气最重的地方，体内的肺气在这个时间段比较旺盛，随着曲子的旋律，一呼一吸之间，里应外合，事半功倍。同时准备一杯白茶，里面少放一些红茶和黄茶，以起到生补肺气、清除肺中杂质的效果。

Наиболее благоприятное время для прослушивании музыки в тональности «шан»: 15.00 - 19.00. В этот промежуток времени солнце склоняется к западу, а для запада свойственна мощная ци Металла, в это время ци в легких особо активна, поэтому, слушая музыку, с каждым вдохом и выдохом эффективность воздействия увеличивается. Также можно дополнить процедуру чашкой белого чая с добавлением черного и желтого сортов, для восполнения ци и очищения легких.

五、肾与膀胱　　5 Почки и мочевой пузырь

1.属肾与膀胱的音阶：羽-6

5.1 Гамма почек и мочевого пузыря: «юй» - 6

肾为先天之本，与膀胱相为表里，具有藏精、主水、主纳气、主生殖、主骨生髓的生理特性。肾主藏精，精是构成人体及促进人体生长发育的最基本物质。肾主水，主要体现在肾阳的化气行水功能，通过肾阳的气化作用，使体内的水液代谢保持正常，并使储存在膀胱内的津液及时化为尿液排出。若肾主水的功能受到影响，则会出现肢体浮肿、尿少、小便清长、尿频等症状。肾主纳气，人的呼吸节律虽然由肺所主，但是肾却为气之根，负责纳气，协调呼吸运动。若肾纳气的功能受到影响，就会出现自汗神疲、气短、声音低怯、舌淡苔白、脉弱或虚浮无根等症状。此外，肾开窍于耳，其华在发，在体合骨。若肾的功能受到影响，就会出现生殖机能衰退、性功能减退、排尿异常、大便秘结或腹泻等。

Почки - это один из основных органов мочевыделительной системы, они тесно связаны с работой мочевого пузыря, обладают такими функциями, как хранение и переработка жидкостей организма (секреций), контроль состояния дыхательных путей, репродуктивная функция и метаболизм. Почки - это своеобразное хранилище энергии (и секреций) организма, а энергия - это все, что есть в нашем организме и что помогает ему функционировать. Функция хранения жидкостей подразумевает метаболические процессы, которые заключаются в преобразовании Ян почек в газообразное состояние и выведении лишней жидкости из организма, а также в преобразовании жидкости в мочу и последующем её выделении. Если эта функция нарушена, то возникают такие симптомы, как отек конечностей, мало мочи или, напротив, обильное мочеиспускание, поллакиурия и др. Несмотря на то, что дыхание контролируется легкими, функция контроля дыхательного ритма принадлежит почкам, поскольку именно они являются источником ци всего организма, именно они координируют движение дыхания. Если эта функция нарушена, то возникают такие симптомы, как потливость и слабость, короткое дыхание, низкий голос, бледный язык с белым слизистым налетом, слабый пульс и др. Кроме того, состояние почек отражается на изменениях в ушах, волосах и костях. Если какие-то функции почек нарушены, то снижается репродуктивная, половая функции, возникают сбои в мочеиспускании, запор или понос и др.

《内经》中记载：肾属水，在音为羽，在志为恐。羽为肾音，此音风格清纯、凄切哀怨、苍凉柔润，如天垂晶幕，行云流水，具有 "水" 之特性。可以引人遐想，启迪心灵，增强肾的功能，滋补肾精，可改善阴虚火旺、肾精亏损、心火亢盛出现的各种症状，如耳鸣、失眠、多梦等。羽调匹配水型人，为太阴之人。此类人性格内向，喜怒不露于表，不喜欢引人注目，心思缜密，谨慎精明，认识事物细致深刻。主要代表乐器有古琴，古筝等，通过乐器的柔和、清润，能导引精气，滋阴潜阳。

В《Трактате Желтого Императора о внутреннем》отмечается, что почкам соответствуют: стихия - Вода, тон - «юй», настроение - страх. «Юй» - это тональность почек, она звучит чисто, тоскливо и нежно, напоминает хрусталь или течение воды и облаков по небу, обладает «водными» характеристиками. Музыка этой тональности погружает в задумчивость, проясняет сознание и укрепляет функцию почек, восполняет энергию почек, помогает справиться с гиперфункцией огня вследствие недостаточности Инь, борется с симптомами гиперактивности сердечного огня, такими как шум в ушах, бессонница, частые сновидения и др. Тональность «юй» особенно подходит для прослушивания людям водной стихии, то есть людям с избытком Инь. Этим людям свойственна закрытость, нейтральное поведение, незаметность, вдумчивость, осторожность и проницательность. Основные музыкальные инструменты: гуцинь, гучжэнь и др., мягкое и чистое звучание которых восполняет жизненные силы и поддерживает баланс Инь и Ян.

2.最佳代表曲目

5.2 Музыкальные композиции

羽调式乐曲，适合阴气较盛的水型人，应该用水乐泄其阴气，再以火乐振奋其阳气，从而获得阴阳平衡。主要代表曲目有《梅花三弄》《二泉映月》《汉宫秋月》《梁祝》《轻骑兵进行曲》《喜洋洋》《乌夜啼》《稚朝飞》等。

Музыка в тональности «юй» особенно подходит людям водной стихии с преобладанием Инь, поэтому используется водное звучание для высвобождения избыточного Инь, а затем музыка огненной стихии для повышения внутреннего Ян, чтобы достичь энергетического баланса. Основные музыкальные композиции: 《Песня о цветах сливы в трёх куплетах》, 《Отражение луны в двух родниках 》,《Осенняя луна над Ханьским дворцом 》,《Лян Чжу 》,《Гусарский марш 》,《Ликование 》,《Плач вороны 》,《Чжи Чаофэй 》 и др.

3.最佳欣赏时间

5.3　Рекомендуемое время прослушивания

羽调式乐曲最佳欣赏时间为7：00～11：00。这段时间在一天中正处于气温持续走高的一个过程，人和大自然是相互影响的。在这个时间段，太阳在逐渐高升，体内的肾气也蠢蠢欲动地受着外界的感召，如果此时能够用属于金性质的商音和属于水性质的羽音搭配比较融洽的曲子，可促使肾中精气的隆盛。

Наиболее благоприятное время для прослушивании музыки в тональности «юй»: 7.00 - 11.00. В этот период температура тела постепенно повышается и человек вступает во взаимодействие с окружающей средой. В этот период времени солнце постепенно встает, и ци почек постепенно возбуждается под воздействием внешнего мира; если в это время прослушивать музыку в сочетании тональностей «шан» (Металл) и «юй» (Вода), то можно стимулировать энергию почек и стабилизировать их работу.

第四节　中医五音疗百病

**Раздел 4　Лечение заболеваний с помощью методики
«У-инь»**

一、百病生于气，止于音　　1　Заболевания, вызванные дисбалансом ци, лечатся музыкой

木、火、土、金、水五行存于天地之间，肝、心、脾、肺、肾五脏内系人类之体，与之相对各有其腑，分别为胆、小肠、胃、大肠、膀胱五腑，各合于筋、脉、肉、皮、骨五体，相应地开于目、舌、口、鼻、耳五窍，在志分藏魂、神、意、魄、志，各合怒、喜、思、悲、恐五情，这五个系统之间相互依赖、协作和协调，从而保障了生命活动合理有序的良好体系。五行与各个系统气机运动和生理功能的主要特性相互对应，就是《内经》所说的木气通于肝、火气通于心、土气通于脾、金气通于肺、水气通于肾。古代宫廷配备乐队歌者，不纯为了娱乐，更是通过乐理镇心凝神，潜颐身心。五行、五脏各个系统彼此独立但又相互影响，从而呈现出不同的气机运动方式和多种生理功能。

Существует Пять стихий: Дерево, Огонь, Земля, Металл, Вода; в теле выделяется пять основных органов: печень, сердце, селезенка, легкие и почки, которые тесно связаны с желчным пузырем, тонкой и толстой кишкой, желудком, мочевым пузырем, а они в свою очередь соединены с мышцами, венами и сосудами, кожей, костями, также все органы связаны и оказывают влияние на глаза, язык, рот, нос, уши; все это в совокупности создает дух, мысли, чувства, настроения, среди которых выделяется пять основных - гнев, радость, задумчивость, грусть и страх; все эти элементы тесно переплетены между собой и составляют гармоничную систему жизнедеятельности. Пять стихий оказывают большое влияние на функционирование основных органов и потоков ци, в《Трактате Желтого Императора о внутреннем》упомянуто о том, что ци Дерева соотносится с печенью, ци Огня соответствует сердце, ци Земли - селезенка, ци Металла - легкие, ци Воды - почки. При императорском дворце всегда был оркестр и певцы, и музыка была не только для развлечения, но и для расслабления, погружения в разум и тело. Пять стихий и пять основных органов не зависят друг от друга, однако стихии оказывают на органы определенное влияние, регулируя физиологические функции организма с помощью разных потоков ци.

五行的健康良性循环是人体各系统健康运行的基础，一旦气机失调，便会产生一系列连锁病态反应，从而影响人的身体健康。中医学认为，五音同样可以作用于此，用音乐来调畅气机运动，音乐震动与人体内的生理共振，包括心率、心律、呼吸频率、深度、血压和脉搏等相吻合时，就会产生体与音的共调，从而完成音乐–情志、生理–气机这一体系对疾病的治疗。故言"百病生于气，止于音"。

Гармоничное воздействие пяти стихий является основой здоровья всех систем организма, поэтому как только баланс ци нарушен, возникает цепь реакций и патологий организма, которые влияют на физическое самочувствие и здоровье человека. В китайской медицине считается, что пять тонов можно использовать таким образом, чтобы они воздействовали на потоки ци, чтобы музыкальные вибрации давали правильную реакцию внутренних органов, оказывали влияние на частоту сердечных сокращений, сердечный ритм, частоту и глубину дыхания, соотношение пульса и кровяного давления, Дечение будет заключаться в совпадении музыкальных и телесных импульсов, чтобы возникло соответствие между музыкой и настроением, физическим состоянием и потоками ци. Таким образом, «заболевания, вызванные дисбалансом ци, лечатся музыкой».

二、常见病五音疗法　2 Лечение общих заболеваний с помощью методики «У-инь»

（一）肝胆系疾病　2.1 Заболевания печени и желчного пузыря

1.偏头痛

2.1.1 Мигрень

（1）概念　偏头痛是一种常见病，属神经内科疾病，其临床症状为双侧或单侧反复发作性头痛，可持续数小时，甚者数天，偶伴有心悸、胸闷、眩晕、恶心，甚或呕吐。

(1) Мигрень является общим неврологическим заболеванием, среди клинических симптомов можно выделить двустороннюю или одностороннюю головную боль, которая может длиться несколько часов или даже дней, иногда сопровождается учащенным сердцебиением, стеснением в груди, головокружением, тошнотой или даже рвотой.

（2）五音疗法　音乐选择偏向商音、羽音，富含低频，以正弦波为主的治疗性乐曲。音乐乐曲选择《仙境》《寂静山林》《春野》《蓝色天际》《迷雾森林》《日光海岸》。

(2) Лечение по методике «У-инь» Для лечения подходит музыка в тональности «шан», «юй» и «гун» на низких частотах, с синусоидальными колебаниями. Подборка композиций: 《Царство бессмертных》, 《Спокойствие в горном лесу》, 《Весеннее поле》, 《Синий небосвод》, 《Лесной туман》, 《Солнечное побережье》.

2.高血压

2.1.2 Высокое кровяное давление

（1）概念   高血压是指以体循环动脉血压（收缩压和/或舒张压）增高为主要特征（收缩压≥140mmHg，舒张压≥90mmHg），可伴有心、脑、肾等器官的功能或器质性损害的临床综合征。

(1) Высокое кровяное давление относится к клиническим синдромам, характеризуется повышением артериального давления (верхнего и/или нижнего) кровообращения (верхнее ≥140mmHg, нижнее ≥90mmHg); может сопровождаться функциональными или органическими сбоями в работе сердца, мозга, почек и других органов.

（2）五音疗法   乐曲的辨证选择分为：肝阳型患者可选择镇静类曲目，如《渔舟唱晚》《汉宫秋月》等旋律舒缓、曲调悠然、音宽律缓、音色柔和安稳，有非常好的降压功效；痰浊型患者可选择《喜洋洋》《鲜花调》《雨打芭蕉》《满庭芳》等曲目；肝肾阴虚型患者可选择《梅花三弄》《二泉映月》《流水》《醉渔唱晚》等；阴阳两虚型患者可选择《百鸟朝凤》《空山鸟语》《听松》《春江花月夜》等来调节血压。

(2) Лечение по методике «У-инь». Музыкальные подборки делятся на несколько групп: пациентам с повышенным Ян печени рекомендуются спокойные композиции, как 《Песнь рыбака в ночи》, 《Осенняя луна над Ханьским дворцом》 - это плавные, успокаивающие мелодии, которые способствуют снижению давления; пациентам с мокротой рекомендуются: 《Ликование》, 《Свежие цветы》, 《Капли дождя на банановых листьях》, 《Мань-тинфань》; пациентам с дефицитом Инь печени и почек подойдут такие композиции, как 《Песня о цветах сливы в трёх куплетах》, 《Отражение луны в двух родниках》, 《Течение воды》, 《Песнь рыбака в ночи》 и др.; пациентам с дефицитом Инь и Ян рекомендуются 《Пение птиц》, 《Птичий щебет на горе Куншань》, 《Сосны》, 《Лунная ночь среди цветов на весенней реке》 и другие композиции, помогающие снизить кровяное давление.

3.病毒性肝炎

2.1.3 Вирусный гепатит

（1）概念   病毒性肝炎是由多种肝炎病毒引起的以肝脏病变为主的一种传染病。临床上以食欲减退、恶心、上腹部不适、肝区痛、乏力为主要表现。

(1) Вирусный гепатит - это инфекционное заболевание, вызванное различными вирусами гепатита С, связанное с поражением печени. Среди основных симптомов заболевания выделяется снижение аппетита, тошнота, дискомфорт в эпигастральной области, боль в области печени, слабость.

（2）五音疗法　可以听商调式的乐曲，如《广陵散》《江河水》《走西口》等。

(2) Лечение по методике «У-инь» Рекомендуется прослушивать музыкальные композиции в тональности «шан», например 《Поэма Гуанлин》, 《Речные воды》, 《Цзоусикоу》и др.

4.肝癌

2.1.4　Рак печени

（1）概念　肝癌即肝脏恶性肿瘤，分为原发性和继发性两种，临床早期无特异性，中晚期常见肝区疼痛、腹胀、纳差、乏力、消瘦及其他相关症状。

(1) Рак печени - это злокачественная опухоль ткани печени; выделяется 2 типа: первичный и вторичный; на раннем этапе - без особых признаков, на среднем и позднем этапе наблюдаются такие симптомы, как боль в области печени, вздутие живота, плохой аппетит, слабость, истощение организма и др.

（2）五音疗法　可选择中国传统五行音乐中的宫音曲目。

(2) Лечение по методике «У-инь». Рекомендуются традиционные китайские музыкальные произведения в тональности «гун».

5.乳腺癌

2.1.5　Рак груди

（1）概念　乳腺癌是发生在乳腺腺上皮组织的恶性肿瘤，其中女性占绝大多数。

(1) Рак груди - это злокачественная опухоль молочных желез, является довольно распространенным заболеванием среди женщин.

（2）五音疗法　宜选取角调曲子，如《草木青春》《胡笳十八拍》《蓝色多瑙河》《江南丝竹乐》《春之色圆舞曲》《春风得意》《江南好》等。

(2) Лечение по методике «У-инь». Рекомендуются композиции в тональности «цзюэ», например: 《Травы и деревья весной》, 《Восемнадцать мелодий для флейты》, 《Синий Дунай》, 《Музыкальные инструменты Цзяннани》, 《Весенний вальс》, 《Весенний ветер удачи》, 《Пейзаж Цзяннани》и др.

（二）心系疾病　　　　2.2 Заболевания сердца

1.心律失常

2.2.1 Аритмия

（1）概念　心律失常是由于窦房结激动异常或激动产生于窦房结以外，激动的传导缓慢、阻滞或经异常通道传导，即心脏活动的起源和（或）传导障碍导致心脏搏动的频率和（或）节律异常，分为快速型心律失常和慢速型心律失常

(1) Аритмия - это патология, возникающая вследствие аномальной активности предсердечного узла или активности за его пределами; вследствие затрудненной или, напротив, слишком большой проводимости предсердечного узла, по причине возникновения препятствий сердечной активности, что приводит к учащению сердечного ритма и (или) его сбоям; аритмия бывает быстрой и медленной.

（2）五音疗法　快速型心律失常多选用舒缓悠扬曲调，如《竹林深处》；慢速型心律失常多选用明快欢悦乐曲，如《卡农》。

(2) Лечение по методике «У-инь». При быстрой аритмии рекомендуется прослушивать успокаивающие, мелодичные композиции, как, например 《В глубине бамбуковой рощи》; при медленной аритмии следует слушать более ритмичные и яркие мелодии, например 《Канон》.

2.心绞痛

2.2.2 Стенокардия

（1）概念　心绞痛是冠状动脉供血不足，心肌急剧地暂时缺血与缺氧所引起的以发作性胸痛或胸部不适为主要表现的临床综合征。

(1) Стенокардия - это клинический синдром коронарной недостаточности, кратковременной ишемии миокарда и кислородного голодания, основными симптомами которого является боль и дискомфорт в груди.

（2）五音疗法　乐曲选用羽调、徵调乐曲，羽调乐曲为《伏阳朗照》，徵调乐曲为《荷花映日》。

(2) Лечение по методике «У-инь». Рекомендуются музыкальные композиции в тональности «юй» и «чжи», в тональности «юй» такие, как 《Сияние скрытого Ян》, «чжи» - 《Лотосы в солнечном свете》.

3.冠心病

2.2.3 Ишемическая болезнь сердца

（1）概念 冠心病是由于冠状动脉粥样硬化使血管阻塞导致心肌缺血缺氧而引起的心脏病的总称。

(1) Ишемическая болезнь сердца -это общий термин для сердечных заболеваний, вызванных ишемической гипоксией миокарда из-за атеросклероза коронарных артерий, который блокирует кровеносные сосуды.

（2）五音疗法 乐曲可选用徵调式《春江花月夜》《汉宫秋月》《安慰》《江南好》《楼台会》等婉转舒缓的曲目。

(2) Лечение по методике «У-инь». Рекомендуется музыка в тональности «чжи»: 《Лунная ночь среди цветов на весенней реке》, 《Осенняя луна над Ханьским дворцом》, 《Утешение》, 《Пейзаж Цзяннани》, 《Встреча в беседке》 и другие плавные, успокаивающие композиции.

4.失眠

2.2.4 Бессонница

（1）概念 常见病证是入睡困难、睡眠质量下降和睡眠时间减少，记忆力、注意力下降等。

(1) Бессонница характеризуется трудным засыпанием и сокращением количества и качества сна, также приводит к снижению памяти, внимания и др.

（2）五音疗法 多选择轻松类乐曲，可选用属火的徵音与属水的羽音完美配合的《紫竹调》。

(2) Лечение по методике «У-инь». Рекомендуется слушать спокойную и легкую музыку, в сочетании тональностей «чжи» (Огонь) и «юй» (Вода), например 《Мелодию Черного бамбука Цзы-чжу》.

5.抑郁症

2.2.5 Депрессия

（1）概念 抑郁症以显著而持久的心境低落为主要临床特征，是心境障碍的主要类型。

(1) Депрессия выражается в длительном, устойчивом и ярко выраженном подавленном состоянии, является одним из типов расстройства настроения.

（2）五音疗法 根据不同证型选择配合不同曲调的乐曲：肝郁脾虚者角调为主，宫调为辅；肝郁气滞者以角调为主，可加以徵调泻肝；心脾两虚者以宫调为主，加以徵调养心；肝胆湿热者以角调为主；肾虚肝郁者羽调为主，加以角调滋肾疏肝。

(2) Лечение по методике «У-инь». В соответствии с симптоматикой подбирается соответствующая музыка: пациентам с нарушением функции селезенки и дисбалансом ци печени рекомендуется музыка в тональности «цзюэ» и «гун»; при застое ци печени - «цзюэ», также можно добавить тональность «чжи» для очищения печени от патогенного жара; при нарушениях функций сердца и селезенки рекомендуется музыка в тональности «гун», также можно дополнить её тоном «чжи», стимулирующим работу сердца; пациентам с сыростью и жаром в печени и желчном пузыре рекомендуется слушать музыку в тональности «цзюэ»; для борьбы с почечной недостаточностью и застоем ци печени подойдет тональности «юй» и «цзюэ» для стимуляции работы печени и питания почек.

（三）脾胃系疾病   2.3 Заболевания селезенки и желудка

1.胃痛

2.3.1 Боль в животе

（1）概念   胃痛又称胃脘痛，是指以上腹胃脘部近心窝处疼痛为主的病证。

(1) Боль в животе, также именуемая эпигастральной болью, выражается в болевых ощущениях верхней брюшной полости.

（2）五音疗法   取乐以宫音为主，角音为辅，协调气机升降，助脾胃运化之功，如《梅花三弄》《祝酒歌》《胡笳十八拍》等。

(2) Лечение по методике «У-инь» Для прослушивания рекомендуются мелодии в тональности «гун», дополненные «цзюэ» для подъема ци и восстановления функций селезенки и желудка, например: 《Песня о цветах сливы в трёх куплетах》, 《Застольная песня》, 《Восемнадцать мелодий для флейты》 и др.

2.胃癌

2.3.2 Рак желудка

（1）概念   胃癌是指癌组织限于胃黏膜层及黏膜下层，不论其范围大小和是否有淋巴转移。早期胃癌多无症状，可有上腹隐痛、腹胀、食欲不振等。

(1) Рак желудка представляет собой опухоль на слизистой оболочке желудка, а также в её нижних слоях, независимо от её размера и наличия лимфатических метастазов. На ранних этапах не наблюдается выраженных симптомов, может беспокоить ноющая боль в верхней части брюшной полости, вздутие живота, отсутствие аппетита и т.д.

（2）五音疗法 乐曲多以宫音为主，宫为长夏音，属土，五脏在脾，有健脾养胃之效，如《梅花三弄》。

(2) Лечение по методике «У-инь». Рекомендуются музыкальные композиции в тональности «гун», это «летний» тон, ему соответствует Земля, из органов - селезенка, оказывает укрепляющее действие, например《Песня о цветах сливы в трёх куплетах》.

3.结肠炎

2.3.3 Колит

（1）概念 结肠炎是指各种原因引起的结肠炎症性病变。

(1) Колит относится к воспалительным поражениям кишечника, вызванным различными причинами.

（2）五音疗法 根据辨证，肝郁脾虚证者选取宫音和角音，如《祝酒歌》《列子御风》。

(2) Лечение по методике «У-инь» Согласно исследованиям, пациентам с печеночной недостаточностью подходят композиции в тональности «гун» и «цзюэ», например《Застольная песня》,《Полет Ле-цзы》.

4.子宫脱垂

2.3.4 Опущение матки

（1）概念 子宫脱垂是指子宫从正常位置沿阴道下降，宫颈外口达坐骨棘水平以下，甚至子宫全部脱出于阴道口以外，常合并有阴道前壁和（或）后壁膨出。

(1) Опущение матки означает, что матка вышла из нормального положения во влагалище, шейка матки спустилась ниже седалищной кости и даже выходит за пределы влагалища, часто соприкасается с передней и (или) задней стенкой стенкой влагалища.

（2）五音疗法 子宫脱垂乃不固甚而下陷，乐曲应主脾，故而选宫音调入脾，辅以徵音调共调脾气，代表曲目有《十面埋伏》等。

(2) Лечение по методике «У-инь». При опущении или выпадении матки нужно прослушивать музыку для восполнения ци селезенки, то есть композиции в тональности «гун» и «чжи», например《Дом летающих кинжалов》и др.

5.单纯性肥胖

2.3.5 Ожирение

（1）概念 肥胖症是慢性代谢性疾病，由多种原因引起，单纯性肥胖患者全身脂肪分布比较均匀，没有内分泌紊乱现象，也无代谢障碍性疾病，其家族往往有肥胖史。

(1) Ожирение является хроническим метаболическим заболеванием, вызванным множеством причин; у пациентов с простым ожирением распределение жира по всему телу относительно равномерное, нет эндокринных расстройств, нет нарушений обмена веществ, в семье может передаваться по наследству.

（2）五音疗法　音乐与针灸相配合，患者在针刺的同时播放乐曲，音量以接受为度，配乐如《春江花月夜》等。

(2) Лечение по методике «У-инь». Музыкальная терапия сочетается с иглоукалыванием, во время процедуры пациентам рекомендуется прослушивать такие композиции, как, например «Лунная ночь среди цветов на весенней реке» и др.

（四）肺系疾病　　2.4 Заболевания легких

1.支气管炎

2.4.1 Бронхит

（1）概念　支气管炎是指气管、支气管黏膜及其周围组织的慢性非特异性炎症，主要由病毒和细菌反复感染形成。

(1) Бронхит - это хроническое неспецифическое воспаление трахеи, слизистой оболочки бронхов и окружающих их тканей, вызванное вирусными и бактериальными рецидивирующими инфекциями.

（2）五音疗法　可选倾听清幽婉转、明快动人之乐曲，如《春思》《摇篮曲》《梦幻曲》《圣母颂》等。

(2) Лечение по методике «У-инь». Рекомендуется слушать плавную и жизнерадостную музыку, например: 《Весенние мысли》, 《Колыбельная》, 《Рапсодия》, 《Аве Мария》 и др.

2.肺炎

2.4.2 Пневмония

（1）概念　肺炎是指终末气道、肺泡和肺间质的炎症，可由细菌、真菌、病毒、寄生虫等感染致病，以及放射线、吸入性异物等理化因素引起。其临床主要症状为发热、咳嗽、痰中带血，可伴有胸痛或呼吸困难等。

(1) Пневмония - это воспаление дыхательных путей, альвеол и легочных капилляров, которое может быть вызвано бактериями, грибками, вирусами, паразитами и другими инфекциями, а также радиацией, вдыханием инородных тел и другими физико-химическими факторами. Характерные клинические симптомы: жар, кашель, возможно с примесью крови, боль в груди

и затрудненное дыхание.

（2）五音疗法　商为秋音，在肺为金，主收涩，故以商调为主选乐，曲目有《嘎达梅林》《白雪》《第三交响曲》等。

(2) Лечение по методике «У-инь». «Шан» - «осенний» тон, ему соответствует Металл и легкие, главным образом, помогает укрепить внутренние органы, поэтому рекомендуется прослушивание композиций в тональности «шан», такие, как《Гада Мейрен》,《Белый снег》,《Симфония №3》и др.

3.哮喘

2.4.3 Астма

（1）概念　哮喘又名支气管哮喘，是由多种细胞及细胞组分参与的慢性气道炎症，此种炎症常伴随气道反应性增高，导致反复发作的喘息、气促、胸闷、咳嗽等症状。

(1) Астма, также известная как бронхиальная астма, представляет собой хроническое воспаление дыхательных путей, при котором поражаются множество клеток и клеточных компонентов; воспаление часто сопровождается повышенной активностью дыхательных путей, что приводит к периодическим приступам одышки, стеснения в груди, кашля и других симптомов.

（2）五音疗法　多选曲调流畅、轻缓柔和的乐曲，如《春节序曲》《江南好》等。

(2) Лечение по методике «У-инь». Для лечения подойдут плавные и мягкие мелодии, например 《Увертюра Праздника Весны》,《Пейзаж Цзяннани》и др.

4.咳嗽

2.4.4 Кашель

（1）概念　咳嗽是一种呼吸道常见症状，由于气管、支气管黏膜或胸膜受炎症、异物、物理或化学性刺激引起，肺内空气喷射而出，伴随声音。

(1) Кашель - это общий респираторный симптом, вызванный воспалением, попаданием инородного тела, каким-либо физическим или химическим раздражением слизистой оболочки трахеи, бронхов и плевры; проявляется как выброс воздуха из легких с характерными звуками.

（2）五音疗法　多以商调乐曲为主，乐曲音调顿挫有力、宏伟激昂，方可调补肺气，故可选用《黄河大合唱》《阳春白雪》等。

(2) Лечение по методике «У-инь». Рекомендуются музыкальные композиции в тональности «шан» - они звучат энергично, величественно и восполняют ци легких; подойдут такие произведения, как 《Кантата Желтой реки》,《Белый снег солнечной весной》и др.

5.肺结核

2.4.5 Туберкулез

（1）概念 肺结核是由分枝杆菌引起的慢性传染病，可侵及许多脏器，以肺部结核感染最为常见。

(1) Туберкулез - хроническое инфекционное заболевание, вызванное воздействием микобактерий, которые могут проникать и в другие органы; является наиболее распространенной инфекцией легких.

（2）五音疗法 肺在音为商，金音气势高昂，起伏委婉，震荡心肺，有效扩张肺腑，加大肺活量，吸纳大量的氧气，有助于体内血液运行与代谢功能。故选曲为编钟、磬、锣等编排的乐曲。

(2) Лечение по методике «У-инь». Легким соответствует тон «шан» (энергия Металла), тональность звучит гармонично, плавные колебания звука воздействуют на сердце и легкие, увеличивают объем легких, способствуют большему поглощению кислорода, стимулируют кровообращение и поддерживают процесс обмена веществ в организме. Рекомендуется музыка в исполнении металлических инструментов (колоколов, гонга и др.).

（五）肾系疾病 2.5 Заболевания почек

1.耳鸣

2.5.1 Шум в ушах

（1）概念 耳鸣是累及听觉系统的许多疾病不同病理变化的结果，病因复杂，机制不清，主要表现为无相应的外界声源或电刺激，而主观上在耳内或颅内有声音感觉。

(1) Шум в ушах является результатом различных патологических изменений, связанных с заболеваниями слуховой системы, возникших по разным причинам; проявляется в звуковых ощущениях без соответствующего внешнего источника звука или электростимуляции.

（2）五音疗法 中医将耳鸣辨证分为6个证型：①风邪侵袭，选曲商调式，如《慨古吟》《长清》《白雪》等；②肝火上扰，选曲角调加徵调式，如《春之声圆舞曲》《蓝色多瑙河》《江南丝竹乐》《渔歌》《步步高》等；③痰火郁结，选曲宫调加商调式，如《春江花月夜》《梅花三弄》《高山》《慨古吟》《长清》等；④脾胃虚弱，选曲宫调加徵调式，如《春江花月夜》《梅花三弄》《高山》《渔歌》《步步高》；⑤肾元亏损，选曲羽调加商调式，如《梁祝》《二泉映月》《慨古吟》《长清》《白雪》等；⑥心血不足，选曲徵音加角调式，如《山居吟》《渔歌》《步步高》《春之声圆舞曲》《蓝色多瑙河》《江南丝竹乐》等乐曲。

(2) Лечение по методике «У-инь». В китайской медицине выделяется 6 показаний для лечения шума в ушах: ① Простуда; подойдет музыка в тональности «шан», например 《Древние напевы》, 《Чанцин》 《Белый снег》 и др. ② Повышение печеночного жара; рекомендуются композиции в тональности «цзюэ» и «чжи», например: 《Весенний вальс》, 《Синий Дунай》, 《Музыкальные инструменты Цзяннани》, 《Рыбачья песнь》, 《Лестница》 и др. ③ Мокротная лихорадка и хандра; подойдут мелодии «гун» в сочетании с «шан», такие, как 《Песня о цветах сливы в трёх куплетах》, 《Высокая гора》, 《Древние напевы》, 《Чанцин》 и др. ④ Пониженная функция селезенки и желудка; рекомендуются композиции в тональности «гун» и «чжи», например 《Лунная ночь среди цветов на весенней реке》, 《Песня о цветах сливы в трёх куплетах》, 《Высокая гора》, 《Рыбачья песнь》, 《Лестница》; ⑤ При почечной недостаточности рекомендуются композиции в тональности «юй» и «шан», например 《Лян Чжу》, 《Отражение луны в двух родниках》, 《Древние напевы》, 《Чанцин》, 《Белый снег》 и др. ⑥ При сердечной недостаточности подойдут мелодии в тональности «чжи» и «цзюэ», такие, как 《Песнь отшельника》, 《Рыбачья песнь》, 《Лестница》, 《Весенний вальс》, 《Синий Дунай》, 《Музыкальные инструменты Цзяннани》 и др.

2.慢性肾炎

2.5.2 Хронический нефрит

（1）概念 慢性肾小球肾炎简称为慢性肾炎，系指蛋白尿、血尿、高血压、水肿为基本临床表现，起病方式各有不同，病情迁延，病变缓慢进展，可有不同程度的肾功能减退，最终将发展为慢性肾衰竭的一组肾病。

(1) Хронический гломерулонефрит, сокращенное название - хронический нефрит, проявляется в таких патологиях, как протеинурия, гематурия, артериальная гипертензия, отеки; заболевание начинается по-разному и развивается медленно, проявляется в разной степени почечной недостаточности и в конечном счете переходит в стадию хронического заболевания.

（2）五音疗法 肾，在音为羽，属水，故以羽调式为主，辅以金属性商音来促使肾中精气充盛。代表曲目如《梅花三弄》等。

(2) Лечение по методике. «У-инь» Почкам соответствует тональность «юй» (Вода), поэтому следует подбирать соответствующую музыку, дополняя «металлическим» тоном «шан», чтобы стимулировать питание почек. Рекомендуется мелодия 《Песня о цветах сливы в трёх куплетах》 и др.

3.阳痿

2.5.3 Импотенция

（1）概念 阳痿是指过去3个月中，阴茎持续不能达到和维持足够的勃起以进行满意的性交。

(1) Импотенция проявляется в длительной (3 месяца) неспособности мужского полового члена достигать и поддерживать эрекцию для удовлетворительного полового акта.

（2）五音疗法 羽调式能促进全身气机的升降，具有养阴、填精益髓、补肝利心、泻肺火的功效。推荐曲目有《昭君怨》《梅花三弄》《塞上曲》等。

(2) Лечение по методике «У-инь». Музыка в тональности «юй» способствует повышению и понижению потоков ци всего тела, питает Инь, восполняет энергетический баланс, тонизирует печень и сердце, снижает жар в легких. Рекомендуются к прослушиванию такие композиции, как 《Чжао-цзюнь-юань》, 《Песня о цветах сливы в трёх куплетах》,《Сайшан-цюй》 и др.

4.月经不调

2.5.4 Нарушение менструального цикла

（1）概念 月经不调也称月经失调，是妇科常见疾病，表现为月经周期或出血量的异常，可伴月经前、经期腹痛及全身症状。

(1) Нарушение менструального цикла - это менструальное расстройство, является общим гинекологическим заболеванием; проявляется в сбоях менструального цикла или изменении объема кровотечения, может сопровождаться предменструальной, менструальной болью в животе.

（2）五音疗法 肝、脾、肾三脏均与月经息息相关，正常的月经离不开先后天的脾肾滋养与肝藏血功能的正常发挥。故选择宫音、羽音与角音，共达调畅气机、改善气血运行和濡养精髓之功。推荐曲目有《草木青春》《胡笳十八拍》《秋湖月夜》《鸟投林》《昭君怨》等。

(2) Лечение по методике «У-инь». Функции печени, селезенки и почек тесно связаны с менструацией, нормальная менструация неразрывно связана с регулярным питанием селезенки и почек, а также с печеночной функцией хранения крови. Для улучшения циркуляции ци и крови, а также для питания органов подойдет музыка в тональности «гун», «юй» и «цзюэ». Рекомендуются к прослушиванию такие композиции, как 《Травы и деревья весной》,《Восемнадцать мелодий для флейты》,《Лунная ночь на озере Осени》,《Птицы в лесу》, 《Чжао-цзюнь-юань》 и др.

5.骨关节炎

2.5.5 Остеоартрит

（1）概念　骨关节炎是一种退行性病变，是由于增龄、肥胖、劳损、创伤、关节先天性异常、关节畸形等诸多因素引起的关节软骨退化损伤、关节边缘和软骨下骨反应性增生。临床表现为缓慢发展的关节疼痛、压痛、僵硬，以及关节肿胀、活动受限和关节畸形等。

(1) Остеоартрит - это патологические изменения костных тканей, вызванные старением, ожирением, переутомлением, травмами, врожденными аномалиями суставов, деформациями суставов и многими другими факторами, вызванными дегенеративным повреждением суставного хряща, соединительных тканей и гиперплазией субхондральной кости. Заболевание проявляется в постепенно нарастающей боли в суставах, боли при пальпации, окостенении и отечности, а также в деформации суставов.

（2）五音疗法　骨关节炎，究其根本在于肝与肾，肝肾在角在羽，故应选取角调式亲切爽朗类和羽调式清纯柔润类乐曲。推荐曲目角调式可选《草木青青》《绿叶迎风》《天韵五行乐》，羽调式可选《昭君怨》《塞上曲》等。

(2) Лечение по методике «У-инь». Предпосылки остеоартрита лежат в здоровье печени и почек, этим органам соответствуют тона «цзюэ» и «юй»; поэтому для лечения подойдут теплые и жизнерадостные мелодии тональности «цзюэ», а также нежные и легкие мелодии «юй». Рекомендуемые для прослушивания композиции: в тональности «цзюэ» - 《Густые леса и травы》, 《Зеленые листья на ветру》, 《Стихи императора о пяти добродетелях》; в тональности «юй» рекомендуются 《Чжао-цзюнь-юань》, 《Сай-шан-цюй》 и др.

第六章　功法健身

Глава 6 Тренировочные методики оздоровления

第一节 传统功法概述
Раздел 1 Традиционные методики оздоровления

　　传统功法是中华民族优秀的文化遗产，也是我国中医学宝库中的一颗灿烂明珠，是劳动人民在长期生产、生活及与疾病做斗争的过程中防病健身的经验总结。传统功法与我国古老的"导引"有着极深的渊源，当时"导引"的含义即是"摇筋骨、动肢节、长气血"，具有治疗和强身防病的作用。春秋战国时，庄子在《刻意》篇中记载："吹呴呼吸，吐故纳新，熊经鸟申，为寿而已矣；此道引之士，养形之人，彭祖寿考者之所好也。"1973年长沙马王堆三号汉墓出土的《导引图》上绘有40余种栩栩如生的功法姿势，这是我国历史上所见到的最早的功法图解。汉末名医华佗在继承前人有关"导引"理论和经验的基础上，参照民间流传的一些内容，模仿虎攫、鹿伸、熊匍、猴纵、鸟飞等动物的各种动作形态姿势，创编了五禽戏，并总结出"动摇则谷气得消，血脉流通，病不得生，譬犹户枢不朽是也"的练功体会，为普及传统功法提供了理论依据。隋唐以后，由"导引"衍化而生的各种练功方法名目繁多，按类大致可分为技击练功法、健身练功法等。到明清以后，功法逐渐与医学疏远，而"导引"一词则逐渐被狭义地称为气功练功法的专有名词。传统功法亦随着时代发展的兴衰而起落，逐渐演变为习武之人所专用。其实，传统功法与中医的骨伤科、针灸、推拿、气功等学科都有着密切的关系。但直到中华人民共和国成立后，在党和政府的重视下，才组织力量将一直散见于民间的传统功法进行整理，使其成为能使推拿医生有足够体力胜任医学工作、指导患者进行功能锻炼和提高医疗效果的一种练功法。目前，很多医学院校也将传统功法列为推拿专业的必修课程，已从实践中认识到练功的重要性。

Традиционные методики оздоровления составляют бесценное культурное наследие Китая, а также являются настоящей жемчужиной китайской медицины. Методики стали результатом многолетнего опыта применения различных техник для общего оздоровления и лечения заболеваний. Традиционные методики и древнекитайское «Даоинь» (даосское искусство работы с телом, жизненной силой и сознанием) уходят истоками глубоко в прошлое, тогда «Даоинь» означало «сокращение мышц, движение конечностей и повышение потоков ци и крови», и использовалось для лечения и профилактики заболеваний. В эпоху Чуньцю (Сражающихся царств), мыслитель Чжуан-цзы в своих «Размышлениях» записал: «Для того, чтобы жить долго, нужно тренировать дыхание, быть сильным как медведь и ловким как птица; ученый муж, который заботится о здоровье, будет жить долго, как Пэн Цзу.» В 1973 году в г.Чанша, местечке Мавандуй, в ходе раскопок могил династии Хань было обнаружено около 40 схем упражнений «Даоинь», это самый ранний источник о методике оздоровления в истории Китая. Известный врач конца династии Хань Хуа То, основываясь на принятой методике «Даоинь» и накопленном опыте, разработал систему физических упражнений, подражающих движениям тигра, оленя, медведя, обезьяны и аиста; кроме того, в качестве теоретического обоснования традиционной методики он предложил принцип, основанный на том, что «движение зависит от потоков ци и крови, определенные движения излечивают от болезней и ведут к долголетию». После эпохи династий Суй и Тан «Даоинь» эволюционировал во множество разнообразных методик, которые теперь можно условно разделить на китайский бокс, профилактическую гимнастику и другие тренировочные методики. После династий Мин и Цин тренировочные методики постепенно отдалились от медицины, а термин «Даоинь» стал использоваться для обозначения дыхательной гимнастики цигун. Традиционные тренировочные методики, следуя духу времени, постепенно видоизменялись и служили для обучения боевым искусствам. На самом деле, традиционные тренировочные методики тесно связаны с такими направлениями китайском медицины, как травматология, иглоукалывание, массаж, цигун и др. Однако, только после образования Китайской Народной Республики, под пристальным вниманием партии и правительства, удалось систематизировать и обобщить традиционную народную лечебную практику, привлечь к работе компетентных врачей-массажистов, направлять пациентов на соответствующие процедуры для повышения эффективности лечения. В настоящее время во многих медицинских исследовательских институтах традиционные методики являются обязательной дисциплиной по специальности «Массаж», многие медицинские учреждения признали важность и эффективность этих методик.

二、传统功法的基本内容　2 Основные элементы традиционных методик оздоровления

传统功法包罗万象，同时各家对练功的内容也都作了不同的规定，主要包括太极拳、五禽戏、八段锦、易筋经、少林内功、六字诀等保健养生功法。此类运动强度小，适应年龄段广。

Традиционные методики оздоровления универсальны, в то же время в разных учреждениях традиционные методики применяются по-разному, главным образом к ним относятся тайцзицюань, техника подражания движениям животных «Уциньси», оздоровительный комплекс «Восемь кусков парчи», метод укрепления мышц и сухожилий, упражнения Шаолинь, метод «Шести иероглифов» и другие оздоравливающие техники. Упражнения этих методик не очень интенсивны и подходят для людей всех возрастов.

<table>
<tr><td>三、传统功法的特点</td><td>3 Особенности традиционных методик оздоровления</td></tr>
</table>

功法锻炼讲调身(形体运动)、调息(呼吸吐纳)、调心(心理调节)三调合一， 是把神、气、精、血、力作为一个整体系统，以中医基础理论中的阴阳学说、整体观念为主要理论指导，其实践经验和理论与中医学相辉映，既是对中医理论的独特应用与发展，也是研究中医理论的重要补充材料。通过正确的教与练，能疏通经络、调和阴阳、调动人体自身的潜能，达到改善心血管和自主神经功能、调节身心状态、祛病强身、防病治病的目的。

Тренировочные методики (движения тела) помогают регулировать самочувствие, регулировать дыхание (движение воздуха внутри тела), сердце (работу сердца и сосудов) и координировать работу этих трех компонентов, объединяя дух, потоки ци, энергию, кровь и силу воедино; задействуя учение Инь и Ян в качестве теоретической основы, исследование тренировочных методик представляется особенным и важным для развития и обогащения практических знаних китайской медицины. При правильном обучении и применении методик можно очистить потоки ци, сбалансировать Инь и Ян, восполнить энергетический запас организма, улучшить работу сердечно-сосудистой системы, состояние физического и психического здоровья, а также предотвратить возникновение патологий и заболеваний.

<table>
<tr><td>四、传统功法的作用</td><td>4 Применение традиционных методик оздоровления</td></tr>
</table>

1.扶正祛邪

4.1 Укрепление иммунитета

中医学认为致病因素有三类，即内因（喜、怒、忧、思、悲、恐、惊）、外因

（风、寒、暑、湿、燥、火）和不内外因（饮食、起居、房事、劳逸）等外部条件。但机体的内在条件，即自体的抗病能力是决定是否生病的根本，所谓"正气存内，邪不可干"。传统功法通过特定的锻炼方法达到增强体质、提高自身抵抗力的目的，从而扶助正气、培育元气，实现对疾病的防治作用。因此"扶助正气"是练功的本质所在。我国古代名医华佗的名言"动摇则谷气得消，血脉流通，病不得生，譬犹户枢不朽是也"，即是对功法扶正祛邪作用的概述。此外，练功时强调精神放松，即思想集中、排除杂念，使功法练习者逐渐做到心神合一、身心合一。在做推拿治疗时，要能保持内心的平静并能很好地控制自己的身体，做到收放自如、协调统一。

В китайской медицине выделяется 3 вида факторов возникновения заболевания: внутренние факторы (радость, гнев, волнение, задумчивость, грусть, страх, испуг), внешние факторы (ветер, холод, жара, сухость, огонь) и другие факторы, не относящиеся ни к внутренним, ни к внешним (пища, режим дня, половая жизнь, труд и отдых) и др. Но состояние внутренних органов, а именно устойчивость организма к болезням, является фундаментальным фактором для определения источника заболевания, ведь «при правильных потоках ци болезни обходят стороной». Традиционные методики оздоровления при помощи особого комплекса упражнений способствуют повышению физической подготовки тела, укрепляют иммунитет, таким образом способствуют нормализации потоков ци, восполняют энергию и помогают бороться с заболеваниями. Таким образом, основным принципом методик является «нормализация потоков ци». В Древнем Китае известный врач Хуа То говорил: «Движение зависит от потоков ци и крови, определенные движения излечивают от болезней и ведут к долголетию», таким образом, вступает в силу принцип нормализации потоков ци. Кроме того, в методике сделан упор на расслаблении ума, то есть через концентрацию внимания устраняются лишние мысли, таким образом, постепенно достигается единство разума и эмоций, а также гармония тела и сознания. Во время массажа нужно находиться в состоянии спокойствия и равновесия, контролировать свое тело и эмоции.

2.调节脏腑

4.2 Регулирование работы внутренних органов

脏腑是人体生命活动的根本，脏腑形神得养是健康的基本保障，脏腑失调是失去健康的病理基础。中医学认为肾乃水火之宅、阴阳之根、元气之本，人体的生长、发育、衰老与肾脏密切相关。所以传统功法练习把腰部命门作为意守的重点部位，使命门相火旺盛，肾气充沛，从而推动其他脏腑的生理活动。这就是功法能全面增强体质、调节脏腑失调、纠正偏差的道理。少林内功、易筋经、八段锦、五禽戏、调息筑基功等均属动功、属阳，但每个功法的预备式和结束式均属静功、属阴。由此可以动静结合，动以练形，静以养神，从而达到阴阳平衡的状态。

Внутренние органы - это основа жизнедеятельности организма, поддержание работы внутренних органов является основной гарантией здоровья, при сбоях в работе органов ухудшается общее состояние организма, возникают заболевания. В китайской медицине считается, что почки - это жилище Воды, источник энергии Инь и Ян, энергии ци, и что процессы роста, развития и старения тесно связаны с работой почек. Именно поэтому особое внимание в упражнениях методик уделяется поясничному отделу, чтобы стимулировать появление огня во «вратах жизни» (между почками), напитать почки энергией, и тем самым, способствовать восстановлению функций других внутренних органов. Благодаря комплексному подходу методики оздоровления можно укрепить физическую форму всего тела, устранить патологии и отклонения в работе внутренних органов. Упражнения Шаолинь, метод укрепления мышц и сухожилий, оздоровительный комплекс «Восемь кусков парчи», техника подражания движениям животных «Уциньси» и другие дыхательные техники больше относятся к энергии Ян, но каждая из методик имеет статические упражнения на сохранение баланса, что относится к работе с энергией Инь. Таким образом, движение и статика задействованы в комплексе, движение - формирует и тренирует тело, статика - культивирует душевные силы, и так достигается баланс энергий Инь и Ян.

3.调和气血

4.3 Регулирование потоков ци и крови

气血调和，身体健康，病邪难以侵入；气血不和，产生各种疾病。功法调和气血的作用是通过疏通经络这一机制来实现的。功法锻炼强调调身、调息、调心相结合。即通过肢体的活动，并配合意念循经络运行，或直接沿经络的意识导引或呼吸吐纳、按摩拍打等来疏通经络，可达到气血运行通畅及祛除病邪的目的。健康者练习，以意领气，血随气动，可调节人体气血，维持健康状态；患病者练习，采用意守病灶的方法，以意领气至病灶，以气推动病灶部位气血运行，并且营养滋润病灶局部，使病灶组织得以修复，恢复气血调和的状态。

Когда потоки ци и крови в норме, организм здоров, заболевания не возникают; если же потоки ци и крови нарушены, это приводит к различным патологиям и болезням. Эффект балансирования потоков ци происходит путем очищения энергетических каналов организма. Упражнения методики оказывают комплексное воздействие на организм: поддержание физического тонуса тела, тренировка дыхания и регулирование работы сердца. При движении тела и концентрации сознания на работе энергетических каналов, или же при непосредственном воздействии на меридианы тела (с помощью дыхательных упражнений, массировании, похлопываниях и т.д.), каналы очищаются, позволяя потокам ци и крови циркулировать беспрепятственно, тем самым достигается эффект оздоровления. Здоровые люди практикуют данную методику, сознательно управляют ци, которая тесно связана с движением крови, тем самым регулируя потоки энергии тела и поддерживая хорошее самочувствие; люди с заболеваниями практикуют методику для борьбы с патологиями, в этом случае упражнения направлены на продвижение ци в очаг болезни, питание и увлажнение соответствующих органов, восстановление пораженных тканей, а также на гармонизацию потоков ци и крови.

4.强身健体

4.4 Крепкое здоровье

健康者坚持练习传统功法，一方面可体验到其对消化、呼吸、心血管和神经系统功能的改善，并能加深睡眠、消除疲劳，增强体力和脑力，提高人体的工作效率和耐力；另一方面，功法练习时，意念的高度集中，可有效地促使精气血的生成及转化，提高其功能和质量，继而以意领气，以气贯力，使人体产生一种内劲，这种内劲能使推拿手法做到持久、有力、均匀、柔和、深透，这对推拿医生尤为重要。

Здоровые люди практикуют традиционные методики упражнений, которые, с одной стороны, способствуют улучшению пищеварительной, дыхательной, сердечно-сосудистой и нервной систем, улучшают качество сна, повышают физическую и умственную активность и выносливость; с другой стороны, во время занятий все внимание сфокусировано, упражнения способствуют генерации новой энергии и подъему жизненных сил, повышают физические способности тела, запас внутренних сил, который также восполняется через ручной массаж; для такого массажа важна продолжительность, интенсивность, плавность и равномерность воздействия.

5.延年益寿

4.5 Долголетие

据古代文献记载，长期进行练功的人能达到长寿的目的。中医经典著作《黄帝内经·素问》中的"上古天真论""四气调神论""生气通天论"中对衰老都作了精辟的论述，其中云："上古之人，其知道者，法于阴阳，和于术数，饮食有节，起居有常，不妄作劳，故能形与神俱，而尽终其天年，度百岁乃去。"这在长期练功的老年人中是屡见不鲜的，有些坚持练功的老年人年达八九十岁，但血压不异常增高，视力和听力也不减退，睡眠深熟，精神饱满，声音洪亮，行走健稳，耐寒暑能力强，少生疾病。所以练功是一种健身延年益寿的方法。

Согласно древним литературным источникам, люди, долгое время практикующие упражнения по методике, живут долго и благополучно. В классическом источнике китайской медицины «Трактате Желтого императора о внутреннем», в разделах «О простоте, унаследованной от древности», «О связи настроения с временами года», «О связи жизненной активности человека с энергией Вселенной» подробно рассказывается о периоде старения, там написано: «Древние люди. Известны времена, когда в жизни и в управлении господствовал закон Инь и Ян, пища была незатейливой, а повседневная жизнь - простой, люди в меру работали на поле, и жили в гармонии с собой, проживали долгую жизнь до ста лет и больше.» Среди пожилых людей, долгое время практикующих занятия по методике, это не редкость, некоторые из них занимаются и в возрасте восьмидесяти, и девяноста лет, при этом отмечается, что их давление не повышается, зрение и слух остаются острыми, улучшается качество сна, психика и эмоциональный фон в норме, голос остается громким, а походка - твердой, повышается выносливость и устойчивость к холоду, и конечно же, болезней возникает намного меньше. Таким образом, тренировочные методики укрепляют здоровье и обеспечивают долгие годы жизни.

五、传统功法的分类   5 Виды традиционных методик оздоровления

功法种类繁多，门派林立，名称不一，目前主要按以下四个方面来分类。

Существует огромное множество методик, школ и течений, и у всех есть свои названия, в настоящее время все они классифицируются по четырем аспектам.

（一）根据练功的姿势分类   5.1 Классификация по позициям в упражнениях методики

1.卧功

5.1.1 Упражнения в положении лежа (Уогун)

凡是采取躺卧姿势锻炼，并有一定的姿势要求的功法统称为卧功。常用的锻炼姿势有：

Упражнения в положении лежа выполняются по определенным позициям и относятся к направлению Уогун. Наиболее распространенные позиции для тренировки:

（1）仰卧式　练功者仰卧在床上，枕头高低以自觉舒适为宜。两上肢平伸于身体两侧，肘臂放松，手指微曲，或虚握两拳，放于大腿的两侧；也可两手交叉相握，轻放于小腹上。两腿自然平伸，两脚靠拢或稍有分开；也可将一只脚放在另一只脚的脚踝上，练久时两脚可以调换一下。口齿轻闭，舌舐上腭，两眼轻轻闭合，或微留一线之缝。

(1) Люди, практикующие упражнения лежа, обычно делают это на кровати, высоту по-

душки выбирают сами для удобства выполнения. Руки вытянуты вдоль тела, локти расслаблены, пальцы слегка согнуты или собраны в кулаки; также руки можно скрестить, положить в нижней части живота. Ноги расслаблены, стопы вместе или немного раздвинуты; также допустимо положить одну лодыжку на другую, при длительной тренировке положение ног можно менять. Рот расслаблен и закрыт, язык располагается на небе, глаза закрыты или слегка прикрыты.

（2）侧卧式　左侧卧或右侧卧均可，一般以右侧卧为宜，胸腹腔器官有病者宜卧向健侧或采用仰卧式。右侧卧者，右肩在下，面向右侧躺卧，枕头高低以自觉舒适为宜。左腿平伸，右腿弯曲，轻放在右腿上。右手自然地放在眼睛前方枕头上，手距面部两拳左右。左手自然地轻放在左髋上。口齿轻闭，舌舐上腭，两眼轻闭或微留一线之缝。

(2) При выполнении упражнений в положении лежа, нагрузка между левой и правой стороной тела должна распределяться равномерно, обычно упражнения выполняются на правую сторону и люди практикуют методику лежа для лечения основных органов. Для проработки правого бока необходимо лечь на правый бок, лицо смотрит вправо, высота подушки подбирается индивидуально для удобного расположения. Правая нога согнута, левая нога прямая, опирается на правую. Правая рука расслаблена и лежит на подушке на уровне глаз, расстояние от руки до лица - примерно два кулака. Левая рука расслаблена и лежит на левом бедре. Рот также расслаблен и закрыт, язык на небе, глаза закрыты или слегка прикрыты.

卧式练功，主要是用于某些卧床不起和久病体弱的患者，也可用于睡前的诱导入睡和加快消除疲劳。但卧式容易使人昏沉入睡，在增长体力方面不如站功与坐功。

Упражнения в положении лежа в основном практикуются прикованными к постели пациентами или людьми с затяжными заболеваниями, также такие упражнения могут использоваться перед сном для быстрого засыпания и избавления от усталости. Тренировки в положении лежа значительно повышают качество сна, но что касается улучшения физической формы, они не так эффективны, как упражнения в положении стоя и сидя.

2.坐功

5.1.2 Упражнения в положении сидя (Цзогун)

凡是采取坐着姿势练功，并有一定的姿势要求的功法统称坐功。常用的坐功有：

Упражнения в положении сидя выполняются по определенным позициям и относятся к направлению Цзогун. Наиболее распространенные позиции Цзогун:

（1）平坐式　又称普通坐式，可坐在凳子上或床边练功。要求上体端正，含胸拔背直腰，两脚平铺于地，与肩同宽；松肩，沉肘，肘臂微曲，手心向下，轻放在两大腿上或两手相合放于靠近小腹的大腿根部。头平，两目微睁，默视远方或含光内视，口齿轻闭或微开，舌舐上腭。

(1) Упражнения в положении сидя могут выполняться на стуле или у спинки кровати. Нужно, чтобы верхняя часть тела была прямой, спина ровная, ноги расслаблены, на шири- не плеч; плечи расслаблены, локти согнуты, руки лежат на бедрах или по бокам ладонями вниз. Голова неподвижна, глаза приоткрыты, молча смотреть вдаль или направлять внимание внутрь, рот прикрыт или слегка приоткрыт, а язык упирается в верхнюю челюсть.

（2）盘坐式   也叫盘膝式，又分为自然盘坐势，单盘坐势和双盘坐势三种，其中又 以前两种为常用。自然盘坐式是把两腿依照自己的习惯盘起来，两小腿交叉，将两脚置 于两腿的下面，两脚跟抵于两大腿后面的中部；上体端正，沉肩曲肘，含胸虚腋，两手 相合，置于靠近小腹部的大腿根部，其他均参照平坐式。单盘坐式是把一脚放在另一条 大腿的上面，左腿盘在右腿的下面，左脚尖和右膝相对，右小腿置于左小腿的上面，其 他均同自然盘坐式。

(2) Методика упражнений в положении сидя с поджатыми ногами называется Паньси, также подразделяется на естественное положение сидя, положения с одной или двумя поджа- тыми ногами, последние раньше были особенно популярны. Естественное положение сидя - это привычное для каждого положение, со скрещенными голенями, или же когда стопы под- жаты под бедра, или когда стопы упираются в бедра и скрещены между собой; верхняя часть тела прямая, плечи опущены, грудь расслаблена, руки расположены рядом с бедрами, осталь- ные положения относятся к обычному прямому сидению. Положение сидя с одной поджатой ногой - это когда одна нога расположена над другой; левая нога под правой, так что левая сто- па напротив правого колена, правая нога - над левой, остальные положения относятся к есте- ственным.

（3）靠坐式   是一种介于坐式与卧式之间的体式。按坐式要求将上体倚靠在被子或 枕头上，后脑部不可悬空，腿与躯干角度在120°～140°之间，下肢采取自然盘坐式或两 下肢平伸，以舒适得力、便于气血流通为宜。

(3) Положение сидя с опорой - что-то между положением сидя и лежа. В соответствии с требованиями положений сидя, если корпус опирается на одеяло или подушку, то затылок не может оставаться на весу, угол между ногами и корпусом должен быть в промежутке 120°- 140°, ноги располагаются естественно, либо поджимаются, или же, наоборот, вытягиваются, чтобы было комфортно и потоки ци и крови циркулировали без препятствий.

坐功介于站功与卧功之间，对体力的要求较卧式为高，但较站式为低，多用于身体 不太虚弱的患者或身体较弱者进行医疗保健锻炼。也是体弱患者由卧式转为站式，以增 强体力的一种过渡姿势。靠坐式多用于体力较弱的患者。

Упражнения в положении сидя - это что-то между тренировкой лежа и стоя, но по сравнению с тренировками лежа, физическая нагрузка выше, а по сравнению с упражнениями стоя - ниже; упражнения в сидячем положении используются пациентами с ограниченными физическими возможностями, а также пациентами, чье физическое состояние ослаблено, применяется для оздоровления и тренировки. Также эти упражнения используются слабыми пациентами для перехода от упражнений лежа к тренировкам в положении стоя, для укрепления физической формы. Положение сидя с опорой используется пациентами со слабой физической формой.

3.站功

5.1.3 Упражнения в положении стоя (Чжаньгун)

凡是采取站立姿势练功，并有一定的姿势要求，两脚站立不动进行锻炼的功法统称站功。常用的有：

Упражнения в положении стоя, по определенным тренировочным позициям, в которых ноги стоят неподвижно, относятся к направлению Чжаньгун. Наиболее распространенные позиции:

（1）自然站式　身体自然站立，含胸拔背，收腹敛臀，松髋屈膝，两脚平铺于地，脚尖稍内扣与肩等宽；沉肩，虚腋，垂肘，两臂自然下垂，掌心向内，手指向下，五指微屈分开；头平，两目微睁，默视远方或含光内视，口齿轻闭或微开，舌舐上腭。

(1) При естественном положении стоя грудь и спина прямые, живот втянут, ягодицы собраны, таз свободен, колени слегка согнуты, стопы расставлены на ширине плеч, носки стоп слегка направлены внутрь; плечи опущены, подмышки расслаблены, руки свободно свисают, ладони направлены вовнутрь, пальцы направлены вниз; голова расположена ровно, глаза открыты, смотрят вдаль, рот расслаблен и закрыт, либо слегка приоткрыт, язык на небе.

（2）按球站式　在自然站式的基础上，两上肢呈环抱状，两手指尖相距与胸宽相等，大拇指与其余四指分开，五指微曲，掌心向下，如按水中浮球，两手高不过乳，低不过脐。

(2) При шарообразной стойке с нажимом, согласно естественному положению, верхние конечности держатся как при охвате и надавливании на шар, расстояние между пальцами рук и грудью одинаковое, пальцы отделены друг от друга, согнуты, ладони направлены вниз, руки расположены не выше груди, но не ниже пупка.

（3）抱球站式　在自然站式的基础上，两手呈环抱树干状，两手指尖相对，掌心向里，五指分开，手指微曲，形如抱球。两手低不过脐，高不过肩，身体架式的高低可根据自己身体酌情运用。

(3) При шарообразной стойке с охватом, согласно естественному положению, руки расположены как при охвате шара, пальцы рук расположены симметрично, ладони смотрят внутрь, пальцы разделены, слегка согнуты. Руки располагаются не ниже пупка и не выше плеч, высота может регулироваться в соответствии с индивидуальными предпочтениями и параметрами тела.

站功的优点是易调运气血，锻炼方便，体力增长较快；缺点是负重量较大，较易疲劳等，所以重病体弱者初时不宜练习。

Преимущество Чжаньгун (упражнений в положении стоя) заключается в том, что с его помощью регулируются потоки ци и крови в организме, легко и быстро улучшается физическая форма; недостаток же в том, что нагрузка на тело довольно высокая, при тренировках усталость наступает довольно быстро, поэтому больным и ослабленным пациентам не рекомендуется начинать с таких тренировок.

4.活步功

5.1.4 Тренировка в движении (активный шаг)

凡是在下肢走动的状态下进行锻炼的功法，都属于活步功。这种功法的肢体运动姿势更加多样化，功法种类也更为繁多。在姿势的结构上，有繁有简；在力量的运用上，有刚有柔；在动作的速度上，有快有慢；在用力的程度上，有大有小；在姿态上，有些动作优美柔和，有些动作挺拔苍劲，有些动作轻盈舒展，有些动作敏捷灵活，有些动作威猛刚强，有些动作气势磅礴，等等。这些练法的多样性，可以适应多种情况的需要，同时也可以从各方面提高练功者的锻炼兴趣。

Активные упражнения с участием конечностей, относятся к тренировкам в движении. Тренировки в движении очень разнообразны и разделяются на множество направлений. Они различаются по структуре: есть сложные, есть более простые; различаются по затратам сил: есть интенсивные, есть легкие; по скорости выполнения - есть быстрые и медленные; по характеру движений - есть красивые и плавные, резкие и энергичные, пластичные и расслабляющие, жёсткие и ритмичные, и т.д. Разнообразие этих упражнений, с одной стороны, может быть применено к различным требованиям и ситуациям, а также может повысить всеобщий интерес к тренировочной методике в целом.

在活步功法中，有些体式比较简单的功法叫行步功，简称行功，如虎步功、鹤步功、鹿步功、熊步功、猿步功、涉水步、甩手步等等。易于练习，效果也好。

В подвижных упражнениях выделяются простые комбинации, имеющее общее название Синбу (движение пешком), среди них есть такие, как «поступь тигра, журавля, оленя, медведя, обезьяны», «шаг перехода по воде», «шаг с махами рук» и др. Упражнения просты в выполнении, но оказывают прекрасный эффект.

（二）根据练功的方法分类　5.2 Классификация видов тренировочной методики

1.形体功

5.2.1 Тренировка тела

凡是着重于姿势锻炼的功法，都属于形体功，古时也叫调身功。这种功可分为动功和静功，各有不同的锻炼呼吸和锻炼意守的内容，姿势上也有坐、卧、站、走(活步)的区别。

Все упражнения, построенные на определенных позициях, направлены на тренировку тела, в древности их также называли упражнениями для тонуса тела. Эти упражнения можно разделить на динамические и статические, у каждого вида своя дыхательная техника, содержание для концентрации сознания, могут практиковаться в положении сидя, лежа, стоя или же в движении.

2.呼吸功

5.2.2 Тренировка дыхания

凡是着重于呼吸锻炼的功法，都属于呼吸功，古时也叫调息功、吐纳功或练气功。这种功法也可分为动功和静功，各有不同的锻炼意念活动的内容和姿势上的坐、卧、站、走(活步)的区别。

Упражнения, направленные на тренировку дыхания, в древности назывались методикой регулирования вдоха и выдоха, дыхательная гимнастика или цигун. Данные упражнения также можно разделить на динамические и статические, каждому присуще свое смысловое наполнение, могут практиковаться в положении сидя, лежа, стоя или же в движении.

3.意守功

5.2.3 Тренировка концентрации сознания

凡是着重于意念锻炼的功法，都属于意守功，古时也叫调心功。这种功同样又可分为动功和静功，各有不同的锻炼呼吸的内容和在姿势上的坐、卧、站、走的区别。

Упражнения, направленные на тренировку концентрации сознания, в древности назывались методом «урегулирования сердца». Данные упражнения также можно разделить на динамические и статические, у каждого вида своя дыхательная техника, могут практиковаться в положении сидя, лежа, стоя или же в движении.

（三）按练功的动静分类

5.3 Статико-динамическая классификация тренировочных упражнений

1.静功

5.3.1 Статические упражнение

凡是在练功时肢体不进行运动的功法，都可归属于静功。自古以来，历代各派静功修炼的名称很多，如吐纳、行气、静坐、立功、参禅、坐禅、定功、上观等等，都属于静功范围。静功是与动功相对而言的，从形体上，要静定握固、缄口垂帘，但真正达到静功的境界，须进一步调心、调息，使人身之元气充沛和循环畅通，以臻保健强身、祛病延年之功效。所以静功着重于人体内部的调养。静功之静，不是绝对的静，"静者静动，非不动也"，要"心死神活"，即杂念去净、精神充沛，这是静功所特有的生理效应，已为现代科学研究逐步证实。静功也有着重练意守的、练呼吸的、练姿势的，在姿势上又有坐、卧、站的区分。

Упражнения, которые выполняются без движения конечностей, относятся к статическим тренировкам. С давних времен существует огромное количество медитативных практик, таких как даосские дыхательные упражнения, неподвижная медитация, лигун, «погружение в сосредоточение» (вид медитации), буддийская медитация и другие статические практики. Статические упражнения, в отличие от динамических, выполняются при зафиксированном положении тела, с закрытым ртом и полуприкрытыми глазами, и чтобы полностью прочувствовать пользу статических тренировок, также необходимо сосредоточить мысли и настроить дыхание, восполнить энергетический запас и обеспечить свободное движение потоков ци по телу, для того чтобы улучшить самочувствие, избавиться от болезней и продлить годы жизни. Таким образом, статическая тренировка направлена в основном на улучшение здоровья внутри тела. Статические упражнения умеренны, но не абсолютно статичны, «Человек двигается спокойно, или же вовсе не двигается», необходимо «отрешиться от лишних мыслей и восполнить жизненные силы», когда лишние мысли уходят, появляется воодушевление и духовное обогащение, в этом состоит особый физиологический эффект статических тренировок, который постепенно исследуется и находит подтверждение в современной науке. В статических упражнениях также тренируется концентрация сознания, дыхание, позиции, тренировки могут выполняться в положении сидя, лежа и стоя.

2.动功

5.3.2 Динамические упражнения

动功是指练功者在练功时，体位、身法按功法要求而不断地变化的一类功法，如太极拳、五禽戏、峨眉桩等等，是推拿功法中一种重要的锻炼方法。古代养生练功家曾说："健身，莫善于习动，一身动则一身强。"名医华佗认为"动摇则谷气得消，血脉流通，病不得生，譬犹户枢不朽是也"，并因此创造了著名的五禽戏。动功主要是采取站式和活步式进行锻炼的，但也有采取坐式锻炼的，如"坐式八段锦"。在特殊情况下，也可采用"卧式动功"。进行动功锻炼时，要动中求静。因此，动功的"动"是指"外动"，动功的"静"是指"内静"。动功也就是通过一定的练功姿势、呼吸和意守，在大脑相对安静的状态下进行的一种内外结合、刚柔并举的壮力强身的运动。锻炼时要求做到意气相随，意到气到，气到力到。动功还包括自我按摩、拍打、叩击等方法，这些主要是用以锻炼外部肢体和强健筋骨，亦有治病保健作用。由于动功有形体动作表现于外，又能外练筋骨，故又有人称为"外功"。

Динамические упражнения выполняются с постоянной сменой положений тела, к таким тренировкам относятся тайцзицюань, система упражнений в подражание движениям тигра, оленя, медведя, обезьяны, аиста, гимнастика эмэй и другие тренировочные практики. В древности говорили: «Физические упражнения не требуют особых умений, когда тело в движении, оно само по себе укрепляется.» Известный врач Хуа То говорил: «Движение зависит от потоков ци и крови, определенные движения излечивают от болезней и ведут к долголетию» и разработал знаменитую систему физических упражнений, подражающих движениям тигра, оленя, медведя, обезьяны и аиста. Динамические упражнения объединяют в себе элементы тренировок в положении стоя и ходьбы пешком, а также элементы в положении сидя, например оздоровительный комплекс «восемь кусков парчи». В особых случаях также могут быть задействованы элементы упражнений в положении лежа («Уогун»). Динамические упражнения нужно практиковать в тишине. Таким образом, в динамических упражнениях «динамика» указывает на тренировку для развития мускулатуры, а «статика» - на тренировку «внутреннего равновесия». Динамические тренировки - это комплекс определенных позиций, дыхательной техники и концентрации сознания, они выполняются в состоянии покоя, для укрепления и оздоровления организма. В тренировках важно, чтобы поддерживался баланс между сознанием и потоками ци, сознание управляет энергией ци, а потоки ци управляют силой тела. Динамические тренировки также включают в себя самомассаж, похлопывания, постукивания и другие методы, которые главным образом применяются для укрепления мышц и суставов, а также для лечения соответствующих заболеваний. Поскольку динамические тренировки направлены в основном на проработку мышц и суставов, то их также называют «вайгун» (упражнения для развития мускулатуры).

3.静动功

5.3.3 Статико-динамические упражнения

静动功是一种把静功与动功融合成一体的功法。动功、静功是以肢体在练功时的运动与否来区别的。静功是指形体的安静、精神的宁静以及大脑皮层在相对安静状态下定向性的意念活动和体内气息的运动，即所谓"外静而内动"。动功是指形体的运动和精神的相对安静，即所谓"外动而内静"。因此，练静功时要静中有动，练动功时要动中求静。在作用上，静功虽然对形体也有锻炼作用，但更注重锻炼精神的宁静和体内气息的运动，主要用于医疗保健。动功虽然也可锻炼精神的宁静和体内气息的运动，但更注重锻炼外部肢体和强健筋骨，主要用于壮体强身。静动功则是一种把静功与动功结合起来的特殊锻炼方法，其特点是"静而后动，动静双赅，动静兼练，不可有偏"，这种功法在较多的情况下常能收到速效和高效。

Статико-динамические тренировки представляют собой смешение статических и более подвижных упражнений. Главное различие между ними состоит в том, задействованы в упражнениях конечности или нет. Статическая тренировка - когда тело в состоянии покоя, царит безмятежность духа и сбалансированное дыхание, это так называемая «внешняя статика и внутренняя динамика». Динамическая тренировка подразумевает активные движения тела при сохранении внутреннего спокойствия, то есть «внешняя динамика и внутренняя статика». Таким образом, при статических тренировках в спокойствии есть движение, а при динамических упражнениях - движению необходимо внутреннее спокойствие. В применении, хотя статические упражнения оказывают определенный эффект на физическую форму, все же главными функциями становятся достижение внутреннего спокойствия, сбалансированного дыхания при лечении и профилактике заболеваний. Также и динамические упражнения способны влиять на внутреннее состояние и дыхание, но главным образом способствуют укреплению мышц и сухожилий тела. Статико-динамическая тренировка - это совокупность статических и динамических упражнений, главная особенность которых заключается в том, что «за спокойствием следует движение, они всегда в паре, поэтому нужно тренировать их вместе», этот метод тренировок применяется в разных случаях и помогает быстро достичь нужного результата.

（四）根据练功的内外分类   5.4 Внутренняя и внешняя классификация упражнений

1.外功

5.4.1 Упражнения для развития мускулатуры (внешняя классификация - Вайгун)

凡是着重于人体的外部功能(骨骼、肌腱、肌肉、皮肤等)进行锻炼的，都可视为外功。历代养生学家都认为"动则练外""外练筋骨皮"。所以习惯上常把各种动功归属于外功的范畴。但这也不是绝对的，有些动功对机体内部功能的锻炼作用也很明显。例如，五禽戏要求内外结合，动静相兼，刚柔并济，神形如一。既重视练外强，也重视练内壮，讲究内练精气神，外练筋骨皮，以收内外兼练的效果。所以动功虽然多属外功的练法，但对机体内部也有锻炼作用，因为人体的内部与外部是一个统一整体。当然，也不能把内功与外功等同起来，还是要看到它们的不同之处。内功虽然对人体的外部形体有锻炼作用，但它是以锻炼人体内部功能为主；外功虽然对人体的内部功能有锻炼作用，但它是以锻炼人体外部形体为主。

Упражнения, направленные на развитие и тренировку внешних функций организма (укрепление костей, сухожилий, мышц, кожи и т.д.) относятся к направлению Вайгун. В течение многих веков врачи считали, что «движение развивает тело извне», «упражнения помогают укрепить связки, кости и кожу». Поэтому изначально было принято относить динамические упражнения к разряду «внешних». Однако нельзя отрицать и тот факт, что динамические упражнения оказывают огромный эффект и на укрепление внутренних органов. Например, в системе упражнений в подражание движениям тигра, оленя, медведя, обезьяны, аиста сочетаются функции укрепления мускулатуры и внутренних органов, статика и динамика движений, плавность и жесткость, в этой методике все сбалансировано. Уделяется внимание не только тренировке мускулатуры, но и укреплению внутреннего состояния, то есть внутри укрепляется дух и повышается жизненный тонус, а с внешней стороны - тренируются суставы, сухожилия и мышцы, таким образом достигается комплексный эффект. Поэтому хоть динамические упражнения и направлены в основном на тренировку физической формы, однако же оказываю большой эффект и на внутреннее состояние, поскольку тело - это единая система, где все взаимосвязано. Конечно, нельзя приравнивать Вайгун и Нэйгун, поскольку между ними очень много различий. Хотя Нэйгун (упражнения для укрепления внутренних органов) и оказывает определенное влияние на тело и мышцы, однако основная их функция заключается в тренировке и укреплении внутренних органов; так же и Вайгун (упражнения на укрепление мускулатуры) оказывает определенное воздействие на состояние внутри тела, но все же основная их функция сосредоточена на тренировке физической формы тела.

2.内功

5.4.2 Упражнения для укрепления внутренних органов (внутренняя классификация - Нэйгун)

凡是着重于人体内部的功能(意念、气息、脏腑、经络、血脉等)而进行锻炼的，都可视为内功。历代养生学家都认为"静则练内""内练一口气"，所以习惯上常把各种静功归属于内功的范围。但是这并不是绝对的，有些静功练法对形体的锻炼作用也非常明显。例如，静功中的"站桩功"是从古代的健身法和武术中的某些基本功中发展而来的，不仅用于治病保健，还可用于壮力强身。所以，从锻炼的实际效果上看，静功虽然多属内功的练法，但对形体外部的锻炼也有作用，只是它是以锻炼人体内部功能为主。因此内功与外功在锻炼的主导方面是不同的，在练功时应该内外兼练，不可偏废。

Упражнения, направленные на развитие и тренировку внутренних функций организма (сознание, дыхание, внутренние органы, энергетические каналы, кровеносные сосуды и т.д.) относятся к направлению Нэйгун. В течение многих веков врачи считали, что «спокойствие происходит изнутри», «внутреннее закаляется дыханием», поэтому было принято относить статические упражнения к разряду «внутренних». Однако нельзя отрицать и тот факт, что статические упражнения оказывают огромный эффект и на укрепление физической формы тела. Например, в статических тренировках упражнение «стойка столбом» дошло до нас из древних времен, оно разработано на основе традиционных методик укрепления организма и ушу, и использовалось не только для оздоровления, но и для общего укрепления тела. Поэтому, что касается эффективности таких упражнений, хотя статические тренировки и относятся к направлению Нэйгун (укрепление внутренних органов), они также оказывают влияние на физическую форму тела, однако основная функция заключается в тренировке и оздоровлении внутри тела. Таким образом, направления Нэйгун и Вайгун имеют некоторые различия, во время упражнений необходимо уделять внимание и внутренним, и внешним аспектам тренировки тела, а не зацикливаться на чем-то одном.

六、传统功法练功注意事项   6 Примечания перед практикой традиционных тренировочных методик

传统功法作为一种强身健体、防病治病的锻炼方法，为防止损伤和保证充沛的体力及良好的效果，有以下几点注意事项。

Традиционные тренировочные методики используются как средство для укрепления организма, профилактики и лечения заболеваний, а также для предотвращения различных травм, восполнения жизненных сил и поддержания физической формы тела.

1.练功的运动量

6.1 Физическая нагрузка при выполнении упражнений

练功运动量是指人体在练功过程中所能完成的生理负荷量，包括强度、频率、时间、数量等。强度是指练功过程中运动的程度，应以练功者身体素质及生理适应程度而定，不可一概而论。频率是指单位时间内重复练习的次数，常作为表示运动量大小的一个因素。时间是指在一次练功中的总时间。数量是指一次练功中重复练习的量或练习的总量，是练功质量和效果的保证。

Под физической нагрузкой подразумевается объем двигательной деятельности во время тренировки, включает в себя интенсивность, частоту, продолжительность выполнения, количество подходов и т.д. Интенсивность - это степень затрачиваемых усилий при выполнении упражнений, зависит от физической подготовки практикующего, для каждого степень нагрузки подбирается индивидуально. Частота - это количество повторений в определенный промежуток времени, этот показатель очень важен при оценке физической нагрузки. Под промежутком времени имеется в виду продолжительность одной тренировки. Количество повторений указывает на общее количество совершенных действий в упражнении, именно количество повторений указывает на качество и эффективность практики.

运动量诸因素相互依存，练功时应全面考虑，因人、因地制定适合自身情况的运动量，从而保证良好的效果。

Все показатели физической нагрузки связаны между собой, следует внимательно подходить к вопросу определения интенсивности тренировок, исходя из индивидуальных особенностей и целей, чтобы тренировки дали желаемый результат.

2.练功前的准备活动

6.2 Подготовка к тренировке

练功前准备活动是指在练功前通过各种练习进一步提高中枢神经系统的兴奋性，加强各器官系统的活动，为正式练功进一步做好功能上的准备，防止正式练功时肌肉、韧带等损伤的发生。

Под подготовкой подразумеваются различные упражнения для повышения возбудимости центральной нервной системы, укрепления функции внутренних органов, чтобы подготовить тело к тренировке, предотвратить повреждение мышц, связок и другие травмы.

（1）选择室内或温暖避风且空气新鲜的练功场地和环境。

(1) Для тренировок выберите просторное, теплое и проветриваемое помещение.

（2）衣服穿着宜宽松，不宜穿得过多，应以软底布鞋、球鞋或练功鞋为宜。

(2) Одежда должна быть свободной и комфортной, обувь лучше выбрать с мягкой подошвой.

（3）练功要精神放松，身体活动柔和自然，达到"恬淡虚无"的状态。

(3) Перед тем, как приступить к практике, нужно освободить сознание от лишних мыс-

лей, расслабить тело, достичь состояния «безмятежности и невесомости».

3.练功后的结束活动

6.3 Мероприятия после окончания тренировки

结束活动又叫整理活动，可使人体更好地由紧张的运动状态过渡到安静状态，是消除疲劳、促进体力恢复的一种方法。

После тренировки также необходимо проделать определенные процедуры, чтобы расслабить тело после нагрузки, устранить усталость и восстановить тонус тела.

功法练习结束后要做好收功，不同的功法有不同的收功方法。静功收功后稍做肢体运动，如散步、蹲起、摇肩、甩手等整理放松活动，以调和气血；动功收功后可做几次深呼吸，静息片刻，安抚一下身心，再进行其他活动。

После завершения тренировки необходимо похвалить себя за проделанную работу, в каждой методике существует свой способ поощрения. После статических упражнений нужно немного подвигаться, например походить, поприседать, встряхнуть плечи, руки, чтобы расслабить тело и восстановить потоки ци и крови; после динамических тренировок необходимо сделать несколько глубоких вдохов и выдохов, немного отдохнуть, успокоить тело и мысли и т.д.

第二节　常见功法
Раздел 2　Наиболее распространенные тренировочные методики

| 一、太极拳 | 1　Тайцзицюань |

太极拳是国家级非物质文化遗产，是以中国传统儒、道哲学中的太极、阴阳辨证理念为核心思想，集颐养性情、强身健体、技击对抗等多种功能为一体，结合易学的阴阳五行之变化、中医经络学、古代的导引术和吐纳术，而形成的一种内外兼修、柔和、缓慢、轻灵、刚柔相济的中国传统拳术。

Тайцзицюань по праву является культурным наследием традиционного Китая, которое основывается на конфуцианской философии Дао, концепции Инь и Ян, оно призвано воспитывать дух и укреплять физическое здоровье, содержит в себе элементы разнообразных техник, в том числе и китайского боса, объединяет теорию взаимодействия Пяти стихий, учение о меридианах и коллатералях «Цзин-ло», древние даосские методики и дыхательные техники,

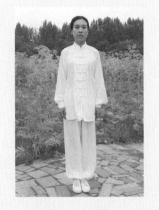

图6-1　起势1

Рисунок 6-1　Циши (начало) №1

тренировки «внутри и снаружи», а также традиционный китайский кулачный бой.

第一式：起势

Первая позиция: Циши (начало)

（1）身体自然直立，左脚向左平开半步，与肩同宽，脚尖向前；两臂自然下垂，两手放在大腿外侧；眼平看前方（图6-1）。

(1) Корпус в вертикальном положении, левая стопа на полшага впереди, ноги на ширине плеч, носки смотрят вперед; руки расслаблены, расположены на внешней стороне бедер; взгляд направлен вперед (Рис. 6-1).

（2）两臂慢慢向前平举，与肩同宽，同高，手心向下（图6–2）。

(2) Медленно поднимите руки перед собой до уровня плеч, руки на ширине плеч, ладони направлены вниз (Рис. 6-2).

（3）上体保持正直，两腿屈膝下蹲；同时两掌轻轻下按到腹前，眼平看前方。

(3) Держите корпус прямо, ноги слегка согните в коленях; в это время ладони слегка прижмите к животу, взгляд направлен вперед.

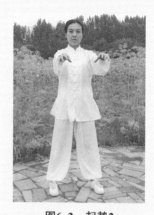

图6–2　起势2

Рисунок 6-2　Циши (начало) №2

第二式：左右野马分鬃

Вторая позиция: «Дикая лошадь встряхивает гривой» вправо и влево

（1）转腰抱手收脚两手上下合抱，好像抱球的样子（图6–3）。

(1) Поверните корпус и расположите руки так, как при обхвате шара (Рис. 6-3).

（2）上体微向左转，左脚向左前方迈出，右脚跟后蹬，右腿自然伸直，成左弓步；同时上体继续向左转，左右手随转体慢慢分别向左上、右下分开，左手高与眼平（手心斜向上），肘微屈；右手落在右胯旁，肘也微屈，手心向下，指尖向前；眼看左手（图6–4）。

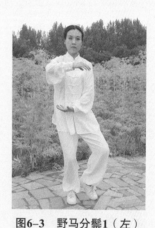

图6–3　野马分鬃1（左）

Рисунок 6-3　«Дикая лошадь встряхивает гривой» №1 (влево)

(2) Поверните верхнюю часть тела влево, левую ногу выставьте вперед, правая пятка упирается назад, выпрямите правую ногу, выпад на левую сторону; в это же время поверните корпус влево, плавно разведите руки (левая вверх, правая вниз), левая рука на уровне глаз (ладонь направлена вверх), локоть слегка согнут; правую руку опустите рядом с правым бедром, локоть также слегка согните, ладонь направлена вниз, пальцы прямые; взгляд направлен на левую руку (Рис. 6-4).

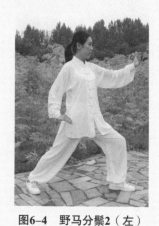

图6–4　野马分鬃2（左）

Рисунок 6-4　«Дикая лошадь встряхивает гривой» №1 (влево)

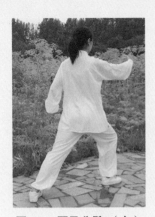

图6-5　野马分鬃3（左）

Рисунок 6-5 «Дикая лошадь встряхивает гривой» №3 (влево)

（3）上体慢慢后坐，身体重心移至右腿，左脚尖翘起，微向外撇（45°~60°），随后脚掌慢慢踏实，左腿慢慢前弓，身体左转，身体中心再移至左腿；同时左手翻转向下，左臂收在胸前平屈，右手向左上划弧至左手下，两手心相对成抱球状；右脚随即收到左脚内侧，脚尖点地；眼看左手（图6-5）。

(3) Медленно наклоните верхнюю часть тела назад, центр тяжести перенесите на правую ногу, приподнимите левый носок, затем затем немного переместите его в направлении наружу (45° ~ 60°), затем медленно опустите стопу, плавно перейдите в выпад вперед на левую ногу, корпус тела поворачивается влево, центр тяжести переносится на левую ногу; в это время опустите левую руку вниз к бедру, правая рука двигается по дуге влево и опускается вниз, ладони рук направлены вниз, положение рук - как при обхвате шара; переместите правую ногу вслед за левой, касаясь носком земли, взгляд направлен на левую руку (Рис. 6-5).

（4）右腿向右前方迈出，左腿自然伸直，成右弓步；同时上体右转，左右手随转体分别慢慢向左下、右上分开，右手高与眼平（手心斜向上），肘微屈；左手落在左胯旁，肘也微屈，手心向下，指尖向前；眼看右手（图6-6）。

(4) Перенесите правую ногу вперед, выпрямите левую ногу, сделайте выпад вправо; в то же время поверните корпус вправо, медленно разведите руки (левую - вниз, правую - вверх), правая рука на уровне глаз (ладонь направлена вверх), локоть слегка согнут; левая рука опускается рядом с бедром, локоть также слегка согнут, ладонь направлена вниз, пальцы прямые; взгляд - на правую руку (Рис. 6-6).

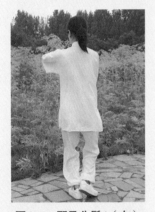

图6-6　野马分鬃4（左）

Рисунок 6-6 «Дикая лошадь встряхивает гривой» №4 (влево)

第三式：白鹤亮翅

Третья позиция: «Белый журавль расправляет крылья»

（1）上体微向左转，左手翻掌向下，左臂平屈胸前，右手向左上划弧，手心转向上，与左手成抱球状；眼看左手（图6-7）。

(1) Слегка поверните корпус влево, опустите левую руку вниз, согните перед грудью, правая рука движется по дуге влево, ладони вверх, вместе с левой рукой образуют форму, как при обхвате шара; взгляд направлен на левую руку (Рис. 6-7).

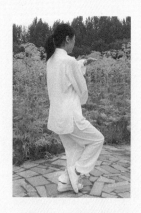

图6-7　白鹤亮翅1

Рисунок 6-7 «Белый журавль расправляет крылья» №1

（2）右脚跟进半步，上体后坐，身体重心移至右腿，上体先向右转，面向右前方，眼看右手；然后左脚稍向前移，脚尖点地，成左虚步，同时上体再微向左转，面向前方，两手随转体慢慢向右上、左下分开，右手上提停于右额前，手心向左后方，左手落于左胯前，手心向下，指尖向前；眼平看前方（图6-8）。

(2) Сделайте правой ногой полшага вперед, корпус наклоните назад, центр тяжести перенесите на правую ногу, сначала поверните корпус вправо, лицо направлено вправо, взгляд на правую руку; затем переместите левую ногу вперед, на носочках, на левой ноге - стойка сюйбу (пустой шаг), одновременно поверните корпус влево, лицо направлено вперед, медленно разведите руки (правую - вверх, левую - вниз), правая рука поднимается и остается наверху у лба, ладонь направлена влево вниз, опустите левую руку к бедру, ладонь направлена вниз, пальцы прямые; взгляд направлен вперед (Рис. 6-8).

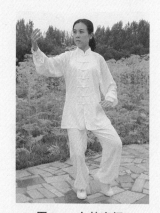

图6-8　白鹤亮翅2

Рисунок 6-8 «Белый журавль расправляет крылья» №2

要点：完成姿势胸部不要挺出，两臂都要保持半圆形，左膝要微屈。身体重心后移和右手上提、左手下按要协调一致。

Важное примечание: после окончания упражнений не следует выпячивать грудь, плечи должны быть опущены, левое колено слегка согнуто. Центр тяжести перемещается назад, правая рука поднимается наверх, левая рука - вниз, чтобы упражнение выполнялось сбалансированно на обе стороны.

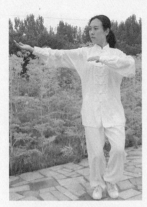

图6-9 搂膝拗步1

Рисунок 6-9 «Очищение коленей» №1

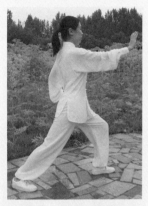

图6-10 搂膝拗步2

Рисунок 6-10 «Очищение коленей» №2

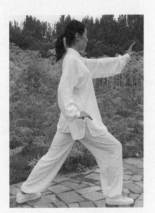

图6-11 搂膝拗步3

Рисунок 6-11 «Очищение коленей» №3

第四式：左右搂膝拗步

Четвертая позиция: «Очищение коленей» (вправо и влево)

（1）右手前摆，两手交叉抡摆，腰向右转，前脚收回，手摆向侧后方；上步，屈臂，收手到肩上；弓步搂手推掌（图6-9、图6-10）。

(1) Вытяните правую руку вперед, руки чередуются, поверните корпус вправо, вытяните ногу, стоящую впереди, разведите руки по сторонам; сделайте выпад вперед, руки переносятся выше уровня плеч; сделайте шаг на согнутых ногах и толчок рукой (Рис. 6-9, Рис. 6-10).

（2）转腰撇脚，摆手收脚，眼睛看后手，与头同高；上步，屈臂，收手到肩上耳旁；弓步搂手推掌，指尖与眼睛同高，推到中轴线上，另一只手按于大腿外侧（图6-11）。

(2) Поверните корпус и стопы, взгляд следует за руками, руки на уровне головы; шаг вперед, выпад, соберите руки на уровне плеч рядом с ушами; шаг на согнутых ногах и толчок рукой, пальцы на одном уровне с глазами, толчок производится по центру, другая рука прижата к внешней стороне бедра (Рис. 6-11).

第五式：手挥琵琶

Пятая позиция: «Игра на лютне»

（1）右脚跟进半步，上体后坐，身体重心转至右腿上，上体半面向右转，左脚略提起稍向前移，变成左虚步，脚跟着地，脚尖翘起，膝部微屈（图6-12）。

(1) Сделайте правой ногой полшага вперед, наклоните корпус назад, центр тяжести сместите на правую ногу, поверните верхнюю часть тела направо, приподнимите левую ногу и вынесите вперед, сделайте выпад левой ногой, пятки стоят на земле, приподнимите пальцы ног, согните колени (Рис.

6-12).

（2）左手由左下向上挑举，高与鼻尖平，掌心向右，臂微屈；右手收回放在左肘里侧，掌心向左。

(2) Поднимите левую руку снизу вверх до уровня носа, ладонь направлена вправо, рука слегка согнута; переместите правую руку к локтю левой руки, ладонь направлена влево.

（3）眼看左手食指。

(3) Взгляд направлен к пальцам левой руки.

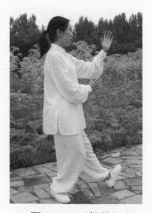

图6-12　手挥琵琶

Рисунок 6-12　«Игра на лютне»

第六式：左右倒卷肱

Шестая позиция: «Разведение рук в стороны» (влево и вправо)

（1）上体右转，右手翻掌（手心向上）经腹前由下向后上方划弧平举，臂微屈，左手随即翻掌向上；眼的视线随着向右转体先向右看，再转向前方看左手（图6-13）。

(1) Поверните корпус вправо, переверните правую руку (ладонь смотрит вверх) и перенесите через низ по дуге вверх, руку слегка согните, поверните левую руку ладонью вверх; взгляд при повороте корпуса направлен сначала вправо, затем переносится вперед, в направлении левой руки (Рис. 6-13).

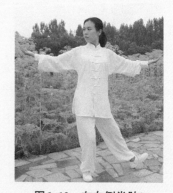

图6-13　左右倒卷肱1

Рисунок 6-13　«Разведение рук в стороны» (влево и вправо) №1

（2）右臂屈肘折向前，右手由耳侧向前推出，手心向前，左臂屈肘后撤，手心向上，撤至左肋外侧；同时左腿轻轻提起向后（偏左）退一步，脚掌先着地，然后全脚慢慢踏实，身体重心移到左腿上，成右虚步，右脚随转体以脚掌为轴扭正；眼看右手（图6-14）。

(2) Согните правую руку перед собой, вытолкните ее на уровне уха, ладонь направлена вперед, согните левую руку назад, ладонь направлена вверх, на уровне ребер; в это время приподнимите левую ногу и сделайте шаг назад (влево), сначала опустите на землю стопу, а затем перенесите

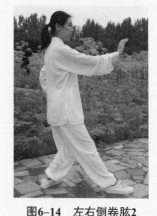

图6-14　左右倒卷肱2

Рисунок 6-14　«Разведение рук в стороны» (влево и вправо) №2

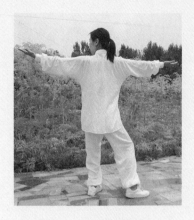

图6-15　左右倒卷肱3

Рисунок 6-15　«Разведение рук в стороны» (влево и вправо) №3

центр тяжести на правую ногу, правая нога делает выпад, разверните правую ногу вслед за поворотом корпуса; взгляд направлен на правую руку (Рис. 6-14).

（3）上体微向左转，同时左手随转体向后上方划弧平举，手心向上，右手随即翻掌，掌心向上；眼随转体先向左看，再转向前方看右手（图6-15）。

(3) Поверните корпус вправо, в это же время переместите левую руку вслед за поворотом тела вверх по дуге, ладонь направлена вверх, правая рука также переворачивается, ладонь направлена вверх; взгляд с поворотом тела, сначала направлен влево, затем смещается вперед в сторону правой руки (Рис. 6-15).

（4）与2节同，只是左右相反。

(4) Как в п.2, в противоположную сторону.

（5）与3节同，只是左右相反。

(5) Как в п.3, в противоположную сторону.

（6）与2节同。

(6) Как в п.2.

（7）与3节同。

(7) Как в п.3.

（8）与2节同，只是左右相反。

(8) Как в п.2, в противоположную сторону.

（9）上体微向右转，同时右手随转体向后上方划弧平举，手心向上，左手放松，手心向下；眼看左手。

(9) Плавно поверните корпус вправо, переместите правую рук одновременно с поворотом по дуге наверх и горизонтально, ладонь направлена вверх, левая рука расслаблена, ладонь направлена вниз; взгляд - на левую руку.

第七式：左揽雀尾

Седьмая позиция: «Схватить воробья за хвост» слева

（1）身体继续向右转，左手自然下落逐渐翻掌经腹前划弧至左肋前，手心向上；左臂屈肘，手心转向下，收至右胸前，两手相对成抱球状；
同时身体重心落在右腿上，左脚收到右脚内侧，脚尖点
地；眼看右手（图6-16）。

(1) Продолжайте поворачивать тело вправо, левая рука
свободно свисает, затем медленно переместите ладонь перед
животом по дуге к левым ребрам, ладонь направлена вверх;
левая рука согнута, ладонью вниз, переместите ее к груди
вправо, руки образуют положение как при обхвате шара; в
это же время перенесите центр тяжести на правую ногу, переместите левую ногу к правой на носочках; взгляд направлен к правой руке (Рис. 6-16).

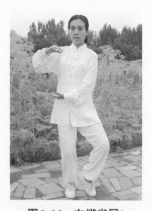

图6–16   左揽雀尾1
**Рисунок 6-16   «Схватить
воробья за хвост» слева №1**

（2）上体微向左转，左脚向左前方迈出，上体继续
向左转，右腿自然蹬直，左腿屈膝，成左弓步；同时左臂
向左前方掤出（即左臂平屈成弓形，用前臂外侧和手背向
前方推出），高与肩平，手心向后；右手向右下落于右胯
旁，手心向下，指尖向前；眼看左前臂（图6–17）。

(2) Поверните корпус влево, вынесите левую ногу вперед и влево, продолжайте поворачивать корпус влево, выпрямите правую ногу, согните левую ногу в выпад; в это время
левая рука вытягивается вперед (левая рука согнута и совер-
шает толчок плечом), рука на уровне плеча, ладонь направлена назад; опустите правую руку вниз вправо рядом с бедром,
ладонь смотрит вниз, пальцы прямые; взгляд направлен на
левое предплечье (Рис. 6-17).

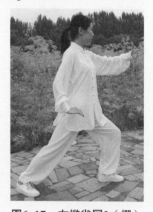

图6–17   左揽雀尾2（棚）
**Рисунок 6-17   «Схватить
воробья за хвост» слева №2
(в согнутом положении)**

（3）身体微向左转，左手随即前伸翻掌向下，右手
翻掌向上，经腹前向上，向前伸至左前臂下方；然后两手
下捋，即上体向右转，两手经腹前向右后上方划弧，直至
右手手心向上，高与肩齐，左臂平屈于胸前，手心向后；
同时身体重心移至右腿；眼看右手（图6–18、图6–19）。

(3) Поверните корпус налево, левую руку поверните ладонью вниз, правая рука - ладонью вверх, передвигайте перед
собой вверх, затем вперед перед левым предплечьем; затем
выпрямите руки, поверните корпус вправо, руки двигаются

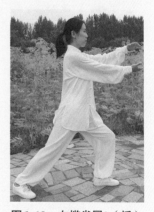

图6-18   左揽雀尾3（捋）
**Рисунок 6-18   «Схватить
воробья за хвост» слева №3
(с выпрямлением)**

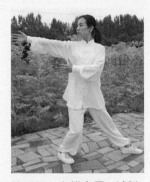

图6-19　左揽雀尾4（捋）

Рисунок 6-19 «Схватить воробья за хвост» слева №4 (с выпрямлением)

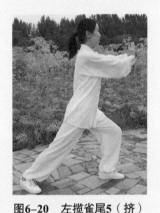

图6-20　左揽雀尾5（挤）

Рис. 6-20 «Схватить воробья за хвост» слева (сдавливание, позиция №5 в тайцзицюань)

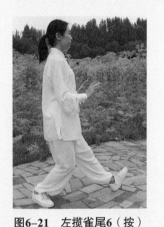

图6-21　左揽雀尾6（按）

Рисунок 6-21 «Схватить воробья за хвост» слева (нажатие, позиция 6 в тайцзицюань)

перед животом по дуге вправо и вверх, ладонь правой руки смотрит вверх, на уровне плеча, согните левую руку перед грудью, ладонь направлена назад; параллельно перемещайте центр тяжести на правую ногу; взгляд направлен на правую руку (Рис. 6-18, Рис. 6-19).

（4）上体微向左转，右臂屈肘折回，右手附于左手腕里侧（相距约5cm），上体继续向左转，双手同时向前慢慢挤出，左手心向右，右手心向前，左前臂保持半圆；同时身体重心逐渐前移变成弓步；眼看左手腕部（图6-20）。

(4) Поверните корпус влево, правая рука сгибается и выпрямляется, запястье левой руки рядом с правой рукой (на расстоянии около 5 см), продолжайте поворачивать корпус вправо, медленно вынесите обе руки вперед, левая ладонь направлена вправо, правая ладонь - вперед, левое предплечье образует полукруг; параллельно перемещайте центр тяжести вперед и сделайте выпад; взгляд направлен на левое предплечье (Рис. 6-20).

（5）左手翻掌，手心向下，右手经左腕上方向前、向右伸出，高与左手齐，手心向下，两手左右分开，宽与肩同；然后右腿屈膝，上体慢慢后坐，身体重心移至右腿上，左脚尖翘起；同时两手屈肘回收至腹前，手心均向前下方；眼向前平看（图6-21）。

(5) Поверните левую руку ладонью вниз, вытяните правую руку перед левым запястьем, по высоте на одном уровне с левой рукой, руки разделены, соедините лопатки; затем согните правую ногу в колене, постепенно наклоните тело назад, центр тяжести переместите на правую ногу, поднимите переднюю часть левой стопы вверх; в это время согните руки перед животом, ладони впереди и направлены вниз; взгляд перед собой (рис. 6-21).

（6）上式不停，身体重心慢慢前移，同时两手向前、向上按出，掌心向前；左腿前弓成左弓步；眼平看前方（图6-22）。

(6) Повторите позицию, переместите центр тела вперед, плавно вытолкните руки от себя ладонями вперед; согните левую ногу в выпад перед собой; взгляд направлен вперед (рис. 6-22).

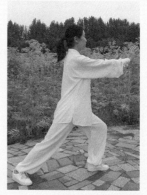

图6–22   左揽雀尾7（按）

Рисунок 6-22   «Схватить воробья за хвост» слева (нажатие, позиция 7 в тайцзицюань)

第八式：右揽雀尾

Восьмая позиция: «Схватить воробья за хвост»

（1）转身扣脚分手。

(1) Поверните корпус тела, ноги врозь.

（2）坐腿抱球收脚。

(2) Слегка согните ноги в коленях.

（3）转身上步。

(3) Поверните тело в одну сторону.

（4）弓步棚手。

(4) Поместите руки перед собой в согнутом положении.

（5）转腰摆臂，两手送到前方，翻转相对。

(5) Поворачивайте корпус в пояснице из стороны в сторону и держите руки перед собой.

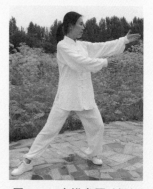

图6–23   右揽雀尾（捋）

Рисунок 6-23   «Схватить воробья за хвост» справа (разглаживание)

（6）坐腿转腰，向下向后捋(图6–23）。

(6) Слегка согните колени, поворачивайте тело, плавно водите руками вперед и назад (рис. 6-23).

（7）转腰两手合在胸前，正向前方。

(7) Поворачивайте талию вперед, руки перед грудью.

（8）弓步前挤（图6–24）。

(8) Плавный выпад вперед (рис. 6–24).

（9）分手坐腿后引手。

(9) Разъедините присогнутые ноги, затем руки.

（10）弓步向前推按（图6–25）。

(10) Сделайте плавный выталкивающий выпад вперед (рис. 6–25).

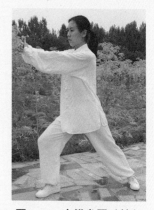

图6–24   右揽雀尾（挤）

Рисунок 6-24   «Схватить воробья за хвост» справа (сдавливание)

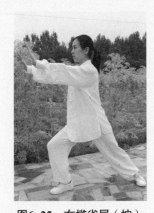

图6-25　右揽雀尾（按）

Рисунок 6-25　«Схватить воробья за хвост» справа (нажатие)

第九式：单鞭

Девятая позиция: Даньбянь (Удар хлыстом)

（1）坐腿转身，扣脚，左云。

(1) Поверните тело на согнутых ногах влево, стопы неподвижны.

（2）坐腿转腰向右云。

(2) Поверните тело на согнутых ногах вправо.

（3）翻掌勾收脚，勾尖向下，左手掌心向内（图6-26）。

(3) Руки следуют за движениями ног, опускаются вниз, левая ладонь направлена вовнутрь (рис. 6-26).

（4）转身上步。

(4) Поверните тело в одну сторону.

（5）弓腿，翻掌，推掌（图6-27）。

(5) Согнуть ноги, повернуть ладони, сделать плавный толчок (рис. 6-27).

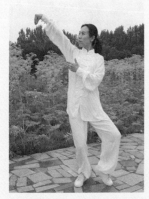

图6-26　单鞭1

Рисунок 6-26　Даньбянь №1

第十式：云手

Десятая позиция: Юньшоу (Руки плывут как облака)

（1）坐腿转腰，左手下落向右云摆画弧，勾手松开（图6-28）。

(1) Согните ноги и поворачивайте корпус, левую руку перемещайте плавно вниз по дуге, к правой руке, руки расслаблены (рис. 6-28).

（2）转腰向左移动重心，两手交叉向左化弧摆动，至左侧翻掌，收脚，并步（图6-29）。

(2) Поверните корпус так, чтобы центр тяжести сместился влево, делайте плавные движения руками, ладони направлены влево, ноги неподвижны (рис. 6-29).

（3）向右转两手交叉向右摆动，至右侧翻掌出脚（图6-30）。

(3) Переместите руки вправо, ладони направлены впра-

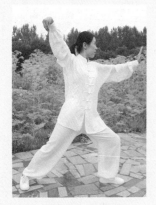

图6-27　单鞭2

Рисунок 6-27　Даньбянь №2

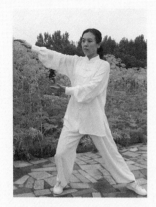

图6-28   云手1

Рисунок 6-28   Юньшоу №1

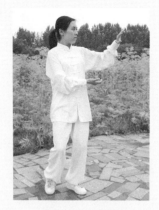

图6-29   云手2

Рис. 6-29   Юньшоу №2

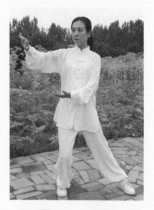

图6-30   云手3

Рис. 6-30 Юньшоу №3

во (рис. 6-30).

（4）转腰向左云，至左侧翻掌，收脚，并步。

(4) Поверните корпус влево, ладони смотрят влево, ноги неподвижны.

（5）转腰右云，翻掌，出脚，开步。

(5) Поверните корпус вправо, разверните ладони, стопы, сделайте шаг.

（6）转腰左云，翻掌，收脚，并步。

(6) Поверните корпус влево, разверните ладони, ноги неподвижны.

第十一式：单鞭

Одиннадцатая позиция: Даньбянь (Удар хлыстом)

（1）转腰右云。

(1) Поверните корпус вправо.

（2）翻掌勾手，提起左脚跟（图6-31）。

(2) Переверните ладони, поднимите левую стопу (рис. 6-31).

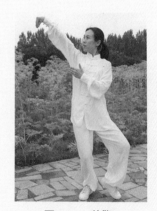

图6-31   单鞭1

Рисунок 6-31   Даньбянь №1

（3）转身出脚上步。

(3) Разверните тело и стопы.

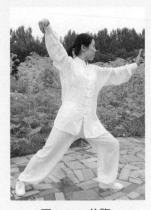

图6-32　单鞭2

Рис. 6-32　Даньбянь №2

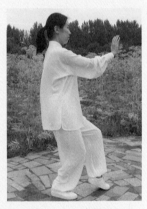

图6-33　高探马

Рисунок 6-33　Гао Таньма

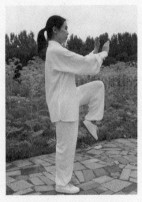

图6-34　右蹬脚1

Рис. 6-34　Йоу Дэнцзяо №1

（4）弓步翻掌前推（图6-32）。

(4) Сделайте выпад и плавный толчок ладонями вперед (рис. 6-32).

第十二式：高探马

Двенадцатая позиция: Гао Таньма (Погладить лошадь)

（1）跟步翻掌，两手心向上。

(1) Сделайте шаг, ладони направлены вверх.

（2）坐腿，屈臂，收手。

(2) Слегка согните ноги, плечи, замрите.

（3）虚步推掌，左手收到腹前（图6-33）。

(3) С шагом плавно толкните левую руку вперед (рис. 6-33).

第十三式：右蹬脚

Тринадцатая позиция: Йоу Дэнцзяо (Удар правой ногой)

（1）穿掌活步，脚尖，脚跟向左侧移动。

(1) При шаге ладони подвижны, ноги и стопы двигаются влево.

（2）落脚弓腿分手。

(2) Согните ноги глубже, разведите руки.

（3）抱手收脚（图6-34）。

(3) Сделайте охватывающее движение руками, стопы неподвижны (рис. 6-34).

（4）蹬脚，分手，方向向斜前方30°（图6-35）。

(4) Вынесите ногу, руки разведены, наклонитесь вперед на 30° (Рис. 6-35).

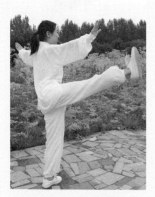

图6-35   右蹬脚2

Рис. 6-35 Йоу Дэнцзяо
№2

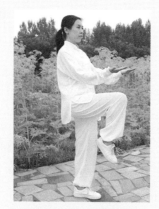

图6-36   双峰贯耳1

Рисунок 6-36   Шуанфэн
Гуаэр №1

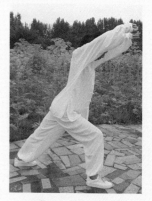

图6-37   双峰贯耳2

Рисунок 6-37   Шуанфэн
Гуаэр №2

第十四式：双峰贯耳

Четырнадцатая позиция: Шуанфэн Гуаэр

（1）收脚，并手，两手翻转向上（图6-36）。

(1) Стопы неподвижны, ладони направлены вверх (Рис. 6-36).

（2）落脚收手，握拳。

(2) Согните ноги глубже, сожмите ладони в кулаки.

（3）弓步贯拳，弓步和贯拳的方向与蹬脚的方向相同，至右前方大约30°（图6–37）。

(3) На согнутых ногах сделайте выпад и вынос ноги вместе с движением кулаков вправо, примерно на 30° (Рис. 6-37).

第十五式：转身左蹬脚

Пятнадцатая позиция: Поворот и вынос ноги влево

（1）坐腿，转身，分手，扣脚，眼看左手。

(1) Согните ноги, поверните корпус тела, разведите руки, зафиксируйте стопы, взгляд направлен на левую руку.

（2）抱手，收脚，重心后坐（图6–38）。

(2) Сделайте охватывающее движение руками, стопы неподвижны, центр тяжести переносится назад (Рис. 6-38).

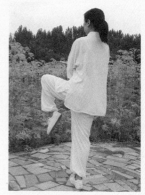

图6-38   转身左蹬脚1

Рисунок 6-38   Поворот и
вынос ноги влево №1

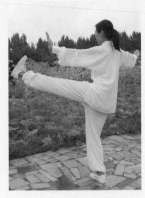

图6-39 转身左蹬脚2

Рисунок 6-39 Поворот и вынос ноги влево №2

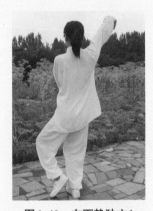

图6-40 左下势独立1

Рисунок 6-40 Независимая левая нижняя позиция №1

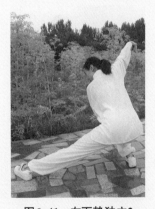

图6-41 左下势独立2

Рис. 6-41 Независимая левая нижняя позиция №2

（3）分手蹬脚，左蹬脚的方向与右蹬脚的方向对称，也是斜前方30°（图6-39）。

(3) Разведите руки и вынесите ногу, левая нога выносится в противоположном направлении от правой, под наклоном 30° (Рис. 6-39).

第十六式：左下式独立

Шестнадцатая позиция: независимая левая нижняя позиция

（1）收脚，摆手，提勾（图6-40）。

(1) Стопы неподвижны, сделайте мах руками (рис. 6-40).

（2）去脚，落手。

(2) Сделайте шаг, опустите руки.

（3）仆步，穿掌（图6-41）。

(3) Стойка пубу, раскройте ладони (Рис. 6-41).

（4）弓腿，挑手（图6-42）。

(4) Согните ноги глубже, поднимите руки (Рис. 6-42).

（5）独立，挑掌，膝关节和肘关节上下相对，小腿自然下垂，脚尖，脚面展平（图6-43）。

(5) По отдельности поднимите ладони, колени и локти двигаются равномерно относительно друг друга, голень свободно свисает, стопы стоят ровно (Рис. 6-43).

第十七式：右下势独立

Семнадцатая позиция: Независимая правая нижняя позиция

（1）落脚，转身，摆手，提勾（图6-44）。

(1) Согните ноги глубже, разверните корпус, сделайте мах руками (рис. 6-44).

（2）右腿向右侧伸出，右手微微下沉。

(2) Правую ногу вытяните вправо, правую руку плавно опустите.

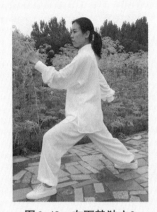

图6-42 左下势独立3

Рисунок 6-42 Независимая левая нижняя позиция №3

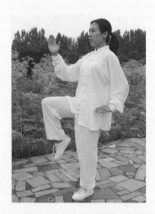

图6-43 左下势独立4

Рисунок 6-43 Независимая левая нижняя позиция №4

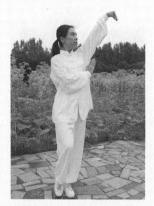

图6-44 右下势独立1

Рисунок 6-44 Независимая правая нижняя позиция №1

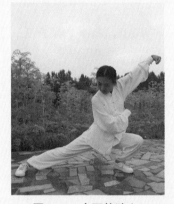

图6-45 右下势独立2

Рисунок 6-45 Независимая правая нижняя позиция №2

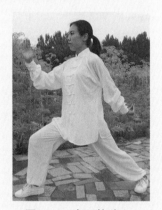

图6-46 右下势独立3

Рисунок 6-46 Независимая правая нижняя позиция №3

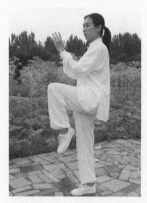

图6-47 右下势独立4

Рисунок 6-47 Независимая правая нижняя позиция №4

（3）仆步右穿掌，掌指向右侧，虎口向上，掌心向前（图6-45）。

(3) Стойка пубу с раскрытыми вправо ладонями, часть ладони между большим и указательным пальцами, затем ладони направлены вперед (Рис. 6-45).

（4）弓腿，挑掌起身，前脚尖外撇，后脚尖内扣，重心前移，后手勾尖转向上（图6-46）。

(4) Согните ноги, поднимите ладони, пальцы ног врозь, пятки вместе, центр тела перемещается вперед, затем руки перемещаются вверх (Рис. 6-46).

（5）独立挑掌，左手，左腿一起向前上方提起，手呈侧立掌，脚尖斜向下（图6-47）。

(5) Разделите ладони, левая рука и левая нога одновременно приподнимаются перед собой, руки по бокам, пальцы ног направлены вниз.

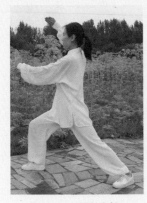

图6-48　左右穿梭1

Рисунок 6-48　Движения влево-вправо №1

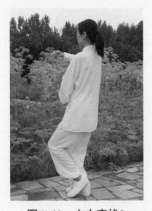

图6-49　左右穿梭2

Рисунок 6-49 Движения влево-вправо №2

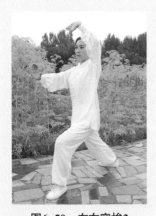

图6-50　左右穿梭3

Рисунок 6-50　Движения влево-вправо №3

第十八式：左右穿梭

Восемнадцатая позиция: движения влево-вправо

（1）向前落脚，脚跟着地，脚尖外撇。

(1) Согните ноги глубже вперед, пятки на земле, носки врозь.

（2）抱手收脚。

(2) Сделайте охватывающее движение руками, стопы неподвижны.

（3）向右前方上步，脚跟落地，俩手分开。

(3) Сделайте шаг вперед и вправо, пятки опускаются на землю, руки разведены.

（4）弓步架推掌，方向向右前方30°，右手举架在头前上方（图6-48）。

(4) Сделайте толчок ладонью перед собой с уклоном вправо на 30°, правая рука поднята вверх над головой (Рис. 6-48).

（5）撇脚落手转腰。

(5) Выверните стопы, опустите руки и поверните корпус.

（6）抱手收脚（图6-49）。

(6) Сделайте охватывающее движение руками, стопы неподвижны (Рис. 6-49).

（7）上步挫手。

(7) Сделайте шаг и задержите руки.

（8）弓步架推，方向左前方30°，弓步与推掌的方向一致（图6-50）。

(8) Сделайте выпад перед собой с уклоном влево на 30°, направление выпада и толчка ладони одинаково (Рис. 6-50).

第十九式：海底针

Девятнадцатая позиция: «игла на дне моря»

（1）跟半步落在中线上。

(1) Делайте небольшие шаги вперед (посередине).

（2）坐腿，转腰，提掌，成侧掌提到肩上耳旁，左手落至腹前。

(2) Присядьте, поверните корпус, поднимите ладони так, чтобы они оказались на уровне ушей, левая рука перемещается вперед к животу.

（3）左脚前移半步成虚步，右掌向前下插掌，上体约向前倾（图6-51）。

(3) Сделайте левой ногой полшага вперед, правую ладонь вынесите вперед, корпус постепенно наклоняйте вперед (Рис. 6-51).

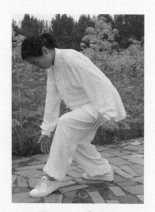

图6-51　海底针

Рисунок 6-51　«Игла на дне моря»

第二十式：闪通臂

Двадцатая позиция: Шань Тунби (растяжка плеч)

（1）上体立直，提手收脚。

(1) Держите корпус прямо, поднимите руки, стопы стоят неподвижно.

（2）闪通背的上步翻掌。

(2) Потяните спину и сделайте шаг вперед с развернутыми ладонями.

（3）弓步推掌（图6-52）。

(3) Сделайте выпад и толчок ладонью (Рис. 6-52).

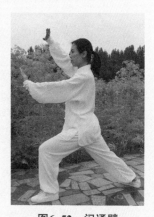

图6-52　闪通臂

Рисунок 6-52　Шань Тунби (растяжка плеч)

第二十一式：转身搬拦捶

Двадцать первая позиция: повороты Баньланьчуй

（1）转身扣脚，摆手。

(1) Поверните корпус вместе со стопами, сделайте мах руками.

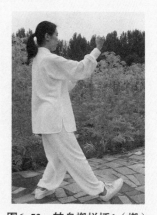

图6-53　转身搬拦捶1（搬）

Рисунок 6-53　Повороты Баньланьчуй №1 (с перемещением)

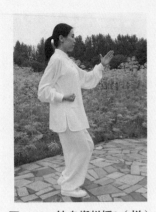

图6-54　转身搬拦捶2（拦）

Рисунок 6-54　Повороты Баньланьчуй №2 (с задержкой)

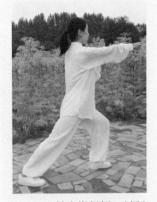

图6-55　转身搬拦捶3（捶）

Рисунок 6-55　Повороты Баньланьчуй №3 (с ударом)

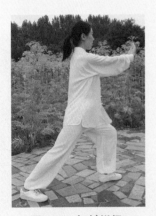

图6-56　如封似闭1

Рисунок 6-56　«Как закрытые створки» №1

（2）坐腿握拳，右拳停在腹前，拳心向下。

(2) Присядьте и сожмите кулаки, правый кулак остановите перед животом (ладонь направлена вниз).

（3）摆脚搬拳，搬到身前拳心向上左掌按在体侧（图6-53）。

(3) Вынесите ногу и переместите кулак так, чтобы ладонь была направлена вверх, сам кулак прижмите сбоку (Рис. 6-53).

（4）转身收脚，摆手收拳。

(4) Поверните корпус, стопы неподвижны, сделайте удар кулаком.

（5）上步拦掌，拳收到腰间（图6-54）。

(5) При шаге переместите ладонь вперед, кулак остается у талии (Рис. 6-54).

（6）弓步打拳，拳心向左，拳眼向上（图6-55）。

(6) Сделайте выпад и удар кулаком, ладонь (в кулаке) направлена влево, взгляд направлен поверх кулака (Рис. 6-55).

第二十二式：如封似闭

Двадцать вторая позиция: «как закрытые створки»

（1）穿手翻掌，翻转向上（图6-56）。

(1) Разверните ладони вверх (Рис. 6-56).

（2）坐腿收引（图6-57）。

(2) Переместите вес назад, согнув колено (Рис. 6-57).

（3）弓步前按（图6-58）。

(3) Сделайте выпад вперед с нажимом (Рис. 6-58).

第二十三式：十字手

Двадцать третья позиция: «Руки крестом»

（1）转身扣脚。

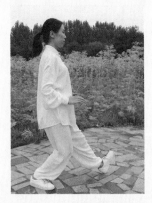

图6–57 如封似闭2

Рисунок 6-57 «Как закрытые створки» №2

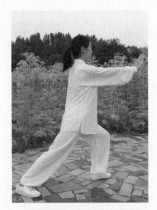

图6–58 如封似闭3

Рисунок 6-58 «Как закрытые створки» №3

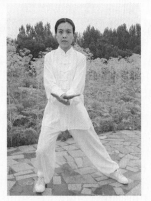

图6–59 十字手

Рисунок 6-59 «Руки крестом»

（1）转体带脚。

(1) Разверните корпус вместе со стопами.

（2）弓腿分手。

(2) Согните ноги и разведите руки.

（3）交叉搭手（图6–59）。

(3) Скрестите руки (Рис. 6–59).

（4）收脚合抱。

(4) Стопы неподвижны, сделайте обхват руками.

第二十四式：收势

Двадцать четвертая позиция: Шоуши

(Заключительная позиция)

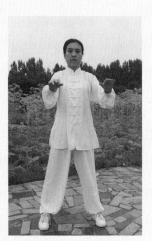

（1）翻掌分手。

(1) Переверните ладони и разведите руки.

（2）垂臂落手（图6–60）。

(2) Руки свободно свисают (Рис. 6-60).

（3）并步还原。

(3) Войдите в стойку бинбу и вернитесь в исходное положение.

图6–60 收势

Рисунок 6-60 Шоуши

二、易筋经 　　2 Метод укрепления мышц и сухожилий

易筋经是我国古代流传的一种健身方法，相传为达摩所创，明清以后在民间广为流传。易筋经的"易"有改变的意思，"筋"是肌筋，"经"指方法，即通过锻炼能改变筋骨，使之强健的练功方法。目前，易筋经不仅成为广大推拿和骨伤医生的常用练功方法之一，也是人们防治疾病、延年益寿的常练功法。

Метод укрепления мышц и сухожилий - это древнейший метод тренировок, который, согласно легенде, был создан Бодхидхармой и стал широко распространен в народе после династий Мин и Цин. Метод укрепления мышц и сухожилий, по-китайски звучит как «ицзинь-цзин», где «и» - означает «изменение, улучшение», «цзинь» - мышцы и сухожилия, а «цзин» означает «метод упражнений», таким образом, через укрепление мышц и сухожилий достигается тренированность и оздоровление тела. В настоящее время этот метод является не только одним из самых распространенных инструментов врачей травматологов и массажистов, но и прекрасной практикой для лечения заболеваний и поддержания хорошего самочувствия долгие годы.

易筋经的特点是身心并练、内外兼修。外练筋骨皮，内练精气神，多数动作与呼吸配合，并采用静止性用力。初学者以自然呼吸为宜，到一定程度后，可逐渐呼吸与动作配合。练功后注意保暖，不可当风，并做肢体放松运动。

Особенность метода укрепления мышц и сухожилий заключается в тренировке тела и сознания, а также в комплексных упражнениях для укрепления «внутренних и внешних» функций организма. «Внешняя» тренировка направлена на проработку мышц, сухожилий и кожи, «внутренняя» - на укрепление духа и восполнение внутренней энергии, многие упражнения тесно связаны с дыхательной техникой, а также включают в себя тренировку статических позиций с применением силы. Начинающим подойдет свободное дыхание, а дойдя до определенного уровня в тренировках, постепенно можно начинать практиковать дыхание, согласованное с движениями. После тренировки нужно сохранять тело в тепле, не стоять на ветру, также необходимо расслабить конечности.

第一势：韦驮献杵第一势

Первая позиция: Вэй-то Сяньчу №1

（1）预备势：头正如顶物，双目平视前方，沉肩垂肘，含胸拔背，收腹直腰，头顶之百会穴与裆下的长强穴要成一条直线。双臂自然下垂置于体侧，膝关节微屈不超过足尖，并步直立。平心静气，精神内守，神态安宁，呼吸自然。

(1) Подготовительная позиция: голова тянется макушкой вверх, глаза смотрят перед собой, плечи опущены, спина прямая, грудь и живот втянуты, талия прямая, макушка головы и промежность должны находиться на одной линии, образуя прямой стержень. Руки свободно свисают по бокам, колени слегка согнуты и не выходят дальше линии носков, сделайте шаг прямо. Сохраняйте спокойствие, душевное равновесие, умиротворение, дышите свободно.

（2）两臂外展：左脚向左横跨一步，与肩等宽。两膝微挺，双臂徐徐外展至与肩平，掌心向下，肘、腕自然伸直。

(2) Отведите руки: левой ногой сделайте шаг влево, ноги на ширине плеч. Слегка согните колени, руки медленно вытяните до уровня плеч, ладони направлены вниз, локти и запястья прямые.

（3）合掌胸前：转掌心向前，相对至身体正前方时慢慢合拢，两肩外展并屈肘，腕略背伸内收，指尖向上，腕、肘与肩平。

(3) Расположите ладони перед грудью; разверните ладони вперед, медленно соедините руки, поворачивая плечи и сгибая локти, запястья слегка вытяните назад, пальцы вытянуты, запястья, локти и плечи расположены на одном уровне.

（4）旋臂指胸：两臂内旋，虎口及指尖对胸，与天突穴相平。

(4) Руки в форме спирали: руки повернуты к груди, большой и указательные пальцы напротив груди, на уровне точки Тянь-ту.

（5）拱手抱球：缓缓旋转前臂，至双手直立，两手臂向左右缓缓拉开，双手在胸前呈抱球状。沉肩垂肘，十指微曲，掌心内凹，指端相对，相距4～5寸，身体微向前倾，意守两手劳宫之间。定势，3～30分钟（图6-61）。

(5) Руки охватывают шар: медленно поверните предплечья, руки в вертикальном положении, затем руки плавно тянутся влево и вправо перед грудью, образуя форму, как при охвате шара. Плечи опущены, пальцы слегка согнуты, ладонь вогнута, пальцы на расстоянии 4-5 цуней друг от друга, корпус слегка наклонен вперед, внимание сконцентрировано между точками Лао-гун на руках. Зафиксируйте положение, 3-30 мин (Рис. 6-61).

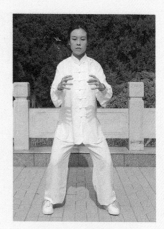

图6-61　拱手抱球

Рисунок 6-61　Руки охватывают шар

（6）收势：先深吸气，然后徐徐呼出，两手同时缓慢落于体侧，收左脚，恢复到预备姿势。

(6) Завершение упражнения: сделайте глубокий вдох и медленный выдох, параллельно медленно опускайте руки вниз, приставьте левую ногу и вернитесь в исходное положение.

第二势：横担降魔杵

Вторая позиция: Скрещивание рук Сянмочу

（1）预备势：韦驮献杵势。

(1) Подготовительная позиция: Вэй-то Сяньчу.

（2）两手下按：左脚向左横跨一步，与肩等宽，两手掌心向下，指尖向前，用力下按，肘须挺直，两目平视。

(2) Нажим вниз двумя руками: левой ногой сделайте шаг влево, ноги на ширине плеч, ладони направлены вниз, носки направлены вперед, сделайте нажим с усилием, локти держите прямо, взгляд перед собой.

（3）提掌前推：两手翻掌上提至胸，拇指桡侧着力，徐徐向前推出，高与肩平。

(3) Толчок руками перед собой: переверните ладони к груди, напрягите большие пальцы руки и сделайте плавный толчок вперед, на уровне плеч.

（4）双手横担：两手同时从胸前向体侧左右分开，掌心向上。两臂伸直呈一字状，肩、肘、腕平。

(4) Скрещивание рук: руки одновременно отводятся от груди и разводятся по сторонам. Вытяните руки прямо, плечи, локти и запястья расположите на одном уровне.

（5）翻掌提踵：两手同时翻掌，掌心向下。两膝挺直，足跟渐渐提起，足趾着地，身体前倾，两目瞪睛平视。定势，3～30分钟（图6-62）。

(5) Переворот рук и подъем пяток: одновременно переверните руки, ладони направлены вниз. Колени прямые, слегка приподнимите пятки, опора на носки, слегка наклонитесь вперед, взгляд перед собой. Зафиксируйте положение, 3~ 30 мин (Рис. 6-62).

（6）收势：先深吸气，然后徐徐呼出，并慢慢

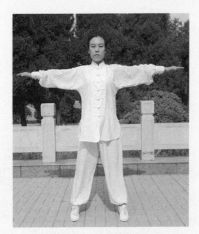

图6-62　横担降魔杵

Рисунок 6-62　Скрещивание рук Сянмочу

放下两手及两足跟，收左脚，恢复预备姿势。

(6) Завершение упражнения: сделайте глубокий вдох и медленный выдох, медленно опустите руки и пятки вниз, приставьте левую ногу и вернитесь в исходное положение.

第三势：掌托天门

Третья позиция: Движение запястий к переносице Тянь-мэнь

（1）预备势：韦驮献杵势。

(1) Подготовительная позиция: Вэй-то Сяньчу.

（2）平步静息：左脚向左横跨一步，与肩等宽，平心静气。

(2) Плавный шаг: левой ногой сделайте шаг влево, ноги на ширине плеч, сохраняйте внутреннее равновесие.

（3）提掌旋腕：两手掌心向上，指尖相对，缓缓上提至胸前，旋腕转掌心向下，四指并拢，相距1～2寸，不高于肩。

(3) Подъем запястий: ладони направлены вверх, пальцы прямые, плавно поднимите запястья к груди, разворачивая ладони вниз, пальцы сложите вместе на расстоянии 1-2 цуня, не выше уровня плеч.

（4）翻掌提踵：两手上举过头，同时翻掌，掌心向上，两膝挺直，足跟提起，前足掌着地。

(4) Поворот рук и подъем пяток: поднимите руки над головой, с разворотом ладоней вверх, колени выпрямляются, приподнимите пятки, опора тела на носки.

（5）掌托天门：四指并拢，拇指外分，指端相距约1寸，两虎口相对指向天门穴，头略向后仰，目视掌背，咬牙致耳根有振动感。定势，3～30分钟（图6-63）。

(5) Движение запястий к переносице Тянь-мэнь: четыре пальца собраны, большой палец отдельно на расстоянии 1 цуня, большой палец и указательный направлены в точку Тянь-мэнь, голову слегка отклоните назад, взгляд направлен на тыльную сторону ладоней, при стискивании зубов в ушах может ощущаться легкая вибрация. Зафиксируйте положение, 3-30 мин (Рис. 6-63).

（6）收势：先深吸气，然后徐徐呼出，两掌变拳，

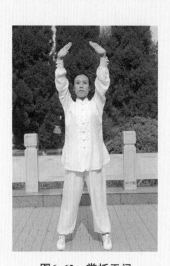

图6-63 掌托天门

Рисунок 6-63   Движение запястий к переносице Тянь-мэнь

拳背向前，上肢用力将两拳缓缓收至腰部，放下两手的同时，足跟缓缓着地，收左脚，并步直立。

(6) Завершение упражнения: сделайте глубокий вдох и медленный выдох, соберите руки в кулаки, соберите кулаки у талии, при опускании рук плавно опустите пятки на землю, приставьте левую ногу и встаньте прямо.

第四势：摘星换斗势

Четвертая позиция: Переход из Дисин («срывать звезды») в положение Доу

（1）预备势：韦驮献杵势。

(1) Подготовительная позиция: Вэй-то Сяньчу.

（2）握拳护腰：左脚向左横跨一步，与肩等宽。两手握拳，拇指握于掌心，上提至腰侧，拳心向上，平心静气。

(2) Кулаки защищают талию: левой ногой сделайте шаг влево, ноги на ширине плеч. Руки сожмите в кулаки, большой палец внутри, поднимите руки к талии, ладони направлены вверх, сохраняйте внутреннее равновесие.

（3）弓步分手：左足向左前跨步呈弓步，同时左手变拳为掌，掌心向上，向左前方伸出，高与眉齐，目视左手。右臂屈肘，握空拳靠于命门穴。

(3) Выпад и разведение рук: сделайте выпад на левую ногу, в это время левый кулак разожмите, ладонь направьте вверх, вытяните руку влево на уровне бровей, взгляд направлен на левую руку. Согните правую руку в локте, удерживая кулак напротив точки Мин-мэнь.

（4）转体屈膝：重心后移，上体右转，右腿屈膝，左手向右平摆，眼随左手。

(4) Сгибание коленей в повороте: центр тяжести перенесите назад, корпус тела поверните вправо, согните правое колено, левую руку переместите вправо, взгляд направлен на левую руку.

（5）虚步勾手：上体左转，左脚稍收回，右腿屈膝，身向下沉，两足相隔一拳，成左虚步。左手随体左摆，变勾手沿胸向上举起，离前额左侧约一拳，勾尖对眉中，上臂略高于肩，头微左斜，双目仰视左手心；右手握空拳靠于命门穴。定势，3～30分钟（图6-64）。

(5) Шаг на согнутых ногах с движением рук: поверните корпус влево, слегка вытяните левую ногу, согните правую ногу и опустите корпус вниз, пятки на расстоянии кулака, сделайте шаг согнутой левой ногой. Левая рука следует за движением тела, затем поднимается от груди вверх, на расстоянии 1 кулака от лба, проходит между бровями, голову слегка

наклоните влево, взгляд направлен на ладонь левой руки; правая рука в кулаке напротив точки Мин-мэнь. Зафиксируйте положение, 3-30 мин (Рис. 6-64).

（6）收势：深吸一口气，然后徐徐呼出，同时左足收回，双手变掌下落于体侧，还原至预备姿势（左右交换，要求相同。）

(6) Завершение упражнения: сделайте глубокий вдох и медленный выдох, приставьте правую ногу, опустите руки вниз и вернитесь в исходное положение (для левой и правой стороны упражнения требования одинаковы.)

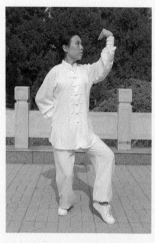

图6-64　摘星换斗

Рисунок 6-64　Переход из Дисин («срывать звезды») в положение Доу

第五势：倒拽九牛尾势

Пятая позиция: «Девять бычьих хвостов»

（1）预备势：韦驮献杵势。

(1) Подготовительная позиция: Вэй-то Сяньчу.

（2）平步马裆：左脚向左横跨一大步，距比肩宽，足尖内扣，两手从两侧举至过头，拳心相对，同时屈膝下蹲成马裆势，两手下落插至两腿间，拳背相对。头端平，目前视，前胸微挺，后背如弓，沉腰屈膝，两脚踏实。

(2) Плавный шаг лошади: левой ногой сделайте шаг влево, ноги на ширине плеч, носки слегка внутрь, руки по сторонам, ладони друг к другу, согните колени и встаньте в стойку Лошади, опустите руки между ногами, кулаки напротив друг друга. Держите голову прямо, взгляд перед собой, грудь слегка напряжена, спина натянута как струна, опустите корпус на согнутых коленях, стопы прочно стоят на земле.

（3）左右分推：两拳上提至胸前，由拳化掌，旋转两掌，坐腕，使掌心各向左右徐徐用力推出，至肘直。松肩、挺肘、腕背伸，肩、肘、腕相平。

(3) Толчок вправо и влево: поднимите кулаки перед грудью, разожмите кулаки, переверните ладони, делайте легкие толчки ладонями вправо и влево, держите локти прямо. Расслабьте плечи, локти, запястья и спину.

（4）倒拽九牛：成左弓右箭步。两上肢同时动作，握拳在胸前交叉，左上肢外旋，屈肘成半圆状，手握空拳用力，掌心对面，高不过眉，双目注拳，肘不过膝，膝不过足尖。右上肢内旋后伸，双手同时作扭转用力。上身正直，塌腰收臀，鼻息调匀（图6-65）。

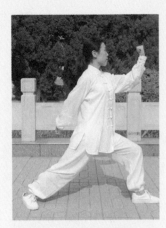

图6-65　倒拽九牛尾1

Рисунок 6-65　«Одолеть девять быков» №1

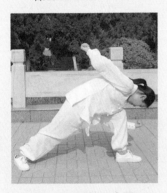

图6-66　倒拽九牛尾2

Рисунок 6-66　«Девять бычьих хвостов» №2

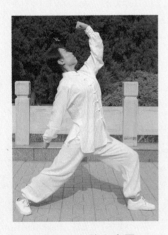

图6-67　倒拽九牛尾3

Рисунок 6-67　«Девять бычьих хвостов» №3

(4) «Одолеть девять быков»: сделайте широкий выпад на левую ногу и вытяните правую. Верхние конечности двигаются одновременно, кулак выносится перед грудью, левая рука вращается с согнутым локтем в форме полукруга, напрягите руку с кулаком, ладонь направлена в противоположную сторону, по высоте на уровне бровей, взгляд сосредоточен на кулаке, локоть не выходит за колено, колено не пересекает линию носков. Правая рука поворачивается назад, руки закручиваются одновременно с применением силы. Держите корпус прямо, вращайте корпус в области талии, ягодицы собраны, дышите равномерно (Рис. 6-65).

（５）前俯后仰：目视拳心向前俯身至贴近大腿股四头肌；随后直腰后仰（图6-66、图6-67）。

(5) Наклоны вперед и назад: переместите кулак вперед так, чтобы приблизиться к четырехглавой мышце бедра; затем отклонитесь прямым корпусом назад (Рис. 6-66, Рис. 6-67).

（６）收势：深吸一口气，徐徐呼出，同时把足回收，身体转正，双手变掌下落于体侧，同时还原至预备姿势（左右交换，要求相同）。

(6) Завершение упражнения: сделайте глубокий вдох и медленный выдох, поставьте ноги параллельно друг другу, выпрямите корпус, опустите руки вниз и вернитесь в исходное положение (для левой и правой стороны упражнения требования одинаковы).

第六势：出爪亮翅势

Шестая позиция: «Выпустить когти и раскрыть крылья»

（１）预备势：韦驮献杵势。

(1) Подготовительная позиция: Вэй-то Сяньчу.

（２）握拳护腰：并步直立，两手握拳，拇指握于拳心，拳心向上，上提于腰侧。

(2) Кулаки защищают талию: сделайте шаг прямо, руки сожмите в кулаки, большой палец в ладони, ладони направлены вверх, поднимите руки вверх рядом с талией.

（3）推掌提踵：两手缓缓上提至胸，由拳变掌，掌心向下，拇指桡侧用力外展，余四指用力分开，向前推出，同时上提足跟，两腿挺直，至两臂伸直，与肩等宽，高。使劲贯于指端，两目平视，头如顶物。

(3) Нажим ладонями и подъем пяток: медленно поднимите руки к груди, разожмите кулаки, ладони направьте вниз, напрягите большой палец, разведите четыре пальца с силой, сделайте плавный толчок вперед, параллельно поднимите пятки, ноги и руки держите прямо, на ширине и высоте плеч. Опирайтесь на носки, взгляд направлен прямо, голова тянется макушкой вверх.

（4）坐腕亮翅：肘直，腕尽力背伸，十指外分，力贯掌指，目视指端，头如顶物，挺胸收腹（图6-68）。

(4) Движение запястий и «раскрытие крыльев»: локти держите прямо, изо всех сил вытяните запястья, пальцы в разные стороны, напрягите ладони, взгляд направлен на ладони, голова тянется макушкой вверх, выпрямите грудь и втяните живот (Рис. 6-68).

（5）收拳推掌：随吸气，双手用力握拳，拳心向下，收回至胸侧，同时缓慢落踵；随呼气，双拳变立掌，十指用力外分向体前推出，掌心朝前，掌根尽力外挺。如此，反复7次。

(5) Разжим кулаков и толчок ладонями: на вдохе сожмите кулаки (ладонями вниз), поверните их к груди, параллельно плавно опустите пятки на землю; на выдохе разожмите кулаки, вытяните пальцы в разные стороны и

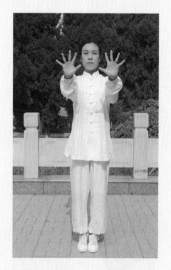

图6-68　出爪亮翅

Рисунок 6-68　«Выпустить когти и раскрыть крылья»

сделайте плавный толчок перед собой, ладонями вперед с применением силы. Повторите 7 раз.

（6）收势：深吸一口气，徐徐呼出，同时还原至预备势。

(6) Завершение упражнения: сделайте глубокий вдох и медленный выдох, вернитесь в исходное положение.

第七势：九鬼拔马刀势

Седьмая позиция: «Девять чертей поднимают сабли»

（1）预备势：韦驮献杵势。

(1) Подготовительная позиция: Вэй-то Сяньчу.

（2）交叉上举：左足向左分开，与肩同宽。两手腹前交叉，左手在前，右手在后，掌心向外，上举至头，由身体两侧下落至体侧。

(2) Скрещивание и подъем: сделайте правой ногой шаг вправо, ноги на ширине плеч. Руки скрещены перед грудью, левая рука впереди, правая сзади, ладони направлены во внешнюю сторону, поднимите руки к голове, а затем опустите по бокам.

（3）抱枕向背：左手由体侧向前上举至头上，屈肘，左手按住头后枕部，右手向后至左侧背部肩胛骨下方，掌心向内前按（图6-69）。

(3) «Подушка для спины»: поднимите левую руку к голове, рука согнута в локте, левой рукой обойдите голову через затылок, правую руку переместите назад к лопаткам через низ, ладони направлены вовнутрь (Рис. 6-69).

（4）与项争力：左手掌前按，肘向后展，项部用力后仰，身体随势充分向左拧转，目向左视，二力抗争（见图6-70）。

(4) Воздействие силой: сделайте плавный нажим левой рукой перед собой, локоть развернут назад, верхняя часть руки с силой давит в противоположную сторону назад, тело поворачивается влево, взгляд направлен влево, движение на сопротивление (см. рис. 6-70).

（5）撤力转正：双手同时撤力，身体转正，两臂呈侧平举，掌心向下。

(5) Расслабление и поворот в исходное положение: расслабьте руки, верните тело в исходное положение, выпрямите руки, ладони направьте вниз.

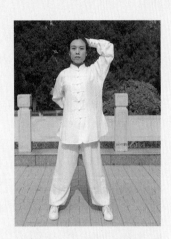

图6-69 九鬼拔马刀1

Рисунок 6-69 «Девять чертей поднимают сабли» №1

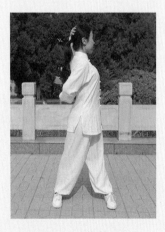

图6-70 九鬼拔马刀2

Рисунок 6-70 «Девять чертей поднимают сабли» №2

（6）收势：深吸一口气，徐徐呼出，两手同时下落于体侧，收左足，同时还原至预备势（左右交换，要求相同）。

(6) Завершение упражнения: сделайте глубокий вдох и медленный выдох, опустите руки вниз, приставьте левую ногу и вернитесь в исходное положение (для левой и правой стороны упражнения требования одинаковы).

第八势：三盘落地势

Восьмая позиция: Приседания Саньпань

（1）预备势：韦驮献杵势。

(1) Подготовительная позиция: Вэй-то Сяньчу.

（2）左脚横跨：左足向左横开一步，两足之距较肩宽，足尖微内收。静息，平视。

(2) Постановка левой ноги поперек: сделайте левой ногой шаг влево, ноги на ширине плеч, стопы параллельны друг другу. Сохраняйте внутреннее спокойствие, смотрите прямо перед собой.

（3）仰掌上托：两臂从体前仰掌上举如托物，徐徐上托与肩平，两手相距与肩等宽。

(3) Подъем ладонями: поднимите руки ладонями вверх по сторонам, запястья на уровне плеч, руки на ширине плеч.

（4）翻掌旋臂：两掌心翻转向下，两手掌内旋，肘往外展，同时两腿屈膝下蹲成马步，两手掌虎口朝内下按，悬空于膝盖上部（图6-71）。

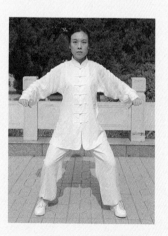

(4) Поворот ладоней: поверните ладони вниз, локти направлены наружу, в это же время согните ноги в коленях, большие и указательные пальцы направлены вниз, руки опускаются над коленями (Рис. 6-71).

（5）三盘落地：两腿缓缓伸直，同时两掌心翻转向上，上托至与肩平，再屈膝下蹲，同时两掌心翻转向下按至膝关节外侧，按之如按水中浮球；两脚缓缓伸直，同时两掌心翻转向上，上托至与肩平，再屈膝深蹲，同时两掌心翻转向下按至小腿外侧中部。上身正直，松肩，两目平视，呼吸自然（图6-72、图6-73）。

图6-71   三盘落地1

**Рисунок 6-71   Приседания
Саньпань №1**

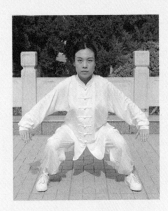

图6-72　三盘落地2

Рисунок 6-72　Приседания Саньпань №2

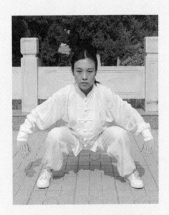

图6-73　三盘落地3

Рисунок 6-73　Приседания Саньпань №3

(5) Приседания Саньпань: медленно выпрямляйте ноги, параллельно поворачивая руки ладонями вверх, запястья на уровне плеч, затем снова согните колени и поверните руки ладонями вниз, движения напоминают поплавок на поверхности воды; плавно выпрямляйте ноги, одновременно разворачивая руки ладонями вверх, запястья на уровне плеч, затем снова согните колени и поверните руки ладонями вниз, опуская руки до середины бедра. Держите корпус прямо, расслабьте плечи, взгляд направлен перед собой, дышите свободно (Рис. 6-72, Рис. 6-73).

（6）收势：先深吸气，然后徐徐呼气，同时两腿缓缓伸直，两掌心翻转向上托至肩平，再翻转向下，徐徐落至两侧。收左足，恢复预备姿势。

(6) Завершение упражнения: сделайте глубокий вдох и медленный выдох, одновременно выпрямите ноги, плавно опустите руки ладонями вниз. Приставьте левую ногу и вернитесь в исходное положение.

第九势：青龙探爪势

Девятая позиция: Цин-лун

（1）预备势：韦驮献杵势。

(1) Подготовительная позиция: Вэй-то Сяньчу.

（2）握拳护腰：左足向左平跨一步与肩等宽。两手仰拳护于两侧章门穴处，拳心向上身立正直，头端平，目前视。

(2) Кулаки защищают талию: сделайте левой ногой шаг влево, ноги на ширине плеч. Сожмите руки в кулаки и расположите их по бокам от точки Чжан-мэнь, ладони направлены вверх, корпус прямо, держите голову ровно, взгляд направлен перед собой.

（3）举掌侧腰：右拳变掌上举过头，掌心向左，上臂靠近头，腰随势向左侧弯，充分伸展，面向前，右掌心向下（图6-74）。

(3) Ладони у талии: разожмите правый кулак и поднимите руку, ладонь направлена влево, рядом с головой, согните корпус влево, потянитесь вперед, правая ладонь направлена вниз (Рис. 6-74).

（4）转体屈指：以腰带动手臂，向左转体到面部
朝下，右手四指并拢，屈拇指按于掌心，掌心向下，右
臂充分向左侧伸展，目视右掌，上身向左前方下俯（图
6-75）。

(4) Поворот тела и сгибание пальцев: поворачивайте
талию с движением рук, плавно повернитесь влево, выпрямите и напрягите 4 пальца правой руки, большой палец под
ладонью, ладони направлены вниз, выпрямите правую руку
в левую сторону, взгляд направлен на правую ладонь, корпус
наклоните вперед (Рис. 6-75).

（5）俯身探地：上体向左前下俯，右手随势下探至
左足正前方，触地紧按，双膝挺直，足跟不得离地，抬头
两目前视。定势，可练3～30分钟（图6-76）。

(5) Наклоны к земле: наклоните корпус влево, правую
руку направьте вниз к левой стопе, сделайте нажим ладонью
вниз, при этом держите колени прямо, стопы неподвижны,
наклоните голову вперед и направьте взгляд вперед. Зафиксируйте положение, можно практиковать 3~30 мин (Рис. 6-76).

（6）屈膝围收：屈膝下蹲成马步，上体渐起转正，
右臂随转体由左腿侧经两小腿前划弧到右腿外侧，掌心向
上，双腿缓直，右手握拳收回腰侧。

(6) Поворот вокруг коленей в согнутом положении: согните колени, постепенно выпрямляя корпус, правую руку направьте вдоль левой ноги, ладонь направлена вверх, держите
ноги прямо, правую руку верните к талии.

（7）收势：深吸一口气，徐徐呼出，两手变掌落于
体侧，收左足，恢复预备姿势（左右交换，要求相同）。

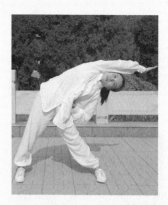

图6-74   青龙探爪1

Рисунок 6-74   Цин-лун №1

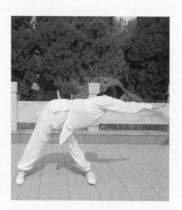

图6-75   青龙探爪2

Рисунок 6-75   Цин-лун №2

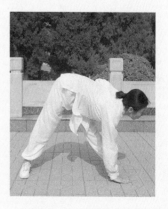

图6-76   青龙探爪3

Рисунок 6-76   Цин-лун №3

(7) Завершение упражнения: сделайте глубокий вдох и медленный выдох, расслабьте руки, приставьте левую ногу и вернитесь в исходное положение (для левой и правой стороны упражнения требования одинаковы).

第十势：卧虎扑食势

Десятая позиция: «Лежащий тигр бросается к пище»

（1）预备势：韦驮献杵势。

(1) Подготовительная позиция: Вэй-то Сяньчу.

（2）弓步探爪：左脚向前迈一大步，右腿蹬直，成左弓箭步。双手由腰侧向前作扑伸动作，手与肩同高，掌心向前，坐腕，手呈虎爪状（图6-77）。

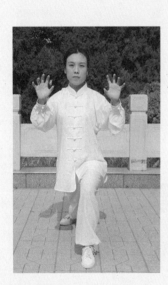

图6-77　卧虎扑食1

Рисунок 6-77　«Лежащий тигр бросается к пище» №1

(2) Выпад вперед: сделайте широкий шаг левой ногой вперед, держите правую ногу прямо, перейдите в выпад на левую сторону. Держите руки на уровне талии, при движении руки выносятся вперед на уровне плеч, ладонями вниз, ладони и пальцы в форме тигриных лап (Рис. 6-77).

（3）撑掌叠足：上体前倾，两手指掌撑地，置于左足两侧，指端向前，掌心悬空。左足收于右足跟上，双足跟背相叠。

(3) Толчок ладоней и постановка стоп: наклоните корпус вперед, опустите пальцы на пол по бокам левой стопы, пальцы направлены вперед, ладони не касаются пола. Правая нога твердо стоит на пятке, и пятки обеих ног расположены напротив друг друга.

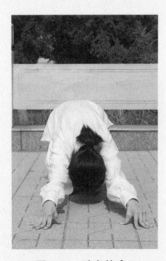

图6-78　卧虎扑食2

Рисунок 6-78　«Лежащий тигр бросается к пище» №2

（4）后收蓄劲：身体向后收回，双足踏紧，臀高背低，胸腹微收，两臂伸直，头夹于两臂间，蓄势待发（图6-78）。

(4) После «получения пищи»: наклоните корпус назад, соедините ноги, втяните грудь и живот, выпрямите руки, голову сожмите плечами, задержитесь в этом положении (Рис.

6-78).

（5）前探偃还：头、胸腹、腿依次紧贴地面，向前呈弧形推送，至抬头挺胸，沉腰收臀位，双目前视。再依次由腿、腹、胸、头紧贴地面，向后呈弧形收回，成臀高背低位，交换左右足。如此成波浪形往返动作，势如卧虎扑食。配合呼吸，后收吸气，前探呼气。可反复练习1~30次（图6-79）。

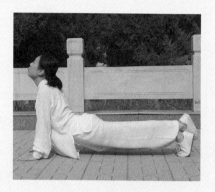

图6—79 卧虎扑食3
Рисунок 6-79 «Лежащий тигр бросается к пище» №3

(5) Вытянуться вперед и лечь пластом: голову, ноги и грудь опустите к земле, сделайте толчок вперед, поднимите голову и грудь, согните талию, взгляд направлен перед собой. Затем опустите ноги, живот, грудь и голову к земле, вытянитесь так, чтобы таз был выше поясницы, поменяйте ноги. Выполняйте волнообразные движения как тигр, который бросается к пище. Следите за дыханием, после вдоха сразу следует выдох. Можно повторять упражнение от 1 до 30 раз (Рис. 6-79).

（6）收势：于臀高背低位时，先深吸气，然后徐徐呼出，左足从右脚跟上落下，向前迈半步，左脚跟上半步，两足成并步，缓缓起身，两手同时下落于体侧，还原至预备势（左右交换，要求相同）。

(6) Завершение упражнения: сделайте глубокий вдох и медленный выдох, опустите стопы на землю, сделайте полшага вперед, поставьте ноги параллельно друг другу, плавно поднимите корпус, плавно опустите руки, вернитесь в исходное положение (поменяйте стороны, требования к выполнению одинаковые).

第十一势：打躬势

Одиннадцатая позиция: Наклоны

（1）预备势：韦驮献杵势。

(1) Подготовительная позиция: Вэй-то Сяньчу.

（2）展臂下蹲：左足向左分开，与肩稍宽，足尖内扣，双手仰掌外展，上举至头上，掌心相对，同时屈膝下蹲成马步。头如顶物，目向前视。

(2) Приседание с разведенными руками: отведите левую стопу на ширину плеч, стопы параллельно друг другу, раскройте руки и поднимите их к голове, ладони друг напротив друга, одновременно с этим согните колени. Голова макушкой вверх, взгляд направлен перед собой.

（3）马步抱枕：十指交叉相握，屈肘徐徐下落，双掌抱于脑后枕骨，与项争力，目视前方，勿挺腹凸臀。

(3) Стойка всадника: соедините пальцы на затылке, локти слегка опустите вниз, слегка надавите руками на голову,взгляд направлен вперед, не округляйте живот и плечи.

（4）直膝俯腰：慢慢向前俯腰，同时伸直下肢，双手用力使头压向胯下，膝挺直，足跟勿离地，双目后视。

(4) Выпрямление коленей и наклон в пояснице: медленно наклоните поясницу вперед, параллельно выпрямляйте ноги, руками надавливайте на голову и наклоняйтесь вперед, колени выпрямлены, стопы неподвижны, взгляд направлен назад.

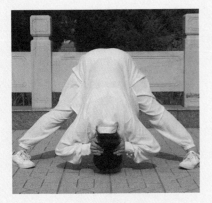

图6-80　打躬击鼓

Рисунок 6-80　Наклоны Цзигу

（5）击鸣天鼓：双手慢慢分开，掌心分别掩住耳部，四指按于枕骨，示指从中指滑落弹击枕骨，耳内可闻及"咚咚"响声，共击24次（图6-80）。

(5) Удары по небесному барабану: медленно разведите руки, ладони должны закрывать уши, четырьмя пальцами нажимайте на затылок, средним пальцем поглаживая затылочную кость, в ушах может быть слышен легкий стук, насчитайте 24 удара (Рис. 6-80).

（6）收势：先深吸气，然后慢慢呼出，随势伸直腰部，双手同时从枕部变掌心向下，落于体侧，收左足，恢复预备姿势。

(6) Завершение упражнения: сделайте глубокий вдох и медленный выдох, выпрямите корпус, плавно опустите руки, приставьте левую ногу и вернитесь в исходное положение .

第十二势：掉尾势

Двенадцатая позиция: «Махи хвостом»

（1）预备势：韦驮献杵势。

(1) Подготовительная позиция: Вэй-то Сяньчу.

（2）握指上托：并步直立，双手十指交叉握于小腹前，掌心向上提于胸前，旋腕翻掌心上托至两肘挺直，目向前平视。

(2) Опора рук: стойте прямо, пальцы рук скрестите перед животом, поднимите ладони

к груди, затем переверните запястья и выпрямите локти, смотрите прямо.

（3）左右侧俯：向左侧转体90°，随势向左前方俯身，双掌推至左脚外侧，掌心贴地，双膝挺直，足跟勿离地，昂首抬头，目视左前方，由原路返回，身体转正，双手随势上托。再向右侧转体90°，随势向右前方俯身，双掌推至右脚外侧，掌心贴地，昂首抬头，目视右前方，再原路返回，身体转正，双手随势上托（图6-81）。

(3) Наклоны головы влево и вправо: повернитесь влево под углом 90°, наклоните корпус влево, вытяните соединенные руки перед ногами, держите колени прямо, стопы неподвижны, поднимите голову, взгляните влево, верните голову в исходное положение, затем выпрямите корпус, руки поднимите вместе с корпусом. Повернитесь вправо под углом 90°, наклоните корпус вправо, вытяните соединенные руки перед ногами, поднимите голову, взгляните вправо, верните голову в исходное положение, затем выпрямите корпус, руки поднимите вместе с корпусом (Рис. 6-81).

（4）后仰似弓：双手臂、头、脊背极力后仰，双膝微屈，足不离地，全身尽力绷紧，犹如拉紧弓弦。两目上视，呼吸自然，切勿屏气（见图6-82）。

(4) Наклон назад: наклоните руки, голову и спину назад, слегка согните колени, стопы неподвижны, напрягите и вытяните все тело, словно натягивая тетиву. Взгляд направлен вверх, дыхание свободное, без задержек (см. рис. 6-82).

（5）前俯推掌：俯身向前，随势掌心向下，推掌至双足正前方，掌心紧贴地面，昂首抬头，目视前方，下肢挺直，足跟不离地（见图6-83）。

(5) Наклон вперед и толчок ладонями: наклоните корпус вперед, ладони смотрят вниз, сделайте плавный толчок ладонями перед ногами, затем поместите ладони на землю, поднимите голову, взгляд направлен вперед, держите ноги прямо, стопы неподвижны (Рис. 6-83).

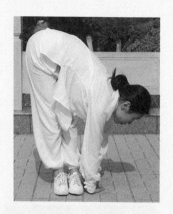

图6-81　掉尾摇头1

Рисунок 6-81　«Махи хвостом» с наклонами головы №1

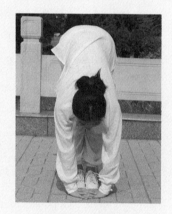

图6-82　掉尾摇头2

Рисунок 6-82　«Махи хвостом» с наклонами головы №2

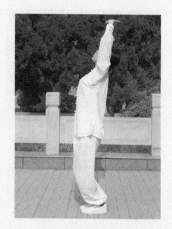

图6-83　掉尾摇头3

Рисунок 6-83　«Махи хвостом» с наклонами головы №3

（6）收势：配合呼吸，深吸气时上身伸直，提掌至小腹前；深呼气时，上身前俯，推掌至地，如此往返4次。最后，随深吸气，起身直腰，随呼气，双手分开，缓缓收回身体两侧，还原至预备势。

(6) Завершение упражнения: сделайте глубокий вдох и медленный выдох, поднимите руки перед животом; на вдохе делайте наклон вперед и толчок ладонями, сделайте 4 повторения. И наконец, на вдохе - выпрямите корпус, на выдохе - разведите руки, плавно опустите их, и вернитесь в исходное положение.

三、五禽戏 — 3 Система упражнений в подражание движениям тигра, оленя, медведя, обезьяны, аиста «Уциньси»

五禽戏，又称华佗五禽戏、五禽气功等，是东汉末年名医华佗在天道自然观的影响下，运用阴阳、五行、藏象及气血等相关的中医理论，以运动四肢关节、脊柱和按摩脏腑、经络为原则，并以养生、防病和治病为目的创编而成的一套传统导引养生术。

Система упражнений в подражание движениям тигра, оленя, медведя, обезьяны, аиста («Уциньси») - это традиционная оздоровительная методика, которая была разработана известным врачом Хуа То в конце эпохи Восточной Хань; она сформировалась под влиянием учения Инь и Ян, взаимосвязи Пяти стихий, медицинской теории о меридианах тела и потоках ци, включает в себя упражнения для всех конечностей, проработки суставов и массаж; методика направлена на оздоровление организма и профилактику заболеваний.

（一）虎戏 — 3.1 Тигриная игра

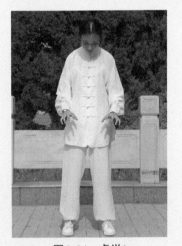

图6-84　虎举1

Рисунок 6-84　Подъем тигра №1

第一式：虎举

Первая позиция: подъем тигра

（1）站立位，两脚分开，与肩同宽，全身放松；头微微低下，同时双手掌心向下撑，十指张开，变成虎爪状，并且目视左掌（图6-84）。

(1) Стойте вертикально, ноги на ширине плеч, расслабьте все тело; слегка наклоните голову вниз, ладони направлены вниз, пальцы держите раздельно, в форме лапы тигра, взгляд направлен на левую руку (Рис. 6-84).

（2）手指以小指为先其余四指依次弯曲握拳，攥紧拳头，然后手肘屈曲，双手拳心相对沿着身体前缓缓上提。

（2）Согните пальцы, начиная с мизинца, образуя кулаки, затем согните колени, плавно переместите кулаки перед собой вверх.

（3）待双拳移至平肩高时，手掌放松，打开十指，保持匀速上举至头上方，缓缓仰头，眼随手走；当手掌上升至极点后，手指再次弯曲变成虎爪，掌心向上，配合呼吸吐纳，上举时吸气；双掌上举时，要有伸经拔骨之感，身体保持垂直，犹如托起重物一般，目视双爪（图6-85）。

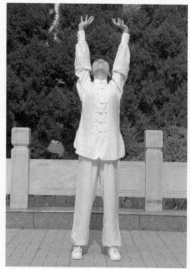

图6-85　虎举2
Рисунок 6-85   Подъем тигра №2

(3) Дойдя до уровня плеч, расслабьте руки, раскройте ладони и продолжайте равномерное движение вверх, слегка наклоните голову, взгляд следует за руками; дойдя до высшей точки, снова согните пальцы в лапу тигра, ладонями вверх, следите за дыханием, при подъеме рук сделайте вдох; также при подъеме должен быть эффект растяжки тела, держите корпус прямо, взгляд направлен на «когти» (Рис. 6-85).

（4）虎爪以小指为先其余四指依次弯曲握拳，攥紧拳头，拳心相对，然后屈肘缓缓用力下拉，目视双拳移动，至肩前高度，松拳为掌，配合呼吸吐纳方法，下落时呼气。

(4) Сложите лапу тигра путем сгибания пальцев от мизинца в кулаки, ладони напротив друг друга, затем согните локти и плавно опуститесь вниз, взгляд следует за кулаками, руки на уровне плеч, разожмите кулаки, следите за дыханием, при опускании сделайте выдох.

（5）双肘外展，掌心向下，沿着身体前缓缓下按至腹前并置于身体两侧，目视前方，全身放松。

(5) Разведите локти, ладони направлены вниз, плавно проведите руками вдоль тела вниз, взгляд направлен вперед, тело расслаблено.

本式动作左右连贯、交替重复数次后，双手自然下垂于体侧，目视前方。

После нескольких повторений упражнения на разные стороны расслабьте руки, взгляд перед собой.

第二式：虎扑

Вторая позиция: удар тигра

（1）站立位，两脚分开，与肩同宽，全身放松；双手握空拳，微屈膝下蹲，随着向前顶膝、顶髋、顶腹，身体逐步向后呈弓形；空拳则随身体运动而沿着身体两侧上提至肩膀的前上方。

(1) Стойте прямо, ноги на ширине плеч, все тело расслаблено; сожмите руки в кулаки, согните колени, следуя за движением коленей, бедер и живота вперед, плавно наклоните корпус назад; кулаки двигаются по сторонам от тела плавными движениями и поднимаются к плечам.

（2）身体缓缓弯腰前伸与双腿呈90°，双拳从肩前上方向上、向前扑出，同时由握空拳时十指弯曲的状态转换为虎爪状，掌心向下，挺胸塌腰，头略抬，目视前方（图6–86）。

(2) Медленно наклоните корпус вперед под углом 90°, поднимите кулаки вверх и вынесите вперед, в это же время согните пальцы по образу тигриной лапы, ладони направлены вниз, выставьте грудь вперед, приподнимите голову, взгляд направлен вперед (Рис. 6-86).

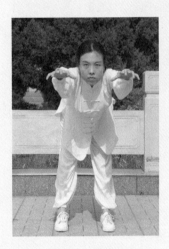

图6–86　虎扑1

Рисунок 6-86　Удар тигра №1

（3）双腿微屈曲、下蹲，身体重心在两脚中间，同时收腹含胸，双手呈虎抓拉回下按至身体两侧，掌心向下，目视前方（图6–87）。

(3) Слегка согните ноги, присядьте, центр тела по центру, в это же время втяните живот и грудь, подтяните руки к телу по сторонам, ладони направлены вниз, взгляд направлен вперед (Рис. 6-87).

（4）手形由虎抓变成空拳，身体随着向前顶膝、顶髋、顶腹，逐步向后呈弓形，空拳则随身体运动而沿着身体两侧上提至肩膀的前上方，掌心向下，目视前方。

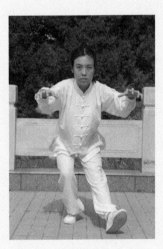

图6–87　虎扑2

Рисунок 6-87　Удар тигра №2

(4) Преобразуйте лапы тигра в кулаки, через плавное движение в коленях, бедрах и животе постепенно прогнитесь назад, кулаки двигаются вдоль тела и выносятся вверх перед собой, ладони направлены вниз, взгляд направлен вперед.

（5）右腿站立，左腿屈膝提起，脚面内扣放松，同时双手由空拳变成虎爪并上举伸展，左脚往前迈出一步落下，脚跟着地，右腿呈微屈膝下蹲，成左虚步，同时上体前倾，双虎爪迅速向前、向下按至膝前两侧，两臂撑圆，掌心向下，双目圆瞪，目视前方，如虎扑食状。

(5) Правая нога прямая, согните и приподнимите левую ногу, стопа расслаблена, в это же время преобразуйте кулаки в лапы тигра и вынесите руки вперед, левую ногу переместите вперед и опустите на шаг вперед, стопа касается земли, слегка согните правую ногу, наклоните корпус вперед, быстро вынесите «лапы» вперед, сделайте плавный нажим вниз, руки образуют округлую форму, ладони направлены вниз, округлите глаза, взгляд направлен вперед, движение напоминает бросок тигра к еде.

（6）以上动作稍停顿，然后上半身抬起，左脚收回，双脚开步同肩宽站立，双手随之收回，自然垂于身体两侧，目视前方。

(6) После выполнения упражнения сделайте паузу, затем поднимите корпус, приставьте левую ногу, ноги поставьте на ширине плеч, верните руки в исходное положение, взгляд направлен вперед.

本式动作左右连贯、交替重复数次后，双手自然下垂于体侧，目视前方。

После нескольких повторений упражнения на разные стороны расслабьте руки, взгляд перед собой.

（二）鹿戏　　　　　3.2 Игра оленя

第一式：鹿抵

Первая позиция: упор оленя

（1）站立位，两脚分开，与肩同宽，全身放松；双腿微屈曲，身体重心落至右腿，呈左丁步站立；双手握空拳，手臂向右侧摆起，右臂微屈，左臂屈曲，左拳面对着右前臂，至约与肩平，拳心向下，眼随手动，目视右拳。

(1) Стойте прямо, ноги на ширине плеч, все тело расслаблено; согните ноги, переместите центр тяжести на правую ногу, сделайте шаг влево; сожмите руки в кулаки, поднимите руки вправо, согните правую руку выставьте левую руку так, чтобы левый кулак упирался в правое предплечье примерно на уровне плеч, ладони смотрят вниз, взгляд следует за движением рук.

（2）左脚向左前方迈一步，脚跟着地，重心向前移，左脚逐渐踩实，左腿屈膝，左脚尖外撇、蹬实，右腿随之蹬直，呈左弓步；身体向左尽量扭转，同时双空心拳转变成鹿角，向左上划弧，掌心向外，鹿角指尖朝后，左臂屈肘，前臂外展平伸，肘部抵靠左侧腰部；右臂上撑举至头前，头向后转目视右脚跟（图6-88）。

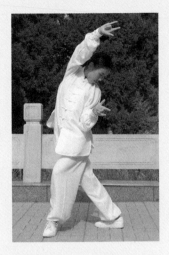

图6-88 鹿抵

Рисунок 6-88 Упор оленя

(2) Сделайте левой ногой шаг вперед, пятка остается на земле, центр тяжести переместите вперед, постепенно наступайте на левую ногу, согните левое колено, носок смотрит вверх, правая нога прямая, левая нога переходит в выпад; с усилием поверните корпус влево, параллельно ладони сложите в форме рогов оленя и перемещайте руки влево по дуге, ладони направлены во внешнюю сторону, затем согните левый локоть, выпрямите предплечье, согните корпус так, чтобы локоть был на уровне талии; правую руку поднимите над головой, при повороте взгляд направлен на правую стопу (Рис. 6-88).

（3）以上动作稍停顿，身体向右转，同时双手向上、向右下划弧，落下时双鹿角转为握空拳下落于体前，左脚收回，开步站立，目视前方。

(3) После выполнения упражнения сделайте паузу, поверните корпус вправо, поднимая руки вверх, перемещайте их так же по дуге вправо, при опускании рук раскройте ладони, приставьте левую ногу, сделайте шаг и встаньте прямо, взгляд направлен вперед.

本式动作左右连贯、交替重复数次后，双手自然下垂于体侧，目视前方。

После нескольких повторений упражнения на разные стороны расслабьте руки, взгляд перед собой.

第二式：鹿奔

Вторая позиция: стремительный бег оленя

（1）站立位，两脚分开，与肩同宽，全身放松；左脚向左前方迈出一步，重心随屈膝前移，右腿随之蹬直，转换成左弓步；同时双手握空拳，随着向前迈步而上提，并随重心前移而向前推出约与肩平，与肩同宽，拳心朝下，稍作停顿后突然屈腕如鹿蹄奔腾，目视前方。

(1) Стойте прямо, ноги на ширине плеч, все тело расслаблено; сделайте левой ногой шаг вперед, центр тяжести переместите вперед, держите правую ногу прямо, сделайте выпад влево; параллельно соберите руки в кулаки, с шагом переместите их вверх на ширине и уровне плеч, ладони направлены вниз, после небольшой паузы резко согните запястья и сложите руки в форме копыт оленя, взгляд направлен вперед.

（2）身体重心向后移，左膝伸直，全脚着地，同时右腿屈膝，低头，收腹，弓背，双臂随之内旋，两掌背相对、前伸，同时拳转为鹿角（图 6-89）。

(2) Переместите центр тяжести назад, выпрямите левую ногу, стопы полностью на земле, в это же время согните правую ногу, наклоните голову, втяните живот и согните спину, сложите ладони тыльными сторонами перед собой и сложите их в форме оленьих рогов (Рис. 6-89).

（3）身体重心前移，上身挺起，右腿伸直，左腿屈曲，成左弓步，松肩沉肘，双臂外旋，鹿角转为空拳，拳心向下，目视前方。

(3) Переместите центр тяжести тела вперед, выпрямите корпус и правую ногу, согните левую ногу и сделайте выпад, расслабьте плечи и руки, ладони направлены вниз, взгляд перед собой.

（4）左脚内扣收回，双脚成开立步，双拳变掌，落于体侧，目视前方。

(4) Приставьте левую ногу, встаньте ровно, разожмите кулаки и опустите руки, взгляд направлен вперед.

本式动作左右连贯、交替重复数次后，双手自然下垂于体侧，目视前方。

После нескольких повторений упражнения на разные стороны расслабьте руки, взгляд перед собой.

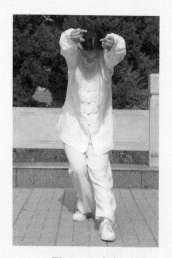

图6-89　鹿奔

Рисунок 6-89
Стремительный бег оленя

（三）熊戏　　3.3 Игра медведя

第一式：熊运

Первая позиция: движения медведя

（1）站立位，两脚分开，与肩同宽，全身放松；双手握空拳为熊掌，拳眼相对，屈肘下垂，贴于下腹前约关元穴部位，目视双拳。

(1) Стойте прямо, ноги на ширине плеч, все тело расслаблено; сложите ладони в форме медвежьих лап друг напротив друга, локти висят свободно, расположите «лапы» рядом с талией напротив точки Гуань-юань, взгляд направлен вперед.

（2）含胸松腰，以腰、腹部为轴，上半身向左侧倾斜，按逆时针方向做摇晃，双拳随着上身摇晃经左下腹、左肋部、上腹部、右肋部、右下腹部画圈，双眼随着身体的摇

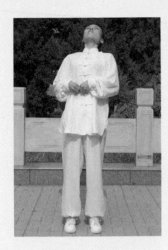

图6-90 熊运1

Рисунок 6-90 Движения медведя №1

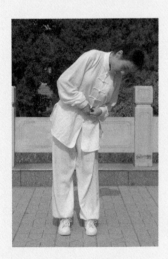

图6-91 熊运2

Рисунок 6-91 Движения медведя №2

晃而环视（图6-90、图6-91）。

(2) Расслабьте грудь и начинайте вращение корпусом, слегка наклонитесь влево, делайте вращения против часовой стрелки, через левый бок, корпус спереди, правый бок, поясницу и т.д.; во время вращения «лапы» находятся у нижней части живота, взгляд следует за движением тела (Рис. 6-90, Рис. 6-91).

（3）双手握空拳为熊掌，拳眼相对，屈肘下垂，贴于下腹前约关元穴部位，目视双拳。

(3) Держите руки в форме медвежьих лап, друг напротив друга, локти свободно опущены, зафиксируйте руки в нижней части живота напротив точки Гуань-юань, взгляд направлен на руки.

本式动作左右连贯、交替重复数次后，双手自然下垂于体侧，目视前方。

После нескольких повторений упражнения на разные стороны расслабьте руки, взгляд перед собой.

第二式：熊晃

Вторая позиция: покачивания медведя

（1）站立位，两脚分开，与肩同宽，全身放松；双掌变为熊掌，身体重心右移至右脚，左髋随之上提，带动左脚离地，同时左脚屈膝抬起，目视前方。

(1) Стойте прямо, ноги на ширине плеч, все тело расслаблено; сложите руки в форме медвежьих лап, переместите центр тяжести на правую ногу, поднимите левое бедро и оторвите левую ногу от земли, согните левую ногу, взгляд направлен вперед.

（2）身体重心向左前移，左脚向左前方迈步，身体放松向下落步，全脚掌同时踏实，脚尖朝前，右腿随之蹬直呈弓步；身体向右转，重心前移，肘关节屈曲撑圆，左臂内旋、前靠，左拳摆至左膝前上方，拳心朝左，右拳摆至身体后，拳心朝后，头稍稍抬起，目视左前方（图6-92）。

(2) Переместите центр тяжести влево, сделайте левой ногой шаг влево, расслабьте и опустите тело вниз при шаге, ступайте на всю стопу, пальцы ног направлены вперед, правую ногу вытяните и сделайте выпад; поверните корпус вправо, переместите центр тяжести вперед, сгибайте руки в локтях и плавными движениями перемещайте левую руку вперед и вверх, ладонь смотрит влево, правую руку - назад, ладонь также смотрит назад, приподнимите голову, взгляд перед собой (Рис. 6-92).

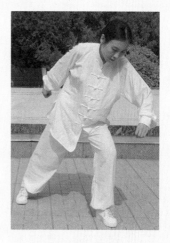

图6-92   熊晃1
Рисунок 6-92
Покачивания медведя №1

（3）身体向左转，重心后移后坐，右腿屈膝，左腿稍伸直，拧腰晃肩，带动双臂前后划弧形摆动，右拳摆至身体前上方，拳心向下，左拳摆至身体后，拳心朝后，目视左前方（图6-93）。

(3) Поверните корпус влево, переместите центр тяжести назад, согните правую ногу, согните талию и поверните плечи, перемещайте руки плавными дугообразными движениями, правую руку переместите вперед и вверх, ладонь направлена вниз, а левую руку - назад, взгляд перед собой (Рис. 6-93).

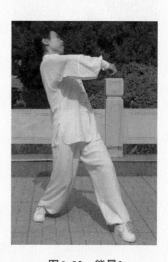

图6-93   熊晃2
Рисунок 6-93
Покачивания медведя №2

（4）身体再右转，重心前移，左腿屈膝，右腿伸直，肘关节屈曲撑圆，左臂内旋、靠前，左拳摆至左膝前上方，拳心朝左，右拳摆至身体后，拳心朝后，目视左前方。

(4) Затем снова поверните корпус вправо, переместите центр тяжести вперед, согните левую ногу и выпрямите правую, сгибайте руки в локтях и плавными движениями перемещайте левую руку вперед и вверх, ладонь смотрит влево, правую руку - назад, ладонь так же смотрит назад, взгляд перед собой.

本式动作左右连贯、交替重复数次后，双手自然下垂于体侧，目视前方。

После нескольких повторений упражнения на разные

стороны расслабьте руки, взгляд перед собой.

（四）猿戏　　　　　　3.4 Игра обезьяны

第一式：猿提

Первая позиция: подъем обезьяны

（1）站立位，两脚分开，与肩同宽，全身放松；双手从身体两侧移至体前，五指分开外拨，然后迅速曲腕、捏拢为猿钩。

(1) Стойте прямо, ноги на ширине плеч, все тело расслаблено; переместите руки перед собой, разделите пальцы, затем быстро согните запястье и сложите ладони в форме согнутой лапы обезьяны.

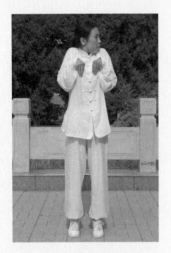

图6-94　猿提

Рисунок 6-94　Подъем обезьяны

（2）两前臂随屈肘带动两"猿钩"在体前上提至胸，同时双肩耸起，收腹、提肛、缩脖，同时两脚脚跟提起，成提踵态；然后头向左缓慢转动，目视身体左侧；配合呼吸，上提时吸气，转头时自然呼吸；练习过程中耸肩、收腹、提肛、缩脖、提踵等动作，一气呵成，舒适到位（图6-94）。

(2) Согните локти и поднимите согнутые в виде обезьяньих лап руки к груди, поднимите плечи, втяните живот, соберите ягодицы, втяните шею, одновременно с этим поднимитесь на носках; затем плавно поверните голову влево; следите за дыханием, при подъеме сделайте вдох, при повороте головы дышите свободно; при выполнении упражнения на подъеме сожмите плечи, втяните живот, соберите ягодицы и втяните шею, делайте это единовременно для лучшего эффекта (Рис. 6-94).

（3）头由左侧转正，脖子自然上伸，双肩放松下沉，送腹落肛，脚跟缓慢着地，两猿钩化掌下按，掌心向下，收于体侧，同时目视前方；配合呼吸，转头时自然呼吸，下按时呼气。

(3) Поверните голову влево, вытяните шею, расслабьте плечи, живот и ягодицы, опустите пятки на землю, расслабьте и опустите руки ладонями вниз, при этом смотрите перед собой; следите за дыханием, при повороте головы дышите свободно, при опускании тела сделайте выдох.

本式动作左右连贯、交替重复数次后，双手自然下垂于体侧，目视前方。

После нескольких повторений упражнения на разные стороны расслабьте руки, взгляд перед собой.

第二式：猿摘

Вторая позиция: «Обезьяна собирает фрукты»

（1）站立位，两脚分开，与肩同宽，全身放松；左脚向左后方退一步转为右弓步，右掌向右前方摆起，掌心向下，左掌变猿钩收放至左腰侧面，目视右掌。

(1) Встаньте прямо, ноги на ширине плеч, тело расслаблено; сделайте левой ногой шаг назад, согнув колено, правую руку переместите вперед и вверх, ладонью вниз, левой ладонью образуйте крюк (по подобию лапы обезьяны), взгляд направлен на правую руку.

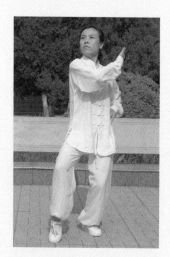

（2）身体重心后移，重心落于左脚并踏实，屈曲下蹲，右脚收回到左脚内侧，前脚掌着地，化为右丁步；同时右掌向下由腹前向左上方画弧至头部左侧，掌心向内，眼随手走，头先随右掌移动转向左侧，再快速转头注视右前上方，犹如灵猴发现了右边树梢上的仙桃（图6-95）。

(2) Переместите центр тяжести назад, на левую ногу, согните колени, приставьте правую ногу к левой, касаясь земли только передней частью стопы; параллельно переместите правую руку влево по дуге, ладонью вовнутрь, взгляд следует за руками, сначала поверните голову к правой руке, с поворотом тела поверните голову влево, а затем быстро поверните голову вправо вверх, подобно обезьяне,

图6-95   猿摘1

Рисунок 6-95   «Обезьяна собирает фрукты» №1

которая увидела на верхушке дерева справа персики бессмертия (Рис. 6-95).

（3）右前臂内旋带动右掌，掌心向下，沿着身体左侧下按至左髋部，目视右掌；右脚向右前方迈出一大步，身体重心向前移，右腿绷直向上，左腿随之蹬直，抬起左脚脚尖，脚尖点地；同时随身体向右侧转动，右掌自右下方画弧展开，左猿钩变掌向前上方画弧伸举、展开，并迅速屈腕、捏钩成采摘状，灵动自然；右掌则由右下方迅速屈腕、捏钩，掌心向下，稍低于左侧猿钩，头略微向上抬，目视左手（图6-96）。

(3) Вращайте правым предплечьем вместе с рукой, ладонь направлена вниз, плавно качните телом на левой ноге, взгляд направлен на правую руку; сделайте большой шаг правой ногой, переместите центр тяжести вперед, выпрямите правую ногу, левая нога

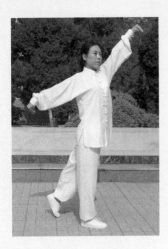

图6-96　猿摘2

Рисунок 6-96　«Обезьяна собирает фрукты» №2

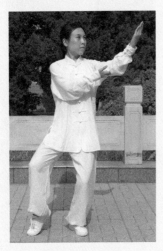

图6-97　猿摘3

Рисунок 6-97　«Обезьяна собирает фрукты» №3

выпрямится вслед за правой, поднимите левую ногу на носок; параллельно поверните корпус вправо, правую руку переместите вниз по дуге, раскройте левую ладонь и быстро согните запястье так, как будто срываете листву, движения должны быть естественными; согните правую руку в запястье наподобие лапы обезьяны, ладонь направлена вниз, голова чуть приподнята, взгляд на правую руку (Рис. 6-96).

（4）左手猿钩变掌，将拇指屈曲于掌心后微握拳，右手变掌，随身体重心下落、后移而自然收回；重心后移收回时，左腿屈曲下蹲，右脚收回至左脚内侧，前脚掌着地，化为右丁步，同时左臂屈肘随身体左转收回至头侧方，由拳变掌，掌心向上，掌指自然分开指向后方；右掌掌心朝前，随身体左转而向左前画弧收至左肘部，掌心向上托起，目视左掌，犹如托起桃子一般（图6-97）。

(4) Разожмите левую руку, согните большой палец и всю ладонь в кулак, разожмите правую руку, опустите центр тяжести вниз и обратно; при переносе центра тяжести сгибайте колени, правая стопа обращена к внутренней стороне левой ноги, впереди стопа стоит на носочке, параллельно согните левую руку в локте и поверните ее влево, разожмите кулак, ладонь направьте вниз, пальцы свободны и направлены назад; правую ладонь направьте вперед, следуя за движением тела влево переместите руку по дуге, поверните ладонь вверх, как будто собираетесь сорвать персик, взгляд направлен влево (Рис. 6-97).

本式动作左右连贯、交替重复数遍后，左脚向体侧横开一步，与肩同宽，双腿直立，同时双手自然收回下落于体侧，目视前方。

После нескольких повторений упражнения на разные стороны сместите центр тяжести назад, шагните левой ногой в сторону, ноги на ширине плеч, ноги прямые, расслабьте и опустите руки, взгляд перед собой.

（五）鸟戏   3.5 Игра птиц

第一式：鸟伸

Первая позиция: «птица вытягивает лапки»

（1）站立位，两脚分开，与肩同宽，全身放松；双腿微微下蹲，重心下落，双掌置于腹前并相叠，指尖向前，相叠后左右手的位置随个人习惯而定。

(1) Стойте прямо, ноги на ширине плеч, расслабьте все тело; слегка согните ноги, опустите центр тяжести вниз, сложите руки перед животом, пальцы смотрят вперед, положение рук по отношению друг к другу зависит от индивидуальных привычек практикующего.

（2）交叠的双掌向上举至头部前方，手臂自然伸直，掌心向下，手指朝前，双掌上举时吸气，同时身体随之缓缓站立微向前倾，提肩、塌腰、挺腹，目视前方（图6–98）。

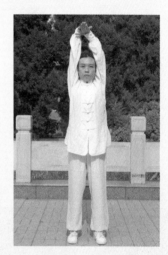

(2) Поднимите скрещенные руки вверх над головой, выпрямите руки, ладони направлены вниз, пальцы смотрят вперед, сделайте вдох при подъеме рук, вместе с тем плавно наклоните корпус вперед, поднимите плечи, согните талию, округлите живот, взгляд направлен вперед (Рис. 6-98).

图6–98   鸟伸1

Рисунок 6-98   «Птица вытягивает лапки» №1

（3）双腿弯曲下蹲，重心下落，同时交叠的双掌缓慢下按至腹前，双掌下按时呼气，目视双掌。

(3) Согните ноги и присядьте, ладони смотрят вниз, параллельно плавно нажмите на живот скрещенными ладонями, при нажиме сделайте вдох, взгляд направлен на ладони.

（4）身体重心右移，右腿向上蹬直，左腿向后上方伸直并抬起，同时交叠的双掌左右分开，掌变为鸟翅，并向身体两侧后方自然地摆起、展开，掌心向上，伸颈、抬头、塌腰、挺胸，目视前方（图6–99）。

(4) Переместите центр тяжести вправо, выпрямите правую ногу, затем вытяните и поднимите левую ногу назад, руки как крылья, свободно вытянуты назад, ладони вверх, вытяните шею, приподнимите голову, расправьте грудь, взгляд направлен вперед (Рис. 6-99).

（5）左脚自然回落，与肩同宽，双腿微微下蹲，重心下落，双鸟翅变掌，置于腹前并相叠，指尖向前，目视双掌，相叠后左右手的位置随个人习惯而定。

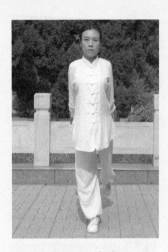

图6-99　鸟伸2

Рисунок 6-99　«Птица вытягивает лапки» №2

(5) Опустите левую ногу по ширине плеч, слегка согните ноги, ладони направьте вниз, сложите их перед собой, пальцами вперед, взгляд следует за руками, положение рук по отношению друг к другу зависит от индивидуальных привычек практикующего.

本式动作左右连贯、交替重复数次后，双手自然下垂于体侧，目视前方。

После нескольких повторений упражнения на разные стороны расслабьте руки, взгляд перед собой.

第二式：鸟飞

Вторая позиция: «птица в полете»

（1）站立位，两脚分开，与肩同宽，全身放松；身体重心微微下落，双膝屈曲，双掌变成鸟翅状收于腹前，掌心相对，目视双掌。

(1) Встаньте прямо, ноги на ширине плеч, тело расслаблено; плавно переместите центр тяжести вниз, согните колени, руки, подобно крыльям птицы, переместите перед животом, ладони друг напротив друга, взгляд направлен на ладони.

（2）右腿蹬直伸直并独立站立，左腿屈膝抬起，小腿自然下垂，左脚尖稍绷直内扣，与此同时双臂双翅成展翅状，由腹前沿体侧向上举起，掌心向下，约与肩同高，肩膀放松柔软，上举动作舒适缓慢，与呼吸配合，上举时吸气，目视前方（图6-100）。

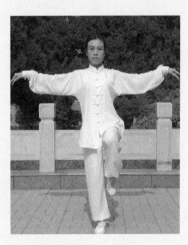

图6-100　鸟飞1

Рисунок 6-100　«Птица в полете» №1

(2) Держите правую ногу прямо, согните и поднимите левую ногу, стопа расслаблена, согните пальцы на левой ноге вниз и в это время поставьте руки в форме крыльев, которые движутся от талии вверх, ладони направлены вниз, поднимайте руки до уровня плеч, рядом с плечами делайте плавное движение, следите за дыханием, делайте вдох при подъеме рук вверх, взгляд направлен вперед (Рис. 6-100).

（3）左脚下落，脚尖点地，合于右脚旁，同时双膝屈曲，双掌回落合于腹前，掌心相对，与呼吸配合，下落时呼气，目视双掌。

(3) Опустите левую ногу на носок рядом с правой, параллельно согните колени, опустите руки вниз перед собой, ладони напротив друг друга, следите за дыханием, делайте выдох при опускании рук, взгляд направлен на руки.

（4）右腿蹬直伸直并独立站立，左腿屈膝抬起，小腿自然下垂，左脚尖稍绷直内扣，与此同时双臂双翅呈展翅状，由腹前沿体侧向上举至头顶上方，掌背相对，指尖向上，与呼吸配合，上举时吸气，目视前方（图6-101）。

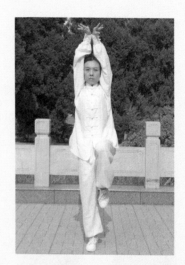

图6-101   鸟飞2

Рисунок 6-101   «Птица в полете» №2

(4) Держите правую ногу прямо, согните и поднимите левую ногу, стопа расслаблена, согните пальцы на левой ноге вниз и в это время поставьте руки в форме крыльев, которые движутся от талии вверх, тыльные стороны ладоней напротив, пальцы направлены вверх, следите за дыханием, делайте вдох при подъеме рук вверх, взгляд направлен вперед (Рис. 6-101).

（5）左脚下落于右脚旁，全脚着地并且双腿微屈曲，双掌为鸟翅回落于腹前，掌心相对，与呼吸配合，下落时呼气，目视双掌。

(5) Опустите левую ногу полностью рядом с правой, согните колени, опустите руки вниз перед собой, ладони напротив друг друга, следите за дыханием, делайте выдох при опускании рук, взгляд направлен на руки.

本式动作左右连贯、交替重复数次后，呈站立位，两脚分开，与肩同宽，全身放松，双手自然下垂于体侧，目视前方。

После нескольких повторений упражнения на разные стороны выпрямите корпус, поставьте ноги на ширине плеч, расслабьте все тело, взгляд перед собой.

四、八段锦   4 Оздоровительный комплекс «Восемь кусков парчи»

八段锦是我国民间流传很广的一种医疗练功法。其特点是招式简单易练，动作舒展大方，以调五脏为主，同时具有强健四肢、增加肌力之功效。该功法适合推拿工作者及多种慢性病患者习练。

Комплекс «Восемь кусков парчи» является одним из самых популярных методов оздоровления в Китае. Его особенность заключается в простоте упражнений и плавности движений; комплекс главным образом направлен на оздоровление пяти основных органов (сердца, печени, легких, селезенки и почек), а также на укрепление конечностей и мышц. Данная методика подходит для практикующих врачей, массажистов, а также для пациентов с различными хроническими заболеваниями.

第一段：两手托天理三焦

Шаг 1: Обе руки толкают небо (для регулирования тройного обогревателя)

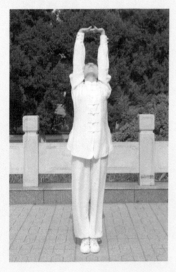

图6-102　两手托天理三焦

Рисунок 6-102　Поддержка руками трех частей тела

（1）预备：直立，两脚与肩宽，舌抵上腭，两臂自然下垂于体侧，头正目平视，全身放松，意守丹田。

(1) Исходное положение: стойте прямо, ноги на ширине плеч, язык на небе, руки свободно свисают, голова прямо, взгляд направлен перед собой, все тело расслаблено, концентрация в точке Дань-тянь (точка ниже пупка).

（2）两臂徐徐自左右侧方上举，至头顶，两手手指交叉，翻掌，掌心朝上托起，如托天状（图6-102）。

(2) Плавно поднимите руки по сторонам вверх к макушке, скрестите пальцы рук, переверните ладони, поднимите ладони вверх, как будто подпираете небо (Рис. 6-102).

（3）两臂按原来路线慢慢放下，复原。两脚跟放下着地。上托时深吸气，复原时深呼气，可重复6次。

(3) Медленно опустите руки, вернитесь в исходное положение. Стопы твердо стоят на земле. При подъеме сделайте вдох, при опускании - выдох, повторите 6 раз.

第二段：左右开弓似射雕

Шаг 2: «Стрельба из лука налево и направо»

（1）预备：同上式。

(1) Исходное положение: как описано выше.

（2）左脚向左横开半步，两腿下蹲呈马步。两臂平屈肘于胸前，十指交叉。

(2) Сделайте левой ногой полшага влево, согните ноги. Согните руки в локтях напротив груди, скрестите пальцы.

（3）左手握拳，食指与拇指上翘呈 "八字"，并向左推出至手臂完全伸直，同时右手变拳，展臂屈时向右拉手，如拉马状。头左旋，目视左手（图6-103）。

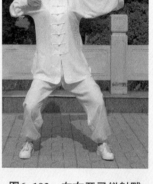

图6-103　左右开弓似射雕

Рисунок 6-103　«Стрельба из лука налево и направо»

(3) Сожмите левую руку в кулак, указательный и большой пальцы образуют иероглиф «八» (8) и выталкиваются влево, параллельно сожмите правую руку в кулак, при сгибании руки тяните руку направо, как будто тяните к себе лошадь. Голову поверните влево, взгляд направлен на левую руку (Рис. 6-103).

（4）复原。左右动作相同，方向相反，左右动作交替进行，拉弓时吸气，复原时呼气。重复3次。

(4) В исходное положение. На правую и левую сторону выполняются такие же упражнения, но в разных направлениях, чередуйте упражнение на обе стороны, при натяжении руки делайте вдох, при возвращении в исходное положение - выдох. Повторите 3 раза.

第三段：调理脾胃需单举

Шаг 3: Урегулирование работы селезенки и желудка

（1）预备：同上式。

(1) Исходное положение: как описано выше.

（2）左手自侧方上举，过头后翻掌，掌心向上，五指并紧，上推举至极度，与此同时，右手掌下按，上举下按同时用力（图6-104）。

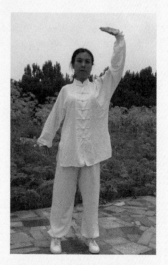

图6-104　调理脾胃需单举

Рисунок 6-104　Урегулирование работы селезенки и желудка

(2) Поднимите левую руку через боковую сторону вверх, переверните ладонь вверх, пальцы плотно прилегают друг к другу, вытолкните руку вверх, в это же время сделайте

правой рукой нажим вниз, при подъеме и нажиме прилагайте силу (Рис. 6-104).

（3）复原。左右手动作相同，方向相反，交替进行，反复3次。手上举时吸气，复原时呼气。

(3) В исходное положение. На правую и левую сторону выполняются такие же упражнения, но в разных направлениях поочередно, повторите 3 раза. При подъеме рук делайте вдох, при возвращении в исходное положение - выдох.

第四段：五劳七伤向后瞧

Шаг 4: Оглянуться назад (Избавиться от пяти слабостей и семи повреждений)

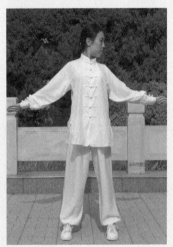

图6-105　五劳七伤往后瞧

Рисунок 6-105　Оглянуться назад

（1）预备：同上式。

(1) Исходное положение: как описано выше.

（2）双手掌在体侧用力下按，头慢慢左旋，眼随之向左后方看，头旋至最大限度。

(2) Сделайте нажим двумя руками по бокам, медленно поверните голову влево, взгляд следует за поворотом головы, направлен вперед, поверните голову до предела.

（3）复原。头慢慢向右转，眼看右后方（图6-105）。

(3) В исходное положение. Медленно поверните голову вправо, взгляд направлен вправо, затем назад (Рис. 6-105).

（4）复原。如此反复3次，配合呼吸，头向后转动时吸气，还原时呼气。

(4) В исходное положение. Повторите 3 раза, следите за дыханием, при повороте головы делайте вдох, при возвращении в исходное положение - выдох.

第五段：摇头摆尾去心火

Шаг 5: «Мотать головой и вилять хвостом» для успокоения огня в сердце

（1）预备：同上式。

(1) Исходное положение: как описано выше.

（2）马步式，左脚向左侧出一大步，屈膝下蹲呈马步，两手扶大腿部，虎口向内。

(2) Сделайте левой ногой большой шаг влево, согните колени, руки поместите на бедра, пространство между большим и указательным пальцами направлено внутрь.

（３）头和上体前俯深屈，随即尽量往左弧形摇转，同时臀部则相应右摆，右腿适当伸展，以助摇摆（图6–106）。

(3) Сделайте глубокий наклон головой и корпусом, затем прогнитесь влево, параллельно бедра наклоните вправо, вытяните правую ногу, чтобы упростить наклоны (Рис. 6-106).

（４）复原。右侧与左侧动作相同，方向相反。反复3次。动作配合呼吸，头作侧向摇转时吸气，复原时呼气。

(4) В исходное положение. На правую и левую сторону выполняются такие же упражнения, но в разных направлениях. Повторить 3 раза. Движение сопровождается дыханием, вдох при повороте головы, выдох при возвращении в исходное положение.

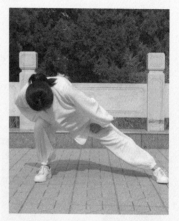

图6–106   摇头摆尾去心火

Рисунок 6-106   «Мотать головой и вилять хвостом» для успокоения огня в сердце

第六段：两手攀足固肾腰

Шаг 6: Обхват стоп руками для укрепления поясницы и почек

（１）预备：同上式。

(1) Исходное положение: как описано выше.

（２）上体后仰，两手撑在背后。

(2) Наклоните верхнюю часть тела назад, руки подпирают поясницу.

（３）上体前屈，两手下垂触足尖（图6–107）。

(3) Наклоните верхнюю часть тела вперед, коснитесь руками пальцев ног (Рис. 6-107).

（４）复原。重复6次，配合呼吸，后仰时吸气，前屈时呼气。

(4) В исходное положение. Повторить 6 раз, следите за

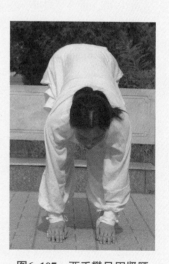

图6–107   两手攀足固肾腰

Рисунок 6-107   Обхват стоп руками для укрепления поясницы и почек

дыханием: при наклоне назад - вдох, при наклоне вперед - выдох.

注意：高血压及冠心病动脉硬化患者慎习练本式。

Примечание: особо рекомендуется выполнять пациентам с гипертензией и ишемической болезнью сердца.

第七段：攒拳怒目增气力

Шаг 7: Сжатие «кулаков гнева» для повышения силы

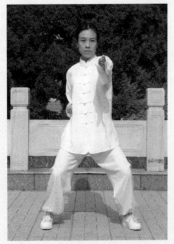

图6–108　攒拳怒目增气力

Рисунок 6-108　Сжатие «кулаков гнева» для повышения силы

（1）预备：同上式。

(1) Исходное положение: как описано выше.

（2）马步式，两拳护腰，目平视前方。

(2) Стойка всадника, кулаки на поясе, взгляд перед собой.

（3）左拳向前猛力冲击，复原（图6–108）。

(3) Резкий удар левым кулаком, в исходную позицию (Рис. 6-108).

（4）右拳向前猛力冲击，收回复原。

(4) Резкий удар правым кулаком, в исходную позицию.

（5）反复3次，冲拳时呼气，收拳时吸气。一拳冲出另一拳同时收回。

(5) Повторите 3 раза, при ударе - выдох, при возвращении в исходную позицию - вдох. Во время удара одним кулаком, другой - верните в исходное положение.

第八段：背后七颠百病消

Шаг 8: Лечение заболеваний путем воздействия на спину

（1）预备：同上式。

(1) Исходное положение: как описано выше.

（2）两足跟同时提起离地，踮足，上身保持正直，挺胸，收腹，头向上顶，意念由丹田沿督脉上升至百会，稍停片刻（图6–109）。

(2) Приподнимите пятки, стойка на носках, верхняя часть тела прямая, вытяните грудь

вперед, втяните живот, тянитесь макушкой вверх, мысленно подавайте импульс из точки Дань-тянь (чуть ниже пупка) к макушке, затем опуститесь (Рис. 6-109).

（3）足跟轻落复原，意念随之下落至足跟，如此反复7次。配合呼吸，脚跟提起时吸气，下落时呼气。

(3) Дайте стопам отдохнуть, при опускании мысленно подайте импульс сверху вниз, повторите 7 раз. Следите за дыханием, при подъеме на носочки - вдыхайте, при опускании - выдыхайте.

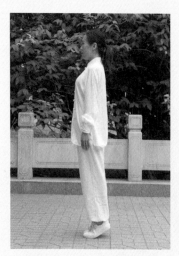

图6-109 背后七颠百病消

Рисунок 6-109 Лечение заболеваний путем воздействия на спину